家庭居丧期关怀

Bereavement Care for Families

原　　著　David W. Kissane　Francine Parnes

主　　译　唐丽丽

译　　者　（按姓氏汉语拼音排序）

陈旭芳　　何双智　　何　毅　　洪　晔　　李金江

刘晓红　　李陶陶　　李　艳　　李梓萌　　庞　英

胜　利　　宋丽莉　　邵淑红　　童　菲　　王慧敏

汪　艳　　易　鸣　　杨　琪　　赵　翊　　张叶宁

北京大学医学出版社

JIATING JUSANGQI GUANHUAI

图书在版编目（CIP）数据

家庭居丧期关怀 /（澳）大卫·W. 基桑（David W.Kissane），
（美）弗朗辛·帕纳斯（Francine Parnes）原著；唐丽丽主译.
—北京：北京大学医学出版社，2018. 10
书名原文：Bereavement care for families
ISBN 978-7-5659-1810-0

Ⅰ.①家…　Ⅱ.①大…②弗…③唐…　Ⅲ.①精神疗法
Ⅳ.① R749.055
中国版本图书馆 CIP 数据核字（2018）第 096138 号

北京市版权局著作权登记号：图字：01-2016-1364
Bereavement Care for Families, 1st edition / by David W. Kissane, Fracine Parnes / ISBN: 9780-415-63738-1 © 2014
by Taylor & Francis
Authorized translation from the English language edition published by Routledge, an imprint of the Taylor & Francis
Group
本书原版由 Taylor & Francis 出版集团旗下 ,Routledge 出版公司出版，并经其授权翻译出版。版权所有，侵权必究。
Peking University Medical Press is authorized to publish and distribute exclusively the Chinese (Simplified Characters)
language edition. This edition is authorized for sale throughout Mainland of China. No part of the publication may be
reproduced or distributed by any means, or stored in a database or retrieval system, without the prior written permission
of the publisher. 本书中文简体翻译版授权由北京大学医学出版社独家出版并仅限在中国大陆地区销售。未经出
版者书面许可，不得以任何方式复制或发行本书的任何部分。
Simplified Chinese translation Copyright © 2018 by Peking University Medical Press. All Rights Reserved.
Copies of this book sold without a Taylor & Francis sticker on the cover are unauthorized and illegal. 本书封面贴有
Taylor & Francis 公司防伪标签 , 无标签者不得销售。

家庭居丧期关怀

主　　译：唐丽丽
出版发行：北京大学医学出版社
地　　址：（100191）北京市海淀区学院路 38 号　北京大学医学部院内
电　　话：发行部 010-82802230；图书邮购 010-82802495
网　　址：http://www.pumpress.com.cn
E-mail：booksale@bjmu.edu.cn
印　　刷：中煤（北京）印务有限公司
经　　销：新华书店
责任编辑：陈 奋 靳 奕　　责任校对：金彤文　　责任印制：李 啸
开　　本：710 mm×1000 mm　1/16　　印张：19.25　　字数：380 千字
版　　次：2018 年 10 月第 1 版　2018 年 10 月第 1 次印刷
书　　号：ISBN 978-7-5659-1810-0
定　　价：85.00 元

原著者简介

David W. Kissane，医学博士、学院派精神病学家、心理社会肿瘤学研究人员和作家。他是澳大利亚墨尔本（他的家乡）莫纳什大学（Monash University）的教授和精神病学系主任。他曾担任纽约纪念斯隆 - 凯特琳癌症中心（Memorial Sloan-Kettering Cancer Center）精神病学和行为科学部门的负责人至 2012 年。他也是纽约康奈尔大学维尔医学院（Weill Cornell Medical College of Cornell University）的精神病学客座教授。之前，Kissane 博士在墨尔本大学担任缓和医疗基金会的主席。

Kissane 博士的学术研究领域包括团体、配偶和家庭心理治疗的试验，沟通技能培训，生存困境的研究以及临终关怀的伦理问题。他最负盛名的研究就是为缓和医疗开始至居丧阶段的"高危"家庭提供的家庭治疗模式，旨在预防人们在哀悼期间出现复杂性哀伤和抑郁。他在失志方面的研究工作（失志是躯体疾病患者抑郁的一种表现形式），引领了促进患者基于生命意义的应对干预。Kissane 博士针对早期乳腺癌患者研发了一个团体（心理）治疗的认知存在模型，使患者减少了对复发的恐惧。对于晚期乳腺癌患者，他的支持 - 表达性团体心理治疗研究表明，预防癌症患者产生的抑郁可以改善患者的生活质量。最近，他在心理治疗研究中探究了增进夫妻亲密关系的治疗方法对前列腺癌的益处。

David Kissane 在纪念斯隆 - 凯特琳癌症中心建立了"'Comskil'沟通技能培训和研究实验室"（"Comskil" Communication Skills Training and Research Laboratory），该实验室开发了肿瘤学应用课程，而且培养了 1000 多名临床医生。他所著书籍有《癌症患者心理治疗手册》（*Handbook of Psychotherapy in Cancer Care*，2011）、《癌症与抑郁》（*Cancer and Depression*，2011）、《肿瘤学和缓和医疗沟通手册》（*Handbook of Communication in Oncology and Palliative Care*，2010）和《以家庭为本的哀伤治疗》（*Family Focused Grief Therapy*，2002）。他于 2008 年获得纪念斯隆 - 凯特琳癌症中心、心理社会肿瘤学 Jimmie C. Holland 主席之殊荣，并获得国际心理社会肿瘤协会（International Psycho-Oncology Society）的 Arthur Sutherland 终生成就奖。目前，Kissane 博士与妻子 Nicola 及四个孩子一起在澳大利亚墨尔本过着幸福的生活。

Francine Parnes，文学硕士和法学博士，是曾获得表彰的自由职业记者，为各新闻机构写了各种话题的专题文章，包括《纽约时报》、美国联合通讯社（美联社）和《丹佛邮报》。

Parnes 女士获得了密歇根大学安娜堡分校的比较文学和德语硕士学位。她曾在这个大学担任教员。之后，她获得了洛杉矶 Loyola 法学院的法学学位，她过去在这所学院担任 Loyola Law Review 的文字编辑。当前，她获准在加州、纽约和华盛顿哥伦比亚特区从事律师工作。

Parnes 女士曾在现已停刊的《洛杉矶先驱报》（*Los Angeles Herald Examiner*）担任时尚编辑，开始了她的记者职业生涯，接着她常给《洛杉矶时报》（*Los Angeles Times*）投稿。之后，她担任美联社的记者，报道时尚和其他专题文章 10 多年。在《丹佛邮报》工作的 10 多年间，她建立了特色专栏，而且因在《丹佛邮报》报道科隆比纳高中（Columbine）枪击案而获得普利策奖。之后，她为《纽约时报》报道了一系列主题，包括宗教、商务旅行、风格、家居设计和书评。

作为新闻记者，Parnes 一直都对报告关于有益健康和人际关系方面的主题来服务读者很感兴趣。作为癌症生存者，她在纽约纪念斯隆 - 凯特琳癌症中心的精神病学咨询委员会工作。当前，她作为主要护理者在纽约的韦斯特切斯特县照顾她的家人。

原著编者名单

Nicole Alston, MSW
Recruitment Coordinator & Community Liaison,
Complicated Grief Treatment Research Program,
Columbia University School of Social Work;
Bereavement Coordinator,
Pediatric Palliative & End-of-Life Care,
Circle of Life Children's Center,
Newark, NJ, USA.

Pauline Boss, PhD
Professor Emeritus,
Department of Family Social Science,
University of Minnesota,
St. Paul, MN, USA.

Bridgette Boucher, MS, LMSW
Family Therapist,
Department of Psychiatry & Behavioral Sciences,
Memorial Sloan-Kettering Cancer Center, New York;
Teacher of Learning Disorders,
Department of Education,
New York, NY, USA.

Carla M. Dahl, PhD, CFLE
Founding Partner,
The Mobius Group,
St. Paul, MN, USA.

Francesca Del Gaudio, MPsych
Research Coordinator,
Department of Psychiatry & Behavioral Sciences,
Memorial Sloan-Kettering Cancer Center, New York;
Doctoral Candidate,
Department of Psychiatry,

University of California San Francisco,
San Francisco, CA, USA.

Isabelle Dumont, PhD
Adjunct Professor,
Department of Oncology, McGill University;
Clinical Instructor and Supervisor,
Clinique de Médecine Familiale Notre-Dame,
Montréal, QC, Canada.

Sarah Gehlert, PhD
E. Desmond Lee Professor of Racial and Ethnic Diversity,
The George Warren Brown School of Social Work & Department of Surgery,
School of Medicine,
Washington University in St. Louis,
St. Louis, MO, USA.

Cynthia A. Gerhardt, PhD
Associate Professor of Pediatrics and Psychology,
College of Medicine,
The Ohio State University;
Center for Biobehavioral Health,
The Research Institute at Nationwide Children's Hospital,
Columbus, OH, USA.

Darcy Harris, PhD, FT
Associate Professor and Thanatology Coordinator,
Department of Interdisciplinary Programs,
King's University College at Western University,
London, ON, Canada.

J. Shep Jeffreys, EdD, FT
Assistant Professor of Psychiatry,
Department of Psychiatry & Behavioral Sciences,
The Johns Hopkins School of Medicine;
Affiliate Assistant Professor, Pastoral Counseling,
Loyola University Maryland;
Department of Psychiatry,
Howard County General Hospital,
Columbia, MD, USA.

Su Jin Kim, LCSW
Clinical Social Worker, Family Therapist & Research Affiliate,
Department of Psychiatry & Behavioral Sciences,
Memorial Sloan-Kettering Cancer Center,
New York, NY, USA.

David W. Kissane, MD, MPM, FRANZCP, FAChPM
Professor and Head—Discipline of Psychiatry,
Department of Psychiatry,
Faculty of Medicine, Nursing & Health Sciences,
Monash University;
Monash Medical Centre,
Clayton, Victoria, Australia;
Adjunct Professor of Psychiatry, Weill Medical College of Cornell University and
Memorial Sloan-Kettering Cancer Center,
New York, NY, USA.

Marguerite S. Lederberg, MD
Emeritus Attending Psychiatrist,
Department of Psychiatry & Behavioral Sciences,
Memorial Sloan-Kettering Cancer Center;
Professor Emerita of Clinical Psychiatry,
Weill Medical College of Cornell University;
Adjunct Associate Professor of Psychiatry at Mount Sinai School of Medicine,
New York, NY, USA.

Tomer T. Levin, MBBS, FAPM, ACT
Associate Attending Psychiatrist,
Department of Psychiatry & Behavioral Sciences,
Memorial Sloan-Kettering Cancer Center,
New York, NY, USA.

Wendy G. Lichtenthal, PhD
Assistant Attending Psychologist,
Department of Psychiatry & Behavioral Sciences,
Memorial Sloan-Kettering Cancer Center;
Assistant Professor of Psychology in Psychiatry,
Weill Medical College of Cornell University,
New York, NY, USA.

Teresa T. Moro, AM, LSW
Doctoral Candidate,
School of Social Service Administration,
The University of Chicago,
Chicago, IL, USA.

Anna C. Muriel, MD, MPH
Division Chief and Assistant Attending Child Psychiatrist,
Pediatric Psychosocial Oncology,
Dana Farber Cancer Institute;
Assistant Professor of Psychiatry,
Harvard University,
Boston, MA, USA.

Lailea Noel, MA
Doctoral Candidate,
The George Warren Brown School of Social Work,
Washington University in St. Louis,
St. Louis, MO, USA.

Julian L. North, BA (Psychology Hons)
Lecturer,
School of Social Sciences and Psychology,
University of Western Sydney,
Sydney, NSW, Australia.

Stephanie Rabenstein, MSc, RMFT
Child and Family Therapist,
Child and Adolescent Mental Health Care Program-Outpatients,
Children's Hospital, London Health Sciences Centre,
London, ON, Canada.

John S. Rolland, MD, MPH
Professor of Psychiatry & Co-Director,
Chicago Center for Family Health,
Pritzker School of Medicine, University of Chicago,
Chicago, IL, USA.

Valerie R. Samuels, MA
Educator & Author,
"Be Not Afraid" Network;
The Compassionate Friends,
Charlotte, NC, USA.

Diana C. Sands, PhD
Director,
Bereaved by Suicide Centre for Intense Grief,
Sydney, NSW, Australia.

Tammy Schuler, PhD
Postdoctoral Clinical Research Fellow,
Department of Psychiatry & Behavioral Sciences,
Memorial Sloan-Kettering Cancer Center,
New York, NY, USA.

Peter Steinglass, MD
President Emeritus,
Director, Ackerman Center for Substance Abuse and the Family,
Ackerman Institute for the Family;
Clinical Professor of Psychiatry,

Weill Medical College of Cornell University,
New York, NY, USA.

Corinne Sweeney, MA
Department of Psychology,
Fairleigh Dickinson University;
Research Study Assistant,
Department of Psychiatry & Behavioral Sciences,
Memorial Sloan-Kettering Cancer Center,
New York, NY, USA.

Froma Walsh, MSW, PhD
Co-Director, Chicago Center for Family Health,
Mose & Sylvia Firestone Professor Emerita, School of Social Service Administration,
Department of Psychiatry, Pritzker School of Medicine,
University of Chicago,
Chicago, IL, USA.

Lori Wiener, PhD
Director, Psychosocial Support and Research Program,
Staff Scientist, Pediatric Oncology Branch,
Center for Cancer Research,
National Cancer Institute,
Bethesda, MD, USA.

Talia I. Zaider, PhD
Assistant Attending Psychologist,
Department of Psychiatry & Behavioral Sciences,
Memorial Sloan-Kettering Cancer Center,
New York, NY, USA.

译者前言

死亡是生命不可分割的一个部分，因此"居丧"是一个人一生中难以逃避的经历。它带着痛苦的味道，也带着文化习俗的气息。

翻译此书至少有以下几个理由：第一，我国还没有出版有关"居丧期关怀"指导方面的书籍，这个领域还是一片空白。这有文化的因素，也有我国从事该领域工作的人员太少的原因。第二，"居丧期关怀"一般被理解为只是一个家庭内部问题，不需要专业的辅导和研究，但本书通过大量的研究和事实告诉我们，"居丧期关怀"是一门学问，包含了心理学、精神病学和综合保健等学科的丰富内容，值得我们去探索和研究，这样才能使得"居丧期"的痛苦得到更好的理解和处理。第三，尽管本书出自西方文化背景，但由于人性是相通的，本书仍然不失为一本值得我们借鉴的专业好书。

本书告诉我们：爱可以持续，但丧失不可避免，因为生命是有限的。临床医生需要更多地将患者的家庭看作一个整体，关注他们的需求。本书讲述了以家庭为中心的哀伤治疗，并针对特殊情况下的"居丧"家庭进行辅导，如有精神疾病的患者的家庭或成员自杀后的家庭、围产儿丧失的家庭、失去子女的家庭、父亲或母亲离世的家庭，还探讨了丧亲子女的照护问题等棘手的问题。当然"居丧期"中的社会经济问题和文化问题也是本书讨论的内容，同时本书对"居丧期关怀"未来模式的发展与传播也给出了大胆设想与期待。

我们年轻的团队怀着对生命的敬畏与爱，真诚地翻译了 David W. Kissane 博士的这本书，让更多的人和我们一同学习如何让生命完美谢幕，如何让哀伤的表达不再被家庭生活背景所限制，如何在丧亲后得到个人的心理成长，如何重新组织未来的生活……

人生处处是课题，期待着我们共同探讨和解决，让人生变得更加美好！

唐丽丽
于北京大学肿瘤医院
2018-7-28

原著序言

正如本书作者所说，哀伤实际上就是一项家庭事务。事实上，正是文化、习俗和家庭生活背景限制了彼此对哀伤的表达，并促进个体尝试在经历共同的丧亲后重新组织他们的生活。那么，令人好奇的是当代的多数哀伤理论和研究都完全从个体的角度出发，几乎"抹去"了家庭交谈丧亲事件的敏感过程，同时将这些过程模糊成类似于"支持"这样的一般概念，这掩盖了一些可能存在的问题。由于这些原因（同样在哀伤治疗中他们提倡个体治疗），我们遗漏了对互动、人际关系，尤其是代际关系因素的评估，而这些因素会影响亲人去世后适应模式的形成。本书为调整这种不平衡迈出了很大一步。

Kissane 和 Parnes 巧妙地选择了主题和作者，汇集了一本名副其实的关于《家庭居丧期关怀》的手册。本书的各章节逐一详细描述各种类型的丧亲，在缓和医疗后的丧亲，因自杀或暴力而引起的创伤性丧亲，胎儿、婴儿和孩子夭折的不幸案例，以及老年人不可避免的过世。各章节作者透过家庭系统理论和积累的研究文献这两个角度看待所有这些难题，每章的作者们谨慎地得出在实际治疗病人时"可以使用的新信息"，并阐述了灵活的实践原则，以适应各种情况。一些章节基于对"高危"个体和家庭的敏感性评估，帮助读者领悟哀伤的家庭成员需要从专业人士和他们彼此之间获得什么。同样，执笔者们利用大量实际治疗，将这些原则带入现实生活，这些实际的治疗包括家人生病处于生命末期的家庭参与的治疗或是由于家人突然意外死亡而被转诊的家庭参与的治疗。这些案例研究中所阐述的一系列方法都清楚地展示了当代临床实践的范围，从表达性艺术干预、认知行为过程、对家庭成员的线性和循环提问，到缓和家庭冲突，从而促进沟通和调解的结构性治疗。

最后，花了一周时间愉快品读本书后，我更深刻地意识到如何在家庭的背景下帮助家庭成员构建意义、相互抚慰、应对丧亲带来的挑战，最终将家庭重新组织和整合起来。我相信读者阅读这本充满智慧、有条理，且非常具有实际意义的书籍时也可以获得类似的心得，这有助于我们最终获得所需的系统性知识和能力，以更好地帮助哀伤家庭。

Robert A. Neimeyer, PhD

Memphis 大学

2013 年 7 月

原著前言

然后亚伯拉罕去悼念撒莱并为她哭泣。

——创世纪 23: 2

从圣经时代直至今天，极少有人一生不曾体验因哀悼自己深爱的家人而产生的痛苦。如果爱可以持续的话，结果必然且不可避免是丧失。死亡是宿命，这就是生命有限的现实。据《旧约》陈述，女族长撒莱去世时，她的配偶亚伯拉罕陷入哀伤，为失去她而痛哭。事实上，那不仅是"生之时，死之时"，还是"哀之时"（传道书 3:2-4）。

我们所爱之人的死亡让我们感到痛苦之时，通常都是家人给予我们支持。我们期待家人聚在一起，互相给予亲密的抚慰和安慰，尽管死亡会带来根本性的、不受欢迎的改变。相应地，要让心理治疗变得有效，显然临床医生需要更多地将家庭看作一个整体，来关注他们的需求。

但引人注目的是，总体而言，家庭哀伤治疗在心理学、精神病学和综合保健等学科中仍然是一个相对较新的方法。个体往往只是被独立对待。我们期望借此论著帮助改变这个现状。

考虑到这一痛苦时期的关键是为患者提供支持，以家庭为中心的治疗发展如此缓慢，看起来可能不可思议。然而，在医疗这一领域中，个体治疗是主导性的范式。当我们持续进行研究时，我们开始确信通过家庭模式可以带来益处。虽然我们认识到一些居丧的人总需要接受个体治疗，而且一些人也会在团体中获得帮助，但是家庭模式是将这两种形式结合起来的第三种方法。

你要对失去挚爱家人的人说什么？这是个老掉牙的问题。而最近，有人问，治疗师如何将家庭作为一个整体来最好地帮助哀伤的个体？当以家庭为背景治疗居丧者时，这些问题就显露出来了。

从 1965 年起，临床上就正式开始在家庭框架范围内看待居丧期关怀了。当时，Norman Paul 和 George Grosser 等治疗师先驱者描述了家庭治疗在一种被称为操作性哀悼（operational mourning）的干预中的作用。20 世纪 70 年代，其他的临床工作者，例如精神病学家 Murray Bowen 和社会工作者 Lily Pincus 等支持这一论断。20 世纪 90 年代，在墨尔本开展的聚焦家庭的哀伤治疗实验证实了可以给复杂性哀伤的"高危"家庭提供预防性的治疗方案。这种方案带来了一些有希望的、新的益处，诸如降低居丧期间临床抑郁症的发生率。

最近，美国开展的家庭哀伤治疗试验强调了从缓和医疗期间开始治疗并一直延续到居丧期的优势。随着这本书的出版，在 2014 年就可以获得治疗剂量强度的试验结果。相应地，如今开创性心理社会治疗的大门进一步打开了，本书旨在阐明这一方法。

编辑本书时，David W. Kissane 负责监督本书的科学性，努力寻找管理原则的证据基础，并确保作者可以实际介绍一些新颖和对临床有用的东西。作为共同主编，France Parnes 在全部章节中都审查了许多执笔者的观点。从概念上讲，这本书是临床工作者的指南，而且编者们期望本书有益于所有寻求家庭居丧治疗方法的治疗师。

我们有很多要感谢的人。首先要感谢为本书慷慨奉献时间、经验和知识的作者们。我们对他们自愿分享其关于以家庭为中心的居丧期关怀的观点来帮助我们充实本书内容表示衷心感谢。许多执笔者都是活跃的临床工作者，他们用智慧和见识丰富了他们所写的内容。

参加纽约纪念斯隆 - 凯特琳癌症中心（Memorial Sloan-Kettering Cancer Center）家庭哀伤治疗试验的治疗师也书写了本书的几个章节。美国国家卫生研究院（National Institutes of Health）的国家癌症研究所（National Cancer Institute）资助了本著作（R01 CA 115329）。我们感谢癌症预防部、社区肿瘤学和预防实验研究小组的缓和医疗研究负责人 Ann O'Mara 对这个项目提供的友善和不懈的支持。

纪念斯隆 - 凯特琳癌症中心的许多员工在过去的 10 年里都为这个项目做出了贡献。Maria Farberov、Rachel Bell、Jacqueline Simpronio 和 Shira Hichenberg 极好地管理了研究，Erica Kerr、Megan Eisenberg、Moriah Brier、Francesca Del Gaudio、Mary Gray、Melissa Masterson 和 Stephanie Napolitano 在整个大规模试验期间招募了许多家庭成员，并与他们保持联系。还有来自纽约 Ackerman 家庭研究所（Ackerman Institute for Families）和纪念斯隆 - 凯特琳癌症中心的治疗师。另外，Talia I. Zaider、Isabelle Dumont、Wendy G. Lichtenthal 和 Tammy Schuler 等博士后科研工作者也对本著作做出了贡献，他们所有人都期望凭自己的能力成为卓越的学者。他们在本书中书写的内容很好地证明了这点。

我们对治疗师进行同辈团体督导，这项活动带给我们丰富多彩的体验，使我们相互信任、相互帮助，并增加了我们的创造力和敏感性。另外，治疗师们聚在一起，回顾了他们和家庭一起做的工作，提出关于会发生什么的假设，并加强了他们接下来要在哪里开展此项工作的计划。Marguerite S. Lederberg、Margery Elson、Richard Glass-man、Nessa Coyle、Matthew Dean、Susie Kim 和 Bridgette Boucher 等都极有力地促进了这项活动，这里就不一一列出了。事实上，在过去 10 年里与我们一起工作的许多临床同事都对病人的照护和同侪间的支持做出了巨大贡献。他们组成了一个大家庭。

经这个极具奉献精神的团队的持续努力才得此成熟之作。纪念斯隆-凯特琳癌症中心的 Laurie Schulman 和莫纳什大学（Monash University）的 Heather Thiessens 在幕后协调工作，而来自 Routledge 出版社的责任编辑 Anna Moore 非常有鼓舞力和有耐心。临床心理学家 Robert A. Neimeyer 是一位意志坚定的同事；一开始他在死亡教育与咨询协会（Association of Death Education and Counseling）会议上鼓励我们撰写这本书。他慷慨地腾出个人时间撰写序言。此外，在我们致力于撰写本书时，我们的家人对我们的工作也表示了包容和理解。Francine Parnes 在此特别感谢 Brent Bowers，他是一位才华横溢的语言大师，曾经是《纽约时报》的编辑。他是一个受人爱戴的模范、挚友，并且满足了人们对编辑的一切期望。

现在，我们要将本书呈现给临床工作者，相信它会启发和引导临床工作者对患者及其家人的照护，甚至帮助他们重新振作。我们也希望读者将能够通过本书了解一些影响我们所有人的家庭哀伤过程。总之，关于以家庭为中心的照护还有许多事情需要了解，而建立这个治疗模型仍然有大量工作需要处理和完成。

David W. Kissane 和 Francine Parnes

致 Jimmie C. Holland，她孜孜不倦地推动了心理社会肿瘤学这一学科的发展，给了我们很多启示。

目　录

第一部分　家庭居丧治疗的临床发展概述 ·· **1**

1　家庭的哀伤 ··· 3
David W. Kissane

2　家庭居丧期关怀的概念框架：强化快速修复能力 ························· 17
Forma Walsh

3　存在慢性躯体障碍的家庭：一种整合模型 ····························· 30
John S .Rolland

4　有精神疾病患者的家庭 ··· 50
Peter Steinglass，Tammy Shuler

5　家庭居丧期关怀的伦理维度 ··· 63
Tomer T. Levin，Marguerite S. Lederberg

第二部分　对家庭的哀伤治疗——一种实用的护理服务方法 ·········· **75**

6　评估居丧期家庭 ·· 77
Talia I. Zaider

7　家庭工作中的治疗技巧 ·· 89
David W. Kissane，Isabelle Dumont

8　家庭哀伤与文化 ·· 103
David W. Kissane，Bridgette Boucher，Francesca Del Gaudio

9　一份居丧期家庭治疗的报告：一位母亲的去世留给她的家庭的遗产 ······ 120
Su Jin Kim

第三部分　特殊情况下的家庭哀伤治疗 ······························· **133**

10　创伤丧失情况下的家庭治疗 ··· 135
Darcy Harris，Stephanie Rabenstein

11　自杀后的家庭治疗 ··· 151
　　Diana C. Sands，Julian L. North

12　模糊丧失的未解决的哀伤的家庭治疗 ······················ 168
　　Pauline Boss，Carla M. Dahl

13　围产儿丧失：无法预料的悲剧带来的持续性哀伤的发展轨迹 ········· 180
　　Nicole Alston，Valerie R. Samuels

14　失去子女家庭的居丧期关怀 ···································· 193
　　Lori Wiener，Cynthia A. Gerhardt

15　父亲 / 母亲即将离世时家庭对孩子的照护 ················ 216
　　Anna C. Muriel

16　老年哀伤人群的家庭中心疗法 ······························· 229
　　J. Shep Jeffreys

第四部分　未来方向 ·· **243**

17　复杂居丧的"风险"家庭 ······································· 245
　　Wendy G. Lichtenthal，Corinne Sweeney

18　家庭的社会经济和文化问题 ···································· 262
　　Sarah Gehlert，Teresa T. Moro，Lailea Noel

19　家庭居丧期关怀模式的未来发展与传播 ···················· 274
　　David W. Kissane，Talia I. Zaider

第一部分

家庭居丧治疗的临床发展概述

　　这一部分会呈现以家庭为中心的居丧治疗的理论基础。我们在居丧还是在家庭因家人罹患躯体或精神疾病而体验到失落的情况下评估家庭哀伤的性质、系统家庭理论和家庭治疗的模型。在这部分的最后，我们会以居丧治疗的伦理问题作为结尾，因为伦理问题是每种临床治疗方法的中心。

1 家庭的哀伤

David W. Kissane

1877 年，当 Sophie 无精打采地躺在自己的床上，因为肺痨（过去对肺结核的一种称呼）而濒临死亡的时候，她才只有 15 岁。在她身边的是她的弟弟，14 岁的 Edvard 和 12 岁的 Andreas（家里人都叫他 Peter），以及妹妹，10 岁的 Laura 和 9 岁的 Inger Marie。气氛恰如其分的哀伤，孩子们的父亲，Christian 和他们的姨妈 Karen 带领他们祷告。早逝对这个家庭来说并不陌生：就在 Inger Marie 出生的那一年，肺结核夺去了他们母亲的生命。尽管 Christian 是一个医生，他仍然无法阻止自然的破坏，他的妻子和孩子因罹患肺结核而备受折磨，这种疾病也被称作"白色瘟疫"。当时的形势是严酷的。他们所居住的挪威首都——Kristiania，后来被叫做奥斯陆，那时正遭遇严冬。那还是在 Robert Koch 发现结核分枝杆菌之前（1882）的几年，在发现这种细菌之后将近半个世纪，人们才发明了有效的治疗方法来避免这样的死亡。

Edvard Munch 家的哀伤

这是表现主义艺术家和雕刻家 Edvard Munch（1863—1944）的家庭。他有一个多病的童年，毫无疑问也受到了肺结核的影响。为了打发待在家里的漫长时间，他学习了绘画，在药瓶上画素描、在室内作画，即使在 Sophie 卧病在床的时候也是如此。这种对艺术的热爱在这个家庭中生长（图 1.1）。他祖父的最年长的表兄，Jacob 曾经是一个备受尊敬的艺术家，而在他的童年时，Edvard 的母亲和姐姐也非常鼓励他绘画。在 13 岁以前，Edvard 看到了挪威景观学院的绘画作品，并开始练习临摹他们的画作。

Edvard 的妈妈在童年的时候亲眼见到她的一个姐姐死于肺结核。同样，她本人在婚后的多数日子里身体都不太好，她很容易疲劳，稍稍活动一会儿就会感到气短，她会长时间坐在窗旁的扶手椅上。随着她的四个孩子相继出生，她的身体也日渐衰弱。觉得自己时日无多，她给她的孩子们写了一封信，以表达她对孩子们的爱，并劝诫他们要保持对上帝的忠诚和信任（现在这封信保存在 Munch 博物馆）。Munch 的论文中包含了很多关于他妈妈临终时的记忆，一位传记作家——Sue Prideaux，认为这些记忆暴露了这一时期他内心的"情感混乱"（Prideaux，2005，p. 330，note 318）。但是 Edvard 在论文中的描述必然是受到限制的：由那个时代的风

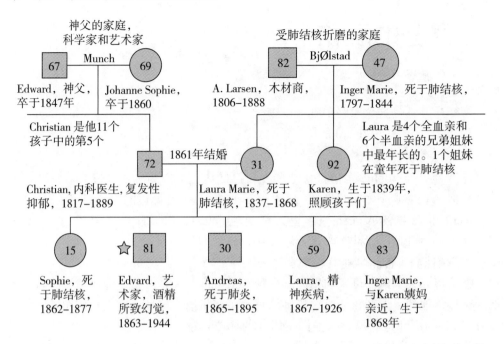

图 1.1 表现主义艺术家 Edvard Munch *（1863–1944）的家谱图显示了当 Munch 持续累积地暴露在死亡和哀伤中时，躯体和精神疾病的程度。在 Edvard 5 岁时，他妈妈去世了，当 Edvard 14 岁时，Sophie 去世了，当他 26 岁时，Christian 去世了，当他 32 岁时，Andreas 去世了，同时他的妹妹 Laura 患有精神疾病很多年。

俗所致，当他们的妈妈下葬的时候，这些孩子被送到了邻居家。

Munch 的父亲 Christian 是一个神父的儿子。Christian 一家住在贫穷的挪威乡下。在那里，受过教育，特别是学习历史的人是备受尊敬的。人们对于宗教的态度也是如此。这个家庭是非常虔诚的（包括 Christian 的叔叔，一位主教和诗人）。Christian 认为他的种种不幸是上帝给予他的忘恩负义的惩罚。他的妻子在他们结婚7 年之后就去世了，妻子的去世带给他深深的哀伤，他还担心自己如何照顾 5 个孩子。Christian 变得更加虔诚了，他常常对年幼的孩子们说，他们的妈妈正在天堂看着他们。幸运的是，Karen 姨妈，他妻子的 29 岁单身的妹妹搬去他的家里，帮他抚养孩子们。

她一直被挪威人称作 Karen 姨妈，她为孩子们奉献了很多，给这个原本悲伤的家庭带来了欢乐的时光。年幼的孩子都把她当成妈妈，而 Sophie 和 Edvard 则求助于彼此以获得安全感和陪伴。因为他们都在生病，不能上学，所以在家里共同度过了很多时光。Sophie 鼓励 Edvard 画画，他们之间的感情很深厚，也很牢固。

因此 Sophie 的去世给 Edvard 带来了一生的影响，他失去了他的大姐，他的灵魂伴侣以及他心中母亲一样的存在。在 14 岁的年纪，他明白他的姐姐日渐衰弱，他亲眼看见父亲的悲痛，看到姐姐的生命被渐渐耗尽，她一阵阵地咳嗽和发热，越来越虚弱，最终开始谵妄。这一次，Edvard 出席了葬礼。尽管如此，在他的日记中，他对自己那时的感受闭口不提，这些感受被他压抑了很多年。最终，他的哀伤通过绘画表达了出来。

肺结核并不是这个家庭中唯一的灾难，除此之外还有精神疾病。Christian 经历过多次抑郁发作，而 Edvard 的妹妹 Laura 因为长期患病，包括紧张症、幻觉和慢性精神病而住院，最终她死于癌症。在 1895 年，Edvard 的弟弟 Peter 在 30 岁的时候就英年早逝，死于肺炎。Peter 是兄弟姐妹中唯一一个结了婚的人，他去世后留下怀孕的妻子。Munch 本人，在他中年的时候，周期性的酗酒变得非常严重，因此不得不住了 8 个月的院来戒酒。

在 16 岁的时候，Edvard 在一所技术学院学习设计，学习了按照比例和从透视的角度来绘画。在 Edvard 18 岁之前，他选择了艺术作为他的职业，他进入了Kristiania 艺术与设计皇家学院进行学习。尽管他虔诚的近乎病态的父亲还在继续给他一小部分资助，但父亲非常严厉地斥责他放纵饮酒。更严重的是，他的父亲痛恨波希米亚人对他儿子的影响，甚至毁了 Edvard 早期的裸体油画。Edvard 的艺术老师Christian Krohg 培养了他的自信，肯定了他在所有绘画作品中描绘深刻情感的天赋。在 23 岁的时候，Edvard 在他的日记中描绘了他最爱的姐姐 Sophie 的形象，《生病的孩子》（1886），那是他的第一幅"灵魂画作"（Prideaux，2005，p. 83）。当有国家奖学金资助他学习艺术的时候，他的努力终见成效。1889 年，他在 26 岁时搬去了巴黎。但是后来他父亲的去世，迫使 Edvard 在那一年的晚些时候又回到了奥斯陆，从那以后他开始供养他的家庭。伴随着深沉痛苦的哀伤又一次回到了他的家庭。

Edvard 的绘画通过凄美的色彩来捕捉他所观察到的他周围的事物，以及他自己感受到的毁灭性的情感。忧郁、疾病、存在的焦虑和灵魂的痛苦！ 在他的绘画作品中，每一张面孔，每一个肢体的姿势都在描绘着他内心的那些体验。他在 1895 年创作的一副伟大的油画作品——《病房中的死亡》，描绘着当死亡再次降临到另一个家人身上的时候，他的家庭在对抗丧亲的过程中表现出来的各种不同的、内心的反应。他们的悲哀都是因为强烈地为家庭伤心而产生的。

Munch 的哀伤无疑是病理性的，对他的一生产生了深远的影响。他更愿意回避他人，在较长的一段时间内选择了隐居。他平息自己伤痛的方式是发作性的酗酒，无论是通过苦艾酒、威士忌还是红酒。他选择了不去追随那一时代盛行的印象派艺术，而是转为用灵魂绘画，对他精神深处的死亡房间的意向重新加工了很多年。Karen 姨妈成了他忠实的、支持性的存在，一连端坐几个小时，作为他哀伤的母亲的形象模特。他的记录显示，他对《生病的孩子》的画作重新加工了很多次，刻画出了圣母哀子像般的"濒死的孩子和痛苦的母亲"（Prideaux，2005，p. 86）。Munch与 Karen 姨妈之间的感情加深了，在后面的几年中，他更加频繁地写到她，与她分担自己所有的想法，也更加信任她。在贫穷的日子里，他们交换钱财来帮助彼此、当 Munch 最终获得成功的时候，他忠实地供养着他的家庭。

但家庭并不是 Munch 唯一的爱的来源。Munch 经历过两段爱情，Millie 和 Tulla。Millie 是他成年早期遇到的热情的美女，她出现在了 Munch 的很多关于爱、舞蹈、嫉妒和美女的画中。这段感情在双方自愿的情况下结束了。后来他又爱上了 Tulla 并与她一起去意大利旅行。Tulla 想要结婚，然而 Munch 童年的记忆中充斥着疾病和丧亲的痛苦，使得他害怕这种感情的承诺。最终，Tulla 厌倦了他的逃避，选择嫁给另一位朋友。Munch 因为 Tulla 的这一抉择感到蒙羞，他又开始酗酒。与 Tulla 的争吵有时是戏剧化的：在一次小的冲突中，一支枪走火了，使得 Munch 失去了他的手指。随着他酗酒越来越严重，他开始变得偏执并出现了幻听，在 1908 年的时候他不得不花了 6 个月的时间住院治疗。

当他即将康复的时候，Munch 选择了一种隐居的生活。1909 年，他在奥斯陆城外的艾可利购置了 11 英亩的地产，在那里度过了自己的余生。他保留了自己的很多绘画作品、雕木和石版画。一件他珍视的、有情感的财产是他的姐姐 Sophie 曾经在她的床边坐过的柳条编的藤椅。这是他所珍惜的，视为情感联结的物品。

毫无疑问，Munch 在他的一生中经历了太多的哀伤，他在自己的画作中深刻地描绘了这些哀伤。今天，当我们在艺术馆或博物馆里欣赏这些画作的时候，我们承认，他懂得家庭哀伤的实质。

家庭哀伤的理论

丧亲、死亡和哀伤不仅折磨着每一个居丧中的个体，痛苦还会发生在整个家族中。临床工作者通常太过聚焦于个体——在那个特殊的时期出现的寻求帮助的来访者。居丧中的伴侣寻求着慰藉；母亲为孩子的死而悲伤。给予那些寻求帮助的人以回应是比较简单的。然而，家庭一直是构成居丧发生的最基础的背景（Kissane，1994）。最重要的是，家庭影响着哀悼的模式，而这些哀悼的模式通过传统，对宗教信仰、文化以及伦理规范的追求呈现出来。家庭中的领导者可能会指挥上大家该做什么，什么时候要坚忍，什么时候要流泪，怎样去安慰他人。奇怪的是，我们看到家庭所遵循的这一模式代代相传，是培育了富于同情心的支持还是沉默的回避，这取决于他们的习惯。

在 Munch 的家庭中，他们的基督教信仰给予他们一种认知模式，认为死亡是上帝的旨意，带着在天堂团聚的希望，在这种情况下他们真诚地接受死亡。这种虔诚需要坦然地接纳，而且能够使情感的表达缓和、适度。此外，孩子们受到了保护，远离外显的情绪表达。他们被送到别处，以防止他们看到大人的痛苦。家庭以爱的意图重新恢复，一位富于奉献精神的妹妹，如 Kate 姨妈，为了她已故姐姐的孩子们，牺牲了她个人未来的幸福。这实际上获得了成功！然而，原本代与代之间允许情感表达和感受分享的共情的支持被严格的压迫和基本的宗教态度所取代。

艺术家 Edvard Munch 的面孔在他的很多关于家人聚集在逝者床边的作品中都是缺失的。他的父亲在虔诚地祈祷着，他的姨妈在照顾病人。她的小妹妹们彼此没有交流，一个悲伤地低着头，另一个呆呆地盯着远方。Edvard 的弟弟笨拙地撑着门，看上去焦虑地想要逃离。我们可以看到这群人有各自不同的反应，给人一种突出的离心的感觉，尽管每个人都在场，但各自默默承受着自己的迷惘和克制自己的痛苦。在这些绘画作品中，看不到彼此之间的支持。尽管是一个无意识的过程，家庭反应风格的模式很明显，而且历史数据显示这种应对模式是适应不良的。

Edvard 早期的哀伤是回避长期惯性和忧郁结合在一起的。他独自坐在海边，有时从昏暗的屋子里凝视窗外，用骨瘦如柴的胳膊画着自己的自画像。外力驱使他们相互隔离而不是相互团结、支持。Edvard 被当时的艺术家所嘲笑，他们的画布上充满着色彩和自然之美。但他的世界是他荒凉的、充满威胁的坎坷一生的诠释，不断重复着他的原生态家庭的沉默。在他所生存的社会环境中，那些不理解他的评论家们不喜欢他这种现实主义的面对和恐惧。他唯一的退路是逃避——波西米亚人式的不负责任的态度，尽管这并不能治愈他。

家庭反应的范围

家庭对于丧亲的反应受到下列因素的极大的影响：①他们的文化、风俗和禁忌；②他们在丧亲时的体验（是否有预期、创伤的、有病耻感的或意外的）；③家族的传统会形成一种反应模式，由上一代传给下一代（安慰或是回避，通过责备、理想化、恐惧或认命来歪曲，或通过怀念以及"停滞"而延长；④他们的支持网络，或紧密或疏远（Kissane，1994）。尽管家庭中的每一个个体的情绪表达不尽相同（例如，妈妈可能比爸爸更善于表达），家庭作为一个整体，引导着每个成员反应风格的形式。

这取决于临床工作人员如何诠释适应性的反应风格，利用家庭的力量，或者他们如何诠释它起到了限制作用，阻碍了治愈和恢复美好的生活。适应性的反应促进相互之间的支持和安慰，能够开放地交流思想和感受，相信对方愿意倾听和帮助自己。这建立在家庭成员之间相互深刻认同的基础上。家庭的凝聚力和易于沟通占了上风。与此相反的是，家庭成员沟通受阻、相互指责，在这一过程中出现冲突、关系破裂和疏远。这些家庭显示出功能失调，这可能会对哀伤的自然过程有潜在危害。临床工作者需要指导那些"高危"家庭完成管理计划，并满足他们对支持的需求。

墨尔本家庭哀伤研究中的关于家庭哀伤的实证性研究提出了能够为这些家庭成员预测家庭居丧结局的 5 种功能模型（Kissane，Bloch，Dowe 等，1996）。有两种反应模式是适应性的、支持性的和冲突解决性的。支持性的反应模式表现出很强的团队协作的特点，彼此之间真诚地相互支持，开放地交流思想和感受。冲突解决性的反应模式也显示出良好的沟通，能够接受彼此不同的意见。家庭成员之间可能会有冲突，但还是保持着对彼此的尊重。

有两种家庭模式是明显功能失调的。最破碎的家庭是拒绝帮助的。同样的，他们通过保持距离来维持相互之间的敌意。每一代人都不断地发生关系破裂，敌意会让家庭成员彼此分开，因此这类家庭被命名为敌对的家庭。这已在观察性研究中得到证实，因为关系的疏远使得这类家庭成员患精神疾病的风险突出（Kissane，Bloch，Onghena 等，1996）。第二种功能失调的家庭被定义为帮助接受型：这些家庭中，家庭成员患精神疾病的比例很高，但他们希望得到援助。在这种家庭中，家庭成员之间的分歧被极大地掩盖了，因此也将这类家庭命名为沉闷的家庭，在这种家庭中，愤怒会转为内向性，因此这类家庭中的成员常常会发展为临床可诊断的抑郁。如果在保守治疗期间预防性地给予心理干预，这种沉闷的家庭能极大的获益，可以控制他们的痛苦，降低居丧期精神疾病的发病率（Kissane 等，2006）。

最后，在适应性的和功能失调的家庭模式当中还存在一组中间状态的家庭，这些家庭的沟通、凝聚力和冲突都是中等程度的。当处于居丧这种高压状态下时，这些家庭的功能可能会恶化，如果在患者保守治疗时期就开始给予预防性的家庭治疗，一直持续到居丧期会对这些家庭有所帮助。墨尔本的研究显示，在疾病终末期，当家庭功能显示可能出现病态结局时，以家庭为中心的治疗模型能够使这些家庭获益。

识别存在复杂哀伤"风险"的家庭

近 20 年在澳大利亚和美国开展的家庭治疗研究试验，证明一种简易筛查工具有助于根据家庭关系功能来识别存在风险的家庭（Kissane 和 Bloch，2002）。家庭关系指数（Family Relationships Index）（Moos 和 Moos，1981）是一种具有良好效度的筛查工具，通过 12 个条目获取家庭的①凝聚力，②沟通，③冲突的程度。临床医生同样可以通过直接询问每个家庭的团队协作、分享感受的开放性以及对不同观点的包容性来评估这三个领域（3C）。这三个功能关系模式的任何缺陷均会使家庭陷入危险之中。当三者形成合力时将促进家庭的适应性；反之，当其缺失的时候，将在治愈哀伤的发展中形成障碍。正是由于这三个过程在家庭功能中的核心地位，因此针对性的治疗将带来获益。Lichtenthal 和 Sweeney 在 17 章中将详细、深入地阐释复杂哀伤的家庭。

家庭生命周期

另一种框架，帮我们深入了解家庭对失落的适应，且考虑到了家庭在其自身的生命周期中所处的位置。Walsh 和 McGoldrick（1991）在其开创性的著作"*Living beyond Loss*"中关注了该领域。死亡可能发生在儿童期、青少年期、青年期、中年期等，或是最为常见的老年期。家里有婴儿时，家庭同样也可以是年轻的，家庭对婴儿的未来怀有广阔的希望，完成积极抚养和教育孩子的任务；青少年时期，他们准备分离并走向独立，在中年期，他们重新商议他们的方向和日程；在老年期，他们庆祝下一代孙子女的出生以及面对原生父母的衰老。家庭生命循环的每一个阶段都带来新的挑战，一路上潜伏着灾难与哀伤。第 2 章 Froma Walsh 详述了家庭生命周期理论。家庭的适应性会受到家庭在生命周期中所处的阶段的显著影响，出现某些障碍，这时广泛的群体能给予支持。

生命周期观点带来了共同的假设，如人们期待什么，他们的世界应该是什么样的，以及他们对将来可能发生的事情所做的不同程度的准备。Parkes（1972）将此视为假想的世界（如信念、观点以及人们和家庭所怀的期待）。实际上这种假想的世界会随着生命周期自然变化，这将在本章后面谈到 Colin Murray Parkes 对居丧研究的贡献时进行更多的说明。需要详细评估每一个家庭处于什么水平，家庭的期待是什么，以及家庭作为一个团体所持有的假设是什么。

家庭仪式

人类在遇到变动的时候会使用隐喻、象征甚至是规定的行为以帮助其应对、适应并度过生命周期。无论是否出于宗教或是文化的原因，我们所使用的仪式总是围绕着家庭。我们庆祝生日，欢聚一堂见证婚礼，有时一起度假，当死亡降临时一起哀悼。家庭是这些仪式过程的中心，反过来，这些传统也年复一年地帮助每一个家庭应对这些挑战和压力。生命因仪式而丰富，并且仪式有助于将亲属聚集在各自的家庭单元之中。这些传统赋予了家庭处理矛盾的能力，了解不同的观点，分享艰难的感受，进而走向治愈（Imber-Black，2003）。这个越发世俗的世界会逐渐改变仪式的使用，认识到仪式对于家庭生活的贡献是关键。仪式可以让家庭在应对死亡时得到安慰，这是由于仪式给予我们一个结构，使感受得以分享来达到治愈的目的。

文化的贡献

社会通常朝着更好的方面发展。它们培育了不同的方式让人们生活在一起、建立规范、确立身份、形成凝聚力。我们谈及的这些即是我们的社会文化。精神与热情迸发，民族团结建立，可以使我们感受到良好的归属感！方言加深紧密团结感，俚语促进共识以及相互间的理解和信任。随着对创新的尊重，教育加强了进一步的发展和改进。艺术、音乐、剧院、文学和故事更进一步加固着社会习俗。象征随着隐喻、年轻人的神话传说、陪伴生命不同阶段的歌曲、宗族特有的食谱和菜系，以及每年特定季节的庆典而发展。这些行为模式被群体所接纳，形成了他们处事的模式、传统，以及生活方式。家庭是文化传承的核心，反过来，文化又塑造了家庭哀悼的方式。

因此，在 Munch 的家庭，我们能识别出一系列的文化影响。对于他们的家庭，哀伤是隐私的，不鼓励公开的，他们会将孩子送走以避免他们在葬礼上目睹任何痛苦的场面。他们是非常虔诚的，信仰告诉他们要接受上帝的意志。这使得他们在面对哀伤时有所慰藉。他们的家庭的忠诚度很强，并且成员是相互支持的。饮酒是被家庭接受的，甚至对于男人来说用过量饮酒来缓解丧失的痛苦也是被接受的。

随着家庭风气的发展，伦理的立场也普遍被采纳，因为它是为大众的利益而服务的。这样目标对于生存来说是基本的，这使得成功的价值观被确立，并因为这些价值观所带来的益处而持续下来。家庭与社会团体定义了什么是好的，并培育其发展。这些通常会融入家庭规则之中，并为社会规则所采纳。随着这些集体行为进一步成熟，在集体规则下，家庭角色得以明确，这些集体规则逐渐地使大多数人获益。家庭的成长与成熟是通过这种互补来完成的，不同的角色为了整体的更大的利益凝聚在一起。

家庭内部角色

按照传统，性别可以定义出家庭中的很多角色，年龄可以定义其他的角色。由此产生的多样性得以丰富。相互支持促进了相互依赖，并尊重了个性。不可避免地，家庭需要其成员之间的互补，家庭角色被植入，成为家庭生活的核心特征。父母养育孩子，起到长辈的榜样作用；年轻一代模仿，并重复生命的周期。狩猎者与聚居者，供养者与家庭主妇，艺术家与教育家；家庭需要领导者和追随者，需要决策制定者，以及照料者；任何活动形式都是受欢迎和必要的，可以使所有人获益。

当疾病干扰到这些关键任务的完成时，要求有另一个人接替该角色。这种适用性与灵活性起到维持家庭运作的关键性作用，因为家庭需要养育幼小，并为其提供优良生活。家庭需要善意、团队协作、感恩、勤奋、尊重与和睦才能取得成功，这个问题的核心在于爱与慷慨必须战胜竞争、嫉妒和猜忌，以使家庭达到有创造力的目的，并为整个家庭提供安全保障。

功能性

因此我们反过来，去识别一个有能力的家庭如何达到其预期的目标，养育孩子长大成人并独立。这需要团队协作、承诺与忠诚，整个过程需要平稳、协调且有方向，各个成分会在构建整体形式中做出不同的贡献。家庭规则与传统指导家庭成员达到某种共同的一致；庆祝与欢乐是标记进程的重要部分；照顾和支持家庭中的弱者和病人，与喂养、养育、教育年轻一代同样重要。有时，家庭会遇到困难与挣扎，遇到不公平或误解，需要与不幸做斗争，需要在家庭内部发现力量和勇气。家庭适应与包容不同观点的能力对其生存至关重要。认识了家庭的才能、恢复力以及创造力将增加其欢乐与和谐。

所有的这一切均表明家庭是一个相互影响、相互体验的系统。家庭关系塑造着家庭并决定它的幸福状态。家庭价值观点、风气和轻松的交流可以促进问题解决并提高家庭的适应性。家族传承与历史在极大程度上决定了其如何面对生活中的新挑战。

Munch 的家庭提供了一个清晰的例子，表明随机事件会降临至各个家庭。疾病、负担与丧失可改变家庭的方向。性格与遗传影响到家庭的稳健性。家庭的信仰、习俗会塑造行为模式，文化会影响家庭的功能性。家庭关系是关键，因此家庭历程是可以分享的。

在 Munch 的家庭中，爱与慷慨增强了整个家庭的生命力，这贡献之中有姐姐的奉献与鼓励、姨妈的牺牲和忠诚、父亲稳定的收入，以及其他家庭成员的支持。最终，Edvard 成为供养者的角色，他的创作成为稳定的经济来源，他的坚持使得更弱小的家人们团结在一起。

哀悼、解决与创造性

很久以前，精神分析认识到哀悼是一种适应性的应对反应。通过这一过程，我们对丧失表达哀伤与悲叹，并适应由此带来的改变，然后带着重新恢复的活力和努力继续前行（Deutsch，1937）。现在让我们回顾一下历史上有名的理论家，以及他们对于理解哀悼过程的贡献。

在这些精神分析治疗师中值得注意的是，Melanie Klein 描述了婴儿在离开乳汁、母亲或者父母离开时的痛苦，以及他们如何成熟并发展出关注、关心，最终爱上另一个他生命中需要的人（Klein，1940）。这种痛苦丧失模式从婴儿的第一年就开始，一直重复贯穿整个成年期。

Freud 比较了适应性哀悼与丧失后抑郁的发展。在《哀悼与抑郁》（*Mourning and Melancholia*）中，他描述了受矛盾感受所支配的关系是如何难以进行哀悼的，任何残余的愤怒，均可能导致居丧者发展为自罪并导致抑郁症（Freud，1917）。尽管 Freud 谈到悲伤切断了与逝者之间的联系纽带，但是居丧的研究者已经否定了这个纽带断裂假说：很明显关系已经得到了重塑，居丧者终身保持对于逝者的记忆（Stroebe 和 Schut，2001）。

第一项关于哀伤的实证研究出现在第二次世界大战期间，观察战争中的居丧者与波士顿 Cocoanut Grove 夜店大火的幸存者（Lindemann，1944）。临床现象包括痛苦、麻木、沉浸在对于逝者的回忆中、自责或愤怒、混乱的行为，甚至认同逝者之前生病出现的症状。

依恋理论

英国精神病学家 John Bowlby 的学术成果使该领域有了巨大的飞跃。1961 年，在依恋理论中构建了一个清晰的人际关系性质模型，他描述了关系纽带中的四个模式——安全、焦虑性不安、回避、过度依赖（Bowlby，1961，1969）。依恋被理解为一种过程，该过程通过婴儿期与母亲之间信任关系的发展至加强人类这一物种的生存力。在此安全基础之上，孩童才开始探索其外在环境，同时保留着对父母可靠性的信任。在此阶段任何一点错误都可能让孩子感到害怕分离与可能被抛弃，变得更加焦虑，他们会感到挫败和不安全。与此相反，有些孩子会表现出更多的回避反应以假装自己很自立，假装"我很好"；还有些孩子在感到被抛弃时会变得激越、行为紊乱甚至敌对（Ainsworth，Blehar，Waters 和 Wall，1978）。

依恋理论是一种人际间的过程，定义了早期关系模式的质量，这些模式在之后的成人期以及整个生命过程中不断重复（Fonagy，2001）。这些关系模式帮助临床医师理解居丧反应，因此不安全的依恋模式可以预测会在丧失的哀悼中存在困难。

家庭作为一个团体可能包含类似的依恋模式：有些是安全并相互支持的，有些是回避的，有些是焦虑的、伴有未满足的需求，其余还有断裂的家庭模式。在这种家庭模式中，中断和距离占主导地位（Kissane，1994）。因此，在 Melbourne 家庭哀伤研究中描述的居丧家庭功能的分类与 Bowlby 的依恋理论是一致的（Kissane，Bloch，Dowe 等，1996；Kissane，Bloch，Onghena 等，1996）。

心理社会转变——假想的世界

Colin Murray Parkes 是 John Bolwby 的一位亲密同事。Parkes 在伦敦的 St. Christopher 临终关怀医院工作，照料临终癌症患者处于居丧期的家属。他描述了一种丧失改变居丧者假想世界的方式（Parkes，1972）———套关于生活的核心观念、信念和想法，以一种理所当然的方式被社会或文化的人类群体所接受。在假想世界中存在一系列核心的期待：例如，生活是公平的，健康是应得的，我们是有价值的，世界是仁慈的，老年人比年轻人先去世，以及所有发生的事均是有道理的（Janoff-Bulman，1992）。这些假想会被突然而至的死亡击溃，而长时间的疼痛会帮助逐渐形成新的、修正后的观念。哀悼过程需要内在世界重建并更新旧的假想直到建立起新的意义与目的，这样生活才能继续。家庭同样需要这么做，并逐渐改变作为一个团体所持有的共同信念。与他人讨论每个人的想法有助于塑造和重新建立假设，直到哀伤得以消散，家庭才能重新投入到有创造性的未来当中。

应对居丧的双重过程模型

Stroebe 和 Schut（2001）描述了一项非常有用的居丧应对模型，该模型评价关注丧失导向的哀伤过程与复原导向的生活过程。在前一个过程中，痛苦与哭泣伴随着对于逝者的怀恋；而在后者，新的活动、角色与兴趣帮助从哀伤的痛苦中脱离出来。这种动态来回反复的过程是一种适应性调节过程，既能面对丧失，也能够从中抽离一段时间。

家庭同样在关注丧失与继续生活之间变化。一个家庭成员可能会认识到一位亲属表达出的情绪痛苦程度，一旦发现痛苦，就会选择分散他们的注意力至另一项活动之中。适应良好的家庭作为一个整体，具有一种智慧去识别何时需要转换，以维持回首往事与继续前行之间的平衡。但是当一个家庭陷入悲伤中时，临床医生需要巧妙地将家庭的努力重新向社会化和相互支持引导，并重新引导至社区参与和活动中。

哀悼解决与新的创造性

哀悼所需的时间与依恋关系的强度是成正比的。在观察中，我们看到哀伤的痛苦逐渐减弱，情绪逐渐改善，不同的悲伤开始出现（Lazare，1989）。对于死者的回忆通常变得积极正面，而在谈及死者的时候会相对平和。日常活动再次变得有趣；新的兴趣也会出现。个人的这个过程是由家庭来反映的，他们之间的交流为这个过程中的每一个人提供了参考模本。

新的创造性在哀伤治愈后成为了可能。George Polloch（1989）将哀悼－解脱的过程描述为从哀伤中得到治愈，由此塑造的新的灵感和独创性迸发出来。Polloch 引用 Gustav Mahler 最伟大的交响乐作为例子。Munch 是这一过程的典型范例，他在丧失与哀悼的体验中塑造出来的艺术天赋，影响了他绝大部分富于表现力的作品。

这种新的投入是任何治疗性支持的重要目标。值得注意的是，当强调与逝者之间的纽带时，这一目标与一些居丧文献形成了鲜明的对比，那些文献提示，哀悼可能会无限期地延长。这种观念是错误的。"延长哀伤障碍"强调慢性哀伤的病理实质（Prigerson 等，2009），即居丧者陷入了悲伤之中，缩窄了他们生命的宽度，培养创造性是以复原为导向的恢复过程的一部分。

哀伤是一种家庭事件

最早的家庭哀伤干预研究表明当有家庭因素一直存在时，个体居丧照料模型不能治愈哀伤（Lieberman，1978；Rosenthal，1980）。Murray Bowen 识别出淡漠的情感阻碍家庭和睦，而有效的交流以及相互支持则促进治愈（Bowen，1976）。Froma Walsh 将详细叙述这一系统性观点，以及这一观点对理解家庭在哀伤和哀悼中的贡献的重要性（见第 2 章）。家庭构成了对居丧者的自然支持网络，同样也构成受到丧失影响的社会环境（Paul 和 Grosser，1965；Pincus，1974），因此家庭似乎是居丧期临床活动的自然焦点。

尽管有这些早期观察，以家庭为中心的居丧照料在很长一段时间被忽略（Kissane 等，1994）。占主导地位的治疗模型是个人导向的，不管是精神动力、认知－行为领域，还是自我心理学或其他治疗流派。这种只关注个人而忽视了家庭的治疗则错过了潜在的支持机会。另一方面，如果家庭维稳力（倾向于维持现状）实际仍处于功能失调的状态，家庭干预会遇到挑战。

当一个处于居丧的个体寻求心理咨询时，治疗师应建议家属一起参与以提供支持（Kissane 和 Hooghe，2011）。家人的帮助，是为了引进多种观点至治疗室中（Paul 和 Grosser，1965；Pincus，1974）。他们的故事丰富了对话内容，在哀伤分享中产生了不同层面的意义与新的认识。紧张点成为值得注意的焦点，使得不一致的意见变化为尊重不同观点和应对方式。

随着家庭寻求逝者生命与死亡的意义，每个个体所认为的意义存在差异（Nadeau，2008）。当他们分享对于发生的事情的理解时，家庭构建了共同的意义。这种发展使得随机事件按照有意义的方式，并且通过单词、言语或隐喻的选择来守护每一个家庭——Nadeau 的术语为"家庭的话语"（Nadeau，1998）。因此，逝去的孩子被视为家庭新的守护天使。正面与负面的结论均有可能出现，有些是建设性的，而另一些是限制性的。对于这两方面，治疗师重塑他们的观察，指导家庭寻求意义、适应与成长。

结论

Edvard Munch 的家庭阐明了亲属关系对于应对和适应丧失的重要贡献。母亲在他小的时候去世，Edvard 与姐姐 Sophie 在一起，他们在一起努力，形成家庭中的子系统帮助彼此进行应对与管理。但随后 Sophie 的去世使 Edvard 不堪重负，导致他和他的家庭出现复杂的哀伤，需要很长时间才能治愈伤痛。

Munch 及其家人生活在社会贫困、宗教希望以及文化丰富性等相互交织所塑造的世界中。他们接连受到丧失的侵袭。他们一直在挣扎，直到适应力与创造性帮助他们从哀伤中恢复。Munch 的绘画成为了艺术典范，他的表现主义是对其家庭历程的生动表达。

家庭关系网是对家庭进行居丧照料的关键。它提供了背景、文化、连续性、资源；它形成了失落的舞台，但也是未来的剧场。家庭作为一个整体，有助于治疗师识别与处理。家庭是情绪的熔炉，包括了传奇与梦想。毫无疑问，哀伤是一种家庭事件，需要以家庭为中心的照料。

参考文献

Ainsworth, M., Blehar, M., Waters, E., & Wall, S. (1978). *Patterns of attachment: A psychological study of the strange situation.* Hillsdale, NJ: Erlbaum.

Bowen, M. (1976). Family reaction to death. In P. J. Guerin (Ed.), *Family therapy: Theory and practice* (pp. 335–348). New York: Gardner.

Bowlby, J. (1961). Processes of mourning. *International Journal of Psychoanalysis, 17,* 317–340.

Bowlby, J. (1969). *Attachment and loss: Vol. 1. Attachment* (2nd ed.). New York: Basic Books.

Deutsch, H. (1937). Absence of grief. *Psychoanalytical Quarterly, 6,* 12–22.

Fonagy, P. (2001). *Attachment theory and psychoanalysis.* New York: Other Press.

Freud, S. (1917). *Mourning and melancholia* (J. Strachey, A. Freud, A. Strachey, & A. Tyson, Trans., Vol. 14). London: Hogarth.

Imber-Black, E. (2003). Ritual themes in families and family therapy. In E. Imber-Black, J. Roberts, & R. A. Whiting (Eds.), *Rituals in families and family therapy* (pp. 47–83). New York: W. W. Norton.

Janoff-Bulman, R. (1989). Assumptive worlds and the stress of traumatic events: Applications of the schema construct. *Social Cognition, 7*(2), 113–136.

Janoff-Bulman, R. (1992). *Shattered assumptions: Towards a new psychology of trauma*. New York: Free Press.

Kissane, D. (1994). Grief and the family. In S. Bloch, J. Hafner, E. Harari, & G. Szmukler (Eds.), *The family in clinical psychiatry* (pp. 71–91). Oxford: Oxford University Press.

Kissane, D., & Bloch, S. (2002). *Family focused grief therapy: A model of family-centred care during palliative care and bereavement*. Buckingham: Open University Press.

Kissane, D., Bloch, S., Burns, W. I., Patrick, J. D., Wallace, C. S., & McKenzie, D. P. (1994). Perceptions of family functioning and cancer. *Psycho-Oncology, 3*, 259–269.

Kissane, D., & Hooghe, A. (2011). Family therapy for the bereaved. In R. A. Neimeyer, D. L. Harris, H. R. Winokuer, & G. F. Thornton (Eds.), *Grief and bereavement in contemporary society: Bridging research and practice* (pp. 287-302). New York: Routledge.

Kissane, D., McKenzie, M., Bloch, S., O'Neill, I., Chan, E., Moskowitz, C., & McKenzie, D. (2006). Family focused grief therapy: A randomized controlled trial in palliative care and bereavement. *American Journal of Psychiatry, 163*, 1208–1218.

Kissane, D. W., Bloch, S., Dowe, D. L., Snyder, R. D., Onghena, P., McKenzie, D. P., & Wallace, C. S. (1996). The Melbourne Family Grief Study, I: Perceptions of family functioning in bereavement. *American Journal of Psychiatry, 153*, 650–658.

Kissane, D. W., Bloch, S., Onghena, P., McKenzie, D. P., Snyder, R. D., & Dowe, D. L. (1996). The Melbourne Family Grief Study, II: Psychosocial morbidity and grief in bereaved families. *American Journal of Psychiatry, 153*, 659–666.

Klein, M. (1940). Mourning and its relation to manic-depressive states. *International Journal of Psychoanalysis, 21*, 125–153.

Lazare, A. (1989). Bereavement and unresolved grief. In A. Lazare (Ed.), *Outpatient psychiatry: Diagnosis and treatment* (2nd ed., pp. 381–397). Baltimore: Williams and Wilkins.

Lieberman, S. (1978). Nineteen cases of morbid grief. *British Journal of Psychiatry, 132*, 159–163.

Lindemann, E. (1944). Symptomatology and management of acute grief. *American Journal of Psychiatry, 101*, 141–148.

Moos, R. H., & Moos, B. S. (1981). *Family environment scale manual*. Stanford, CA: Consulting Psychologists Press.

Nadeau, J. W. (1998). *Families making sense of death*. Thousand Oaks, CA: Sage.

Nadeau, J. W. (2008). Meaning-making in bereaved families: Assessment, intervention and future research. In M. S. Stroebe, R. O. Hansson, H. Schut, & W. Stroebe (Eds.), *Handbook of bereavement research and practice: Advances in theory and intervention* (pp. 511–530). Washington, DC: American Psychological Association.

Parkes, C. (1972). *Bereavement: Studies of grief in adult life*. New York: International Universities Press.

Paul, N. L., & Grosser, G. H. (1965). Operational mourning and its role in conjoint family therapy. *Community Mental Health Journal, 1*, 339–345.

Pincus, L. (1974). *Death and the family*. New York: Pantheon.

Polloch, G. H. (1989). *The mourning-liberation process* (Vol. 1). New Haven, CT: International University Press.

Prideaux, S. (2005). *Edvard Munch—Behind the scream*. New Haven, CT: Yale University Press.

Prigerson, H. G., Horowitz, M. J., Jacobs, S. C., Parkes, C. M., Aslan, M., Goodkin, K., ... Maciejewski, P. K. (2009). Prolonged grief disorder: Psychometric validation of criteria proposed for *DSM-V* and *ICD-11*. *PLoS Med, 6*(8), e1000121. doi:10.1371/journal.pmed.1000121

Rosenthal, P. A. (1980). Short term family therapy and pathological grief resolution with children and adolescents. *Family Process, 19,* 151–159.

Seikkula, J., Arnkil, T. E., & Hoffman, L. (2006). *Dialogical meetings in social networks.* London: Karnac Books.

Stroebe, M., & Schut, H. (2001). Model of coping with bereavement: A review. In M. Stroebe, R. Hansson, W. Strobe, & H. Schut (Eds.), *Handbook of bereavement research: Consequences, coping, and care* (pp. 375–403). Washington, DC: American Psychological Association.

Walsh, F., & McGoldrick, M. (Eds.). (1991). *Living beyond loss: Death in the family.* New York: W. W. Norton.

2 家庭居丧期关怀的概念框架

强化快速修复能力

Forma Walsh

对于整个家庭来说，一名家人的逝世通常是一次重要的丧失。本章将呈现居丧期关怀的家庭系统概念框架，从而使临床评估和干预能更好地发挥作用帮助家庭从丧失中得以修复。在描述居丧期关怀理论、研究和实践的发展情况时，我将死亡给家庭带来的影响看作一个功能单元，而这一功能单元会对所有家庭成员及家庭关系产生深远的影响。我会描述家庭适应不良所面临的挑战和危险因素，也会着重讲解促使家庭复原的转变过程。

从个人焦点到系统视角

死亡和丧失归属于精神健康和居丧领域，其临床干预方法在很大程度上受到医学模式的影响，因此通常仅从个人角度关注一个人的悲伤。从早期的精神分析学以及儿童发展心理学文献到近期的认知行为和构建主义方法可以看出，无论是理论、研究，还是实践都更加倾向于关注某一个体在重要的二元关系中出现的丧失——某个孩子、父母、配偶或某一兄弟姐妹。发展心理学则主要研究丧失在生命的不同阶段给个体带来的影响。

悲伤在儿童早期与父母或其他照顾者有着紧密的联系，而依恋理论正好为这一观点提供了较好的研究基础（Bowlby，1980）。根据这一理论，不安全的早期依恋关系会导致个体在居丧中出现困难，既可表现在原始纽带的丧失中，也可表现在成人关系的丧失中，从而导致悲伤持续、悲伤压抑，以及居丧后的焦虑和抑郁（Mikulincer 和 Shaver，2008；Rubin，Malkinson 和 Witzum，2012）。

家庭系统理论拓宽了我们对于人类功能及功能障碍的理解，包括从广泛的关系网络角度理解社会交往的互动过程。Murray Bowen（1978）认为个体的丧失经历会受到家庭互动过程的影响，反过来也会影响家庭互动过程。在临床研究中，他观察到死亡和威胁性较大的丧失对家庭功能平衡带来的扰动。除了常见的对亲人的悲伤反应，个体的情感冲击会在死亡发生当时或之后很长一段时间反弹到整个家庭系统中，通过家庭成员间潜在的相互依赖关系表现出来。Norman Paul（Paul 和 Grosser，1965）观察到若在家人丧失后某位父母、配偶、孩子、兄弟姐妹或者其他重要的家庭成员的悲伤无人安抚，则会在在其他关系中引发强烈的负面的反应。这些反应包括婚姻上疏离或者离异、盲目寻找替代者、婚外情，甚至是性虐待。John Byng-Hall（2004）从系统的角度拓宽了 Bowlby 关于依恋和丧失的理论，证实了复杂的动力会在家庭代际间产生影响。在我们的早期研究和临床实践中，Monica McGoldrick 和我就观察到在家庭系统中以及在代际间出现的因为创伤和无人安抚的丧失所带来的严重精神错乱（McGoldrick 和 Walsh，2004，2011；Walsh 和 McGoldrick，1991，2004）。为了在居丧评估和治疗中展现家庭系统模式，我们以下面的发展心理学框架进行描述。

发展心理学系统框架

根据家庭系统取向，居丧可以被看做一个交往互动的过程，涉及死者以及幸存的家人，他们共享一个多代家庭生命周期（McGoldrick 和 Walsh，2004，2011；Walsh 和 McGoldrick，2004）。系统干预方式则是关注家庭关系网络间的影响链。丧失带来的后续效应会表现在家庭幸存者在生命过程中以及代际之间的相互作用及交互影响上。死亡之痛也会波及那些家庭之外甚至不认识死者的亲属。

家庭中出现死亡可以带来多重丧失，包括每个成员间特有关系的丧失、功能角色的丧失、完整家庭单元的丧失，以及所有人原本可以实现的希望和梦想的丧失。死亡会破坏家庭视为理所当然的世界（见第 1 章）和整体平衡。痛苦不仅来自于悲伤，也可能源自家庭情感联系的重新调整（Kuhn，1977）。Bowen（1978）观察到丧失发生时家庭的完整性以及死者在家庭生活的重要性这两个方面会影响居丧情感反应的强度。一次重大的丧失可以撼动整个家庭的根基、重塑家庭结构，并需要整个家庭以及角色功能重组。如果死者在家庭中扮演着重要角色，如是家庭主要的经济支柱、主要照顾者或者女家长，那么丧失带来的影响将会更加明显。如果独生子女或者有重要需求的人去世，将会给家庭带来一个特别的空缺。在严重冲突或者疏远关系中发生死亡，将会造成无法想象的创伤，因为此时生者修复关系的想法为时已晚。

当显著的丧失无人抚慰或者彻底中断连接，那么家庭中的孩子或者其他易受伤害的家庭成员会表现出更多症状；或者当对丧失的反应中缺少家庭联系时，人际冲突可能就会爆发。而且家庭有可能排斥能将大家团结在一起的建议。因此，为了更好地理解出现的居丧症状并帮助家庭尽快恢复，治疗师对整个家庭的结构、临终者或者已逝者生前在家庭中的情况，以及家庭整体功能水平进行评估非常重要。家谱图和时间轴是治疗师指导家庭对所有存在模式进行探究和梳理的主要工具（McGoldrick，Gerson 和 Petry，2008）。

所在社会 - 文化背景下的家庭居丧

系统模式也关注居丧以及家庭适应丧失的社会背景。多重、循环影响将个体、家庭、社区、更庞大的社会系统以及文化因素联系在一起。社会 - 文化因素如贫穷、歧视、医疗服务缺乏等提示当家庭在威胁生命的境况中、在面对创伤性丧失以及伴发症状时得到的支持较少，家庭修复面临更大的风险（Walsh，2006，2007）

我们发现家庭所在的社会和文化联系能够在家庭适应丧失的过程中给予支持（Falicov，2007；McGoldrick 等，2004）。同样，我们也在探讨家庭精神信仰和实践的重要意义，因为这些内容常常会浮现在死亡和丧失的表面，无论是以宗教问题呈现，还是以生存顾虑呈现（Walsh，2009b）。相信来世可能会带来一些安慰，家庭成员可以想象在天堂中与逝去的亲人和祖先重聚。然而，某些信仰顾虑可能会加剧家庭中的悲伤，如未悔悟的罪过、自杀、性取向，或者在死亡过程中未遵循既定的宗教仪式。

死亡的本质

死亡给家庭带来的冲击受很多危险因素的影响，如丧失当时的情境以及家庭进程中的某些外在因素（Walsh 和 McGoldrick，2004），尤其是围绕死亡本质的和环境相关的因素。

突然或拖延的死亡过程

如果出现突然死亡，家庭成员没有时间对丧失做好心理准备，更没有时间处理未完成的工作，甚至没有时间跟逝者说声再见；而另一个极端是，慢性病症以及拖延的死亡过程可能会耗尽家庭的照顾能力和财力，也将会忽略其他家庭成员的需求。减轻患者临终前的痛苦可以使丧失之痛得以缓解，否则会引发强烈的负罪感。另外，家庭在面对痛苦的临终决策，如治疗决策和是否继续给予生命支持时，会举棋不定。这些困境会加剧道德和宗教顾虑，并引发强烈而持久的家庭冲突，这就使得家庭成员间的协商和预先计划变得尤为重要。

不明确的、不被认可的、和带有病耻感的丧失

如果丧失存在一些不能确定的情况，则会阻碍家庭对逝者进行哀悼，如亲人失踪或者生死未卜，或者个体因患有痴呆而导致认知功能下降，这可以使个体的人格、人际关系逐渐退化，甚至不认识亲人（Boss，1999）。死亡的一些权力被剥夺——不被认可或者被他人忽视——让居丧者独自身处悲伤之中不予支持，这些情况常常会发生在流产、前配偶、极老的老人或者一只珍贵的伴侣动物去世时（Doka，2002；Walsh，2009a）。同性伴侣或家人去世情况就比较复杂，因为会出现家庭或宗教争议或者不被法律认可。病耻感、常见的自杀、创伤后应激障碍或者

HIV/AIDS会导致隐瞒、谎言或者疏离，从而影响家庭和社会支持、关键的照护和为避免某些不良事件出现而做出的努力。

暴力死亡和创伤性丧失

暴力死亡和创伤性的丧失通常会引发复杂的家庭悲伤（Walsh，2007）。大多数社区暴力谋杀是由个人不满引发的，是有目标的，而不是随机的。努力去理解这些行为的家庭成员常常会沉思他们是否对此结果有影响。治疗师对来访者近期或既往经历的创伤性丧失保持敏感性非常重要，尤其是战争、逃难、重大灾难或慢性/复杂的创伤和暴力经历。创伤后应激症状会影响到很多家庭成员及来访者所处的各种关系（Figley，1998）。集体创伤，带有丧失希望以及复仇的动力，而后者通常是为了寻求公平或者挽回家庭或集体的荣誉。这种集体创伤会使得痛苦持续下去，甚至会在几代人之间形成恶性循环。加强受害家庭和社区的修复能力能够帮助他们重建自己的生活秩序（Walsh，2007）。

家庭生命周期视角

家庭生命周期视角会考虑几代人的相互影响，因为这些影响会随着时间不断向前推移，对丧失的反应和应对方法也在不断变化（McGoldrick和Walsh，2004；Walsh和McGoldrick，2013）。家人去世并非仅仅是一个短期事件；它涉及一系列复杂的关乎过去和未来程序的变化。功能良好的家庭倾向于有时间进化的意识，能够接受代际的丧失和持续的成长过程（Beavers和Hampson，2003）。这一观点有助于帮助家庭成员将侵扰性的丧失和变故视为家人之间共享生命过程中的转折点。与之相反，功能不良的家庭在处理丧失时则呈现出一种不良的适应模式，或停滞在过去，或盲目地向前，把自己从悲恸的记忆或关系中彻底离断。

在生命周期中，幸存的家庭成员试图寻找每一次死亡的意义，将死亡与其他生命经历整合在一起，尤其是丧失经历。他们对于死亡的理解会随着时间发生变化，也会影响他们当前和以后面对丧失时采取的应对方式。每次丧失都会与其他丧失存在一定联系，虽然每次丧失的意义都是独一无二的。

家庭生命周期中丧失出现的时间点

特定时间出现的丧失会影响家庭的适应过程（McGoldrick和Walsh，2011）。治疗师构建的家庭时间轴可以帮助家庭在多代系统中追踪重大的丧失和其他关键性事件（McGoldrick等，2008）。

过早的丧失

当死亡打碎家人原本按时间规划的社会期望时，在所属家庭以及大家族中出现复杂的哀悼很常见，尤其是如早期配偶、父母、孩子过世（Rando，1986；Worden，2001）。家庭经常会在重要的，甚至精心设想的希望和梦想实现之前，就遇到突如其来的丧失，如毫无准备的生命或关系的结束。对幸存者来说，这些丧失可能会令人震惊或让人孤立无援，他们根本没有从情感上做好准备，也得不到同伴的社会支持。在抚育孩子的家庭中，混杂着财务、家务及照顾孩子的需求会使得居丧者能量耗竭，也会使居丧者的哀悼反应变得更加复杂。当然，孩子的过世尤其令人痛苦难忍，也会造成持续存在的悲伤。幸存者的罪恶感会阻碍父母和兄弟姐妹在生活中获得成功或满足感。兄弟姐妹之一将被要求去实现父母的期望和梦想，这种冲突的家庭命令（替代——但不能超越逝去的孩子）将会使这一孩子的人生追求偏离轨道（Legg 和 Sherick，1979；Walsh 和 McGoldrick，1991）。

多重丧失和其他应激源堆积

当死亡与其他应激或丧失同时发生时，互相冲突的需求和累积的压力很有可能超出家庭应对能力，也将会加剧悲伤反应（McGoldrick 和 Walsh，2011；Walsh 和 McGoldrick，1991，2004）。并发症常见于居丧的同时又出现了其他应激性且需要重新定义家庭角色和家庭关系的变故——如结婚、生育、接受年轻的成年子女的孩子、离异、再婚和继父母组成家庭等。此时，其他亲属和社会支持尤为重要，可以帮助家庭缓解悲伤以及面对其他关系和变故。这种情况主要会发生在那些极度脆弱或有可能随后出现问题的、有高度风险的家庭或社区中，尤其是那些资源不足的家庭和社区（Walsh，2006）。

过去的丧失和代际间的遗存问题

不断发展和积聚的代际间的张力会加重痛苦并增加家庭功能不良的危险性（McGoldrick 和 Walsh，2011）。如果过去的丧失未得到处理或者哀伤未得到抚慰，那么这些遗留的问题将会点燃家人对于死亡和丧失的恐惧感。当痛苦的记忆或情感被再次激活，家庭成员可能会丧失对事件的洞察力，将当前的情况与过去发生的事情混为一谈，变得不堪重负，或者干脆从不堪忍受的感受或联系中离断开来。对于治疗师来说，以一些有周年纪念意义的模式看待问题很重要，例如一个孩子的症状是否与他到了死去哥哥的年龄有关系。有些家庭的功能一直很好，直到他们走到一个特定的发展阶段，而这个阶段可能是上一代人创伤事件发生之时。在几个典型临床案例中，青少年的暴力行为或自杀企图发生在父母之一经历暴力死亡的相同年龄（Byng-Hall，2004；Walsh 和 McGoldrick，1991，2004）。Byng-Hall 认为这些未处理的创伤性丧失以一种隐匿的家庭脚本形式流传下去，或者在下一代人中不断重复。

新的正常家庭：贯穿生命全过程的不同途径

如今，随着一种包含家庭和不同生活轨迹的更广义的社会定义的出现，我们需要拓展对家庭生命周期的理解。在过去的数十年，很多生命已不再符合过去所描述的规范的生命周期的连续发展阶段（Walsh，2012）。举例来说，在人的一生中，结婚两次或更多、在不同的发展时期养育孩子（常常会在各家庭间）、同居或是单亲生活已经变得越来越普遍。孩子和父母很可能要进入或离开家庭，经历一个流动性更大的亲属关系，经历亲属关系的转换。在现今这种更为复杂的阶段，家庭本身就可以缓冲这种带来多种损失的转变，从而稳定和重组他们的生活。

因为在整个生命过程中会有很多这种关系的转变，家庭可能会忽略掉一些重要的丧失，这常常会使人承受复杂性的哀伤。例如，当夫妻二人的婚姻和对子女的抚养关系缺少法律保护时，若某一方去世了，另一方将无法领取死亡抚恤金，并失去继续抚养孩子的权利。在离异家庭中，在有孩子监护权的父亲或母亲死亡后，孩子的祖父母和无监护权的父亲或母亲可能在孩子的监护权和未来的抚养权问题上爆发冲突。而且，一个没有监护权的父母的死亡，会使离婚带来的残留的感觉变得复杂，包括孩子的被抛弃的感受。在另一种情况下，前任配偶或者曾经的亲属的死亡也可能会带来出人意料的强烈和复杂的哀伤。对于孩子来说，失去那些在他们某个成长阶段很重要的亲属给他们带来的影响也是很大的。在一个冲突持续存在的家庭中，随着再婚父母的死亡，来自前一个婚姻中的孩子可能会有更强烈的愿望去支持他的继父母和继兄弟姐妹。父母若决定与第一位配偶骨灰合葬或者一起埋葬，可以重新燃起一直以来想要父母复合的孩子的希望。

从家庭功能失调到家庭修复导向

无论是对家庭进程的理论、研究还是实践的关注，都倾向于聚焦于识别和减少功能不良的生活模式及对丧亲适应不良的风险。尽管自从有关居丧的系统过程的研究发表之后，就很少再有这方面的研究，但越来越多的对非临床家庭（non-clinical families）的研究揭示了家庭在应对生活挑战方面的广泛的功能（Traylor，Hayslip，Kaminski 和 York，2003）。

在我自己的工作中，许多的家庭在悲剧性的丧失和其他一些毁灭性的经历中被塑造得更加强壮，相互支持的关系更紧密，并获得潜在的正向成长，让我印象深刻。我的研究重点从家庭如何应对严峻的生活挑战覆盖到家庭如何重新恢复、重新获得出茁壮成长的能力，这就是家庭修复力。

关于个人修复力（Bonanno，2004；Luthar，2006）、创伤后成长（Tedeschi 和 Calhoun，2004）和家庭压力、适应力和稳健性（Patterson，2002）等方面的理论和研究构成了我的家庭恢复力发展的研究框架，以指导临床实践（Walsh，1996，2003）。从一些有关恢复力和功能良好家庭的文献中，我们综合分析后发现，有 9 个关键的进程出现在家庭功能的 3 个领域，临床医生能够促进这 3 个领域：家庭的信念系统、组织资源、沟通 / 问题解决的过程（Walsh，2003，2006）。在家庭经历一系列的逆境（Walsh，2006，2007，2012），特别是家庭居丧和创伤性的丧失时，这个框架已经被应用于干预和预防治疗。其他的一些研究者也将修复导向应用于处理创伤性的丧失事件（例如，Boss，2007；Landau 和 Saul，2004）。

除了应对和适应，家庭修复力的发展能够带来个人和亲属的转变和正向的成长。例如，尽管孩子的死亡往往加剧了婚姻关系的疏离和离婚的风险，然而也有一些夫妻报告，经历的悲剧使他们的夫妻关系更加紧密（Oliver，1999）。通过合作和相互支持，那些挣扎的夫妻和家庭经常更容易从痛苦中挣脱出来，在面对挑战时变得更强大、更有策略（Greeff 和 Human，2004）。家庭可能会发展出一些新的洞察力和能力来重新评估生命中的优先性事件，以纪念他们所爱的人，并致力于达成一个新的人生目标。例如，他们会很有同情心地直接去帮助那些受苦的人，或者通过参加社区活动惠及社区（Walsh，2006）。在经历过一次死亡或创伤性丧失后，人们会对自己所爱的人更加欣赏，也能努力去修复曾经有过的各种不满的情绪。我们可以从人对往事的反应中找到家庭修复力的传承，鼓舞人们更加努力完成当前的工作。家庭历史、故事，以及那些在痛苦的丧失面前表现出来的富有勇气、毅力、智慧的楷模形象，可以鼓舞人们勇敢地面对新挑战（Walsh，2007）。

家庭对丧失的适应

死亡给家庭带来了共同的挑战，对所有家庭成员、他们的关系、他们共同的身份和未来愿景都带来了直接和长期的影响（Shapiro，1994）。这并不意味着居丧之痛带来的问题能迅速、完整、"一蹴而就"地解决。哀伤的进程没有固定的程序或时间表，一些重大的丧失事件可能不能完全得到解决。哀伤和恢复是一个随时间循序渐进的过程，通常只是在强度上逐渐减小，然而哀伤的各个方面可能还会出现意想不到地增强，特别是在纪念日和某些节点事件中。对于家庭成员来讲，这是一个动态变化的过程，随着时间的推移，情绪在丧失和修复之间反复交替，有时哀伤，有时还要前行，面对新挑战（Stroebe 和 Schut，2010）。适应性的哀悼包括转换与死者之间的关系，从躯体存在到心灵互通，回忆、做死者感到荣耀的事，通过家族体系传播死者的故事，并且世代传承（Klass，2009；Walsh 和 McGoldrick，2004）。

促进家庭适应的任务

受社会文化背景、价值观和资源的影响，每个家庭都有自身的应对模式。尽管我们注意到个人应对丧亲之痛各有不同（Wortman 和 Silver，1989），当然这里还包括不同文化和宗教带来的影响（Rosenblatt，2013；Walsh，2009b），我们的研究和临床经验表明，对维护家庭功能来说，如果不能解决某些重要的家庭困难，将会增加家庭成员功能失调的可能性和家庭冲突、解体的风险。家庭的适应性和修复力包括四个转变过程，以帮助应对丧亲之痛让生活继续前行。包括家庭如何①处理存在的或即将发生的有威胁的丧失；②促进情绪分享，相互支持和意义建立；③缓冲突发事件导致的中断和重新整理以满足新的需求；和④促进家庭再投入到生活中（Walsh，2006）。我们将这4个概念化的挑战作为目标（正如 Worden，2008，对个体丧失所做的），使家庭成员积极参与进来，也帮助临床医生促进这些任务的完成。这4个主要家庭任务能够促进家庭成员当前和长期的适应能力的提高，并强化他们作为一个功能性整体的关系（Walsh 和 McGoldrick，1991，2004）。

分享对死亡和丧失的认识

每个人都应以自己的方式面对死亡的现实，努力从自身和彼此，以及整个家庭方面找到死亡的意义。在大多数文化中，与临终的人直接接触能够促进适应，并且给予孩子们表达爱和告别的机会（Bowen，1978）。那些不能接受死亡现实的人可能会避免接触哀伤的人，或对正处于哀伤中的人感到愤怒，常常会引发长期的冲突或关系断裂。

突然、意外的死亡会使哀悼猝然开始，家庭需要有人帮助来管理混乱的状况、强烈的感情，并处理实际事务。相比之下，对于有预兆的或是可预见性的丧失，家庭则有更多的时间做好情感上的准备，并做出关键的决策。在意料中的丧失可以提高对所爱之人的感激之情，特别是对那些关系已平淡或因生活琐事而有嫌隙的人来说。对于过去受过伤害的关系，治疗师可能会找到机会，来帮助修复和弥补家庭成员的嫌隙（Walsh，2006）。我们鼓励家庭转移生活重心并利用资源，使他们能够充分利用他们的时间。他们经常说，尽管他们因丧亲而感到悲伤，但这也是家人相聚的宝贵时机。

往昔的生活回顾对大多数家庭成员来说十分重要，包括临终的人。共同回忆这种形式扩大了个人生活回顾的好处，也更有助于人们能更好地整合一个人的人生和接受即将到来的死亡（Walsh，2011）。共享记忆有助于夫妻和家庭成员综合多个角度和主观经验审视过往人生。当家庭成员分享他们关于希望和梦想的不同看法、满意或失望时，这一过程充实了家庭的故事，能够促进相互共情，并能治愈旧伤。那些因早期的冲突或伤害导致关系断裂或冷淡的家庭可以期望从新的角度重新审视他们的关系。他们可以澄清误解和错误的猜疑，使关系有所提升。当一个人面对死亡时，往往可以更加开放和坦率地面对之前犯下的过错或令人羞愧的秘密。过去的错误和伤害更容易被承认，使得宽恕成为可能。在生命的尽头，一句简单的"实在很抱歉"和"我爱你"比以往任何时候都更加有意义。珍贵的临终谈话可以被记录下来。家庭照片、剪贴簿、家谱和其他家庭故事可以保存下来，流传给后世子孙。

分担丧亲经历

几千年来，不论哪种文化或宗教，在家庭和社区举行的代表着今生终结和走向来世的各种悼念仪式一直处于核心地位（Walsh，2009b）。我积极鼓励家庭成员参与葬礼和入土或火葬仪式，并在后来一起参观墓地或纪念遗址，因为这提供了表达尊敬、分担悲伤和相互安慰的机会（Imber-Black，2012）。无论是通过宗教或世俗纪念品，我都鼓励家庭成员找到有意义的方式去庆祝和尊重与所爱的亲人共同生活的美好时光。举行纪念仪式、在坟墓上立一块墓碑、举行撒骨灰的仪式，或者为纪念的亲人种上一棵树，这些行动永远不会太晚。然而，不是所有的场景都会被接受。在经历了丧亲之后，家庭假期、生日和特殊活动，对生者来说通常是痛苦的，他们可能完全避免这些时刻。我鼓励生者继续自己的生活，而不是想办法回忆死者的生前点滴。

对于临床医生来说，为因丧亲而产生不同反应的人培养相互信任、共情支持的家庭氛围很重要。考虑到丧亲当时所造成的混乱和时间的延长导致的家庭哀悼过程的复杂性，开放的沟通至关重要。对家庭成员各种不同的感受以及情感波动予以接受，这取决于每个家庭成员的发展阶段、与死者的独特关系、在丧亲事件中的卷入程度、个体的应对方式、不同的恢复进程，以及角色功能和其他生活挑战的需求。在不同的时刻，强烈的情绪可能会显露出来，包含着复杂、交织的愤怒、失望、无助、宽慰、内疚和被遗弃的感觉，这些感觉在大多数家庭关系中会不同程度地呈现。对强烈的感情或冲突的恐惧，会导致成员避免交流丧亲的体验。不能发泄哀伤可能使家庭爆发冲突或关系破裂。某个成员如果直接表达了一些令人难以接受的情感，如对死者的愤怒，家庭可能会将其作为替罪羊或逐出家门。创伤性的丧失带来的震撼和痛苦会粉碎家庭的凝聚力，让成员在哀伤中孤立无援。不同的家庭成员会把复杂性哀伤的某一部分情感表达出来：有的人表达所有的悲伤，有的人只表达愤怒，还有的人表达宽慰之情。

哀悼过程还涉及家庭成员积极努力找寻丧失的意义。它的意义和对它的反应是由家庭信念系统塑造的，反过来，信念系统也可能会被这些丧亲的体验所修改。家庭成员的故事、解释和期望受到代际、文化和精神信仰体系，以及家庭的社会地位等因素的影响。临床医生可以支持家庭，来努力理解丧失的意义——包括其对目前和未来的影响——从更有意义的角度来讲，与自己的生活经历和愿景相吻合。一致性的感情共享促进了应对挑战的韧性，帮助产生新的目标和更紧密的纽带（Antonovsky 和 Sourani，1988；Nadeau，2008；Walsh，2003，2006）。接受丧失还可以寻找将个人的和亲属的生活片段编制在一起的方法。

家庭系统重组

一个家庭成员的死亡常常在家庭结构上留下缺口，扰乱了既定的功能模式。为使适应过程具有灵活性和连贯性，家庭成员之间可能需要调整相互关系和重新分配各自的角色，以此填充死者的角色和恢复稳定的家庭生活。

然而，家庭的角色和责任可能会影响哀伤的过程。例如，父母中的一方，作为资金提供者，为维持自己的工作职能，可能会下命令禁止表达情绪。这可能让哀伤中的配偶缺少支持，使夫妻关系疏离或引发冲突。在单亲家庭中，由于孩子们都依赖家长，他们可能联合起来鼓励居丧中的家长坚强起来（Fulmer，1983）。治疗师可以做的事情也非常重要，他可以帮助负担过重的家庭成员建立他们处理哀伤所需要的时间和空间，给他们一个喘息的机会来恢复与他人的关系。

随着对家庭功能很关键的家庭成员的死亡，家庭成员在处理自己哀伤之前，需要关注家庭的重组。对家庭来说，缓冲对家庭日常生活的破坏，一步步完成重组非常重要。严格遵守家庭生活的旧模式可能不再适应当前的新的生活重心。有些家庭迅速处理所有死者的衣物，有些家庭选择搬离老家或以前居住的社区以逃离丧失。空间位置的改变给家庭日常生活和社会支持带来了更多的破坏，迁居的孩子可能需要适应新的学校和失去朋友的现实。

重新投入其他的关系和生活追求

随着时间的流逝，生者需要重新规划他们的生活，与他人建立关系，继续前行，展望新的生活愿景。那些亲人经历长期病痛折磨、已经对丧失有预期的家庭，其成员比其他家庭恢复更快（Rolland，1990）。在某些情况下，由于对死者过于理想化的认知，或感觉对死者不忠，或对再次失去的恐惧会阻碍新的依恋关系的形成。好意的亲戚敦促快点再婚，以填补孩子丧父（母）的空白。然而，如果还没有处理好丧亲之痛，孩子们有可能拒绝接受继父或继母，认为那是对死者的不忠。同样，没有完成哀悼的丧失可以给新的关系带来新的问题，例如，当居丧者通过做其他事务来快速替代悲伤，会导致仓促的婚姻、怀孕，或与另外的孩子关系过于紧密。治疗师可以鼓励家庭成员前行，踏进前方的人生之旅。

家庭评估与干预

以广泛的包容性观点看，一个家庭的系统评估关注的是丧亲所牵涉的整个关系网的多重影响，包括家庭内外的重要角色和关系、血亲和由婚姻建立的关系，以及非正式的亲属关系。家谱和重要事件的时间轴，关注家庭动力、结构模式、关系资源和以往丧亲的经验，可以指导治疗师对家庭进行询问和制订干预计划（McGoldrick，Gerson，和Petry，2008）。治疗师应该评估家庭功能的总体水平、关系状态，以及丧亲后的变化，包括大家庭关系网中的潜在资源。治疗师应该探讨①死亡和丧失对家庭系统及其成员和他们之间关系的影响；以及②家庭应对丧亲的方法，包括对丧亲事件所做的准备，及时应对反应和长期适应策略。死亡的事实情况和它对家庭的广泛意义，都需要仔细探索。

临床医生要关注所有家庭的评估工作，不仅要关注有问题的家庭模式，还要注意有助于恢复的积极因素，不论过去的、现在的，还是潜在的。治疗师应该询问家庭如何处理逆境，检查多代家庭网络中的家庭模型和恢复力，这些可以激发家庭的努力，来处理当前的居丧。通过延伸的亲属关系和社会网络寻找关系资源，对于获得实际和情感支持是有价值的。一旦死亡发生，阿姨、叔叔、教父母或不住在一起的父母，怎样以自己的方式来提供支持、发掘资源，或如何作为一个协作团队对丧亲做好准备，提供相互支持？居丧中的人需要很多方面的支持来修正他们的未来和重建他们的生活。鼓励家庭成员利用他们的文化和精神基础，如治愈性的仪式、冥想练习和参与宗教团体。当精神上的痛苦妨碍恢复时，咨询牧师或其他的精神关怀从业者是非常有效的，有助于引导家庭的精神方向。

当代的家庭治疗方法以协作和强化为导向，它们从各种模型当中提取而来——从代际、Bowen 和依恋模型到结构（战略）和后现代记叙方法（Walsh，2011）。与家庭的联系可以从咨询和简短的干预到更强化的治疗，灵活地结合个人、夫妇和家庭治疗（例如，Kissane、Lichtenthal 和 Zaider，2007），当与他们有关的问题浮现的时候，与各成员和其他亲戚（例如，配偶、兄弟姐妹或亲戚）一起面对。不同关键点的决策由对丧亲和恢复过程的系统观点来指导。我们发现心理教育和修复力导向的家庭团体治疗（例如，Rolland 和 Walsh，2006；Walsh，2012）越来越多地被用于面临类似的丧亲的适应性挑战中来（例如，围产期死亡、难民安置和灾难恢复），使他们能够共享有用信息、相互支持，以及应对和恢复策略。治疗师可以提供共情、倾听家庭成员共同的和独特的丧亲体验、肯定他们在痛苦与挣扎中表现出的力量，并鼓励他们相互支持和积极合作，以强化适应能力和修复力。

结论

死亡和丧亲给家庭成员带来了痛苦和深远的适应性挑战。用于临床实践的家庭系统框架将所有家庭成员、家庭关系网和他们的角色作为一个功能单位来处理家庭对死亡的反应，与各家庭的历程和社会文化背景相协调。这种处理丧亲的方法需要评估家庭适应性的挑战、强调弱点和风险的变量，以及促进恢复和修复力的过程来作为指导。在帮助家庭处理他们的丧亲之痛的过程中，使他们能够跨越丧亲之痛，继续生活，继续爱。

参考文献

Antonovsky, A., & Sourani, T. (1988). Family sense of coherence and family adaptation. *Journal of Marriage and the Family, 50,* 79–92.

Beavers, W. R., & Hampson, R. B. (2003). Measuring family competence: The Beavers systems model. In F. Walsh (Ed.), *Normal family processes* (3rd ed., pp. 549–580). New York: Guilford Press.

Bonanno, G. A. (2004). Loss, trauma, and human resilience. *American Psychologist, 59,* 20–28.

Boss, P. (1999). *Ambiguous loss.* Cambridge, MA: Harvard University Press.

Boss, P. (2007). *Traumatic loss, recovery, & resilience.* New York: W. W. Norton.

Bowen, M. (1978). *Family therapy in clinical practice.* New York: Jason Aronson.

Bowlby, J. (1980). *Attachment and loss: Vol. 3. Loss, sadness, and depression.* London: Hogarth Press.

Byng-Hall, J. (2004). Loss and family scripts. In F. Walsh & M. McGoldrick (Eds.), *Living beyond loss: Death in the family.* New York: W. W. Norton.

Doka, K. (2002). *Disenfranchised grief.* Champaign, IL: Research Press.

Falicov, C. J. (2007). Working with transnational immigrants: Expanding meanings of family, community and culture. *Family Process, 46,* 157–172.

Figley, C. (1998). *The traumatology of grieving.* San Francisco, CA: Jossey-Bass.

Fulmer, R. (1983). A structural approach to unresolved mourning in single parent family systems. *Journal of Marital and Family Therapy, 9*(3), 259–270.

Greeff, A., & Human, B. (2004). Resilience in families in which a parent has died. *American Journal of Family Therapy, 32,* 27–42.

Imber-Black, E. (2012). The value of rituals in family life. In F. Walsh (Ed.), *Normal family processes* (4th ed., pp. 483–497). New York: Guilford Press.

Kissane, D., Lichtenthal, W. G., & Zaider, T. (2007). Family care before and after bereavement. *OMEGA—Journal of Death and Dying, 56,* 21–32.

Klass, D. (2009). Bereavement narratives: Continuing bonds in the twenty-first century. *Mortality, 14,* 305–306.

Kuhn, J. S. (1977). Realignment of emotional forces following loss. *Family, 5,* 19–20.

Landau, J., & Saul, J. (2004). Facilitating family and community resilience in response to major disasters. In F. Walsh & M. McGoldrick (Eds.), *Living beyond loss: Death in the family* (2nd ed., pp. 285–309). New York: W. W. Norton.

Legg, C., & Sherick, I. (1979). The replacement child: A developmental tragedy. *Child Psychiatry & Human Development, 7,* 113–126.

Luthar, S. (2006). Resilience in development: A synthesis of research across 5 decades. In D. Cicchetti & D. J. Cohen (Eds.), *Developmental psychopathology* (2nd ed., Vol. 3, pp. 739–795). Hoboken, NJ: Wiley.

McGoldrick, M., Gerson, R., & Petry, S. (2008). *Genograms: Assessment and intervention* (3rd ed.). New York: W. W. Norton.

McGoldrick, M., Schlesinger, J. M., Hines, P. M., Lee, E., Chan, J., Almeida, R., . . . Petry, S. (2004). Mourning in different cultures. In F. Walsh & M. McGoldrick (Eds.), *Living beyond loss: Death in the family* (2nd ed., pp. 119–160). New York: W. W. Norton.

McGoldrick, M., & Walsh, F. (2004). A time to mourn: Death and the family life cycle. In F. Walsh & M. McGoldrick (Eds.), *Living beyond loss: Death in the family* (2nd ed., pp. 27–46). New York: W. W. Norton.

McGoldrick, M., & Walsh, F. (2011). Death, loss, and the family life cycle. In M. McGoldrick, B. Carter, & N. Garcia Preto (Eds.), *The expanding family life cycle* (4th ed., pp. 278–291). Boston: Allyn & Bacon.

Mikulincer, M., & Shaver, P. (2008). An attachment perspective on bereavement. In M. Stroebe, R. Hansson, H. Schut, & W. Stroebe (Eds.), *Handbook of bereavement research: 21st century perspectives* (pp. 87–112). Washington, DC: American Psychological Association.

Nadeau, J. W. (2008). Meaning-making in bereaved families: Assessment, intervention, and future research. In M. Stroebe, R. Hansson, H. Schut, & W. Stroebe (Eds.), *Handbook of bereavement research: 21st century perspectives* (pp. 511–530). Washington, DC: American Psychological Association.

Oliver, L. E. (1999). Effects of a child's death on the marital relationship: A review. *OMEGA—Journal of Death and Dying, 39*(3), 197–227.

Paterson, J.M. (2002). Integrating family resilience and family stress theory. *Journal of Marriage and the Family, 64*, 349-360.

Paul, N., & Grosser, G. (1965). Operational mourning and its role in conjoint family therapy. *Community Mental Health, 1*, 339–345.

Rando, T. (Ed.). (1986). *The parental loss of a child.* Champaign, IL: Research Press.

Rolland, J. (1990). Anticipatory loss: A family systems developmental framework. *Family Process, 29*, 229–244.

Rolland, J. S., & Walsh, F. (2006). Facilitating family resilience with childhood illness and disability. [Special issue on the family.] *Pediatric Opinion, 18*, 1–11.

Rosenblatt, P. C. (2013). Family grief in cross-cultural perspective. [Special issue. Bereavement: Family perspectives.] *Family Science, 4*(1), 12–19.

Rubin, S. S., Malikson, R., & Witzum, E. (2012). *Working with the bereaved: Multiple lenses on loss and mourning.* New York: Routledge.

Shapiro, E. (1994). *Grief as a family process: A developmental approach to clinical practice.* New York: Guilford Press.

Stroebe, M., & Schut, H. (2010). The dual process model of coping and bereavement: A decade on. *OMEGA—Journal of Death and Dying, 61*, 273–289.

Tedeschi, R. G., & Calhoun, L. G. (2004). Posttraumatic growth: Conceptual foundations and empirical evidence. *Psychological Inquiry, 15*, 1–18.

Traylor, E., Hayslip, B., Kaminski, P., & York, C. (2003). Relationships between grief and family system characteristics: A cross-lagged longitudinal analysis. *Death Studies, 27*, 575–601.

Walsh, F. (1996). The concept of family resilience: Crisis and challenge. *Family Process, 35*, 261–281.

Walsh, F. (2003). Family resilience: A framework for clinical practice. *Family Process, 42*(1), 1–18.

Walsh, F. (2006). *Strengthening family resilience* (2nd ed.). New York: Guilford Press.

Walsh, F. (2007). Traumatic loss and major disasters: Strengthening family and community resilience. *Family Process, 46*, 207–227.

Walsh, F. (2009a). Human–animal bonds: The role of pets in family systems and family therapy. *Family Process, 48*(4), 481–499.

Walsh, F. (2009b). Spiritual resources in adaptation to death and loss. In F. Walsh (Ed.), *Spiritual resources in family therapy* (2nd ed., pp. 81–102). New York: Guilford Press.

Walsh, F. (2011). Family therapy: Systemic approaches to practice. In J. Brandell (Ed.), *Theory and practice in clinical social work* (2nd ed., pp. 153–178). Thousand Oaks, CA: Sage.

Walsh, F. (Ed.). (2012). *Normal family processes: Growing diversity and complexity* (4th ed.). New York: Guilford Press.

Walsh, F., & McGoldrick, M. (1991). *Living beyond loss: Death in the family.* New York: W. W. Norton.

Walsh, F., & McGoldrick, M. (2004). Loss and the family: A systemic perspective. In F. Walsh & M. McGoldrick (Eds.), *Living beyond loss: Death in the family* (2nd ed., pp. 3–26). New York: W. W. Norton.

Walsh, F., & McGoldrick, M. (2013). Bereavement: A family life cycle perspective. [Special issue. Bereavement: Family perspectives.] *Family Science, 4*(1), 20–27.

Worden, J. W. (2001). *Children and grief: When a parent dies.* New York: Guilford Press.

Worden, J. W. (2008). *Grief counseling and grief therapy* (4th ed.). New York: Springer.

Wortman, C., & Silver, R. (1989). The myths of coping with loss. *Journal of Counseling and Clinical Psychology, 57*, 349–357.

3 存在慢性躯体障碍的家庭

一种整合模型

John S.Rolland

　　疾病、残疾和死亡是家庭普遍会有的经历。真正的问题不是我们的家庭是否会面临严重的健康问题，而是这些问题在我们的生活中什么时候会出现、在什么条件下出现、严重程度如何，以及会持续多久。随着医疗技术的重大进步，越来越多的家庭将会面临长期与慢性疾病相处的境况，同时也要应对多种状况。本章为面临慢性和威胁生命疾病的家庭提供了一个规范化的、预防性的心理健康教育、评估和干预模式。该模型为健康家庭逐渐适应严重疾病提供了一个系统性的观点，即把它看成一个当代家庭生活复杂性发展的过程。

　　在过去的 30 年中，以家庭为中心的、合作性的、生物 - 心理 - 社会模式的健康照料得到了成长和发展（Doherty 和 Baird，1983；Engel，1977；McDaniel，Campbell，Hepworth 和 Lorenz，2005；McDaniel，Hepworth 和 Doherty，2013；Miller，McDaniel，Rolland 和 Feetham，2006；Rolland，1994a，接收中；Seaburn，Gunn，Mauksch，Gawinski 和 Lorenz，1996；Wood 等，2008）。有大量的证据显示家庭功能、健康、躯体疾病之间是相互影响的（Carr 和 Springer，2010；D'Onofrio 和 Lahey，2010；Weihs，Fisher 和 Baird，2001）以及以家庭为中心的慢性健康状况干预是有帮助的（Campbell，2003；Hartmann，Bazner，Wild，Eisler 和 Herzog，2010；Kazak，2005；Law 和 Crane，2007；Martire，Lustig，Schulz，Miller 和 Helgeson，2004；Martire，Schulz，Helgeson，Small 和 Saghafi，2010；Shields，Finley，Chawla 和 Meadors，2012）。Weihs 及其同事（2001）总结了大量研究，涉及严重疾病对家庭整个生命周期的影响、家庭动力与疾病行为、治疗依从性，以及疾病病程之间的关系。

　　我们切实地需要一个概念性的模型来指导临床实践和研究，这个模型将全面构建起我们对于疾病、患者、家庭成员 / 照料者，以及医疗机构之间所有复杂交互作用的思考。随着时间的推移，系统各部分之间的相互作用也会发生改变，这个模型应该适合这种不断变化的形式。

　　大多数家庭在进入疾病和残疾的境况时没有心理社会学方面的指导。缺乏适合的临床干预、家庭教育和国家政策为这些家庭提供支持。为了给他们的疾病经历创建一个规范的环境，家庭需要以下基础：

1. 他们需要对目前的状况有一个系统的心理社会方面的理解。这意味着家庭需要学习整个疾病进程中预期可能出现的实际需求和情感需求。家庭成员需要一个疾病相关任务变化的时间框架，这些任务与逐渐呈现的疾病的不同时间阶段相关。
2. 家庭需要明白他们自身是一个系统的功能单元，能够给予照顾和支持。
3. 家庭需要了解个人和家庭生活周期的模式和过渡方式，以促进他们不断调整化家庭重心，以应对慢性疾病不断变化的挑战。
4. 最后，家庭需要去理解指导他们建立照料系统和意义的文化信念、种族信念、精神信念以及基于性别的信念。这些领域的家庭理解有助于更全面地整合疾病和家庭，使之成为一个随着时间发展的功能性的家庭健康 / 疾病系统。

家庭系统疾病模型概论

我们如何能够以有助于临床医生和家庭应对慢性疾病的方式来组织这一大而复杂的信息呢？家庭系统疾病（Family Systems Illness，FSI）模型（Rolland，1990，1994a，2005，2010，2013，接收中）能够提供一种有用的框架来对家庭进行评估、规划和干预。这个模型最初是根据芝加哥大学附属的家庭健康中心超过 1 500 个家庭的临床经验发展而来。该模型是基于优势导向的视角，视家庭关系为潜在资源，强调修复和成长的可能性，而不仅仅是他们的负担和风险（Walsh，2006）。将家庭定位为互动的焦点，该模型是基于疾病和家庭之间随着时间推移变化的系统性互动。随疾病进展出现的心理社会需求与家庭的功能和资源的模式之间契合得是否良好是应对和适应成功与否的主要决定因素。

家庭系统疾病模型区分为三个维度：①躯体障碍的"心理社会类型"，②演变的主要阶段，以及③关键的家庭系统变量。需特别强调的家庭变量包括：家庭和个人生活周期，尤其是与疾病相关联的时间阶段；与疾病和丧失相关联的代际传承；信念系统（包括文化、种族、精神和性别的影响）（图 3.1）

疾病的心理社会类型

标准的疾病分类是基于单纯的生物学标准来建立医学诊断和制订治疗计划，而不是基于患者和家属的心理社会方面的需求。我已经提出了一种不同的分类方案，它能够提供生物学和心理社会世界的联系，从而明确慢性疾病和家庭之间的关系（Rolland，1984，1994a）。这一分类寻求去定义有意义的和有用的类别，包括许多影响生命周期的慢性疾病患者共有的一系列心理社会需求。疾病的模式可能在起病、过程、结局、丧失能力，以及对疾病轨迹的不确定程度等方面有所不同。让我们对这些变量进行逐一分析。

起病。疾病可以根据起病缓急来分类，有的是急性起病，如卒中，有的是逐渐起病，如痴呆。对于急性起病的疾病，情感和现实变化被压缩到很短的时间，需要更迅速的家庭动员和危机处理技能。在这种情况下，需要帮助家庭去耐受高度变化的情绪、灵活地改变角色、有效地解决问题和利用外界资源。

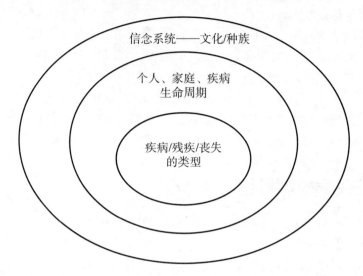

图 3.1　家庭系统疾病模型将疾病的维度与个人和家庭的生命周期及其文化特异的信念系统相结合。Adapted from J. S. Rolland, *Families, Illness, & Disability：An Integrative Treatment Model*（New York：Basic Books，1994）.Adapted with permission.

过程。慢性疾病的过程一般会有三种方式：进展性、持续性、复发 / 发作性。对于进展性疾病，如转移性肿瘤，能力丧失是阶梯式的或逐渐的。随着疾病进展，家庭一般会面临持续存在的症状，以及关系和角色的持续改变。家庭照顾者可能会因疾病的需求无法脱身而感到耗竭，并且随着时间推移，可能会有新的照料和经济上的挑战出现。

对于持续性病程的疾病，初始事件（如单次心脏病发作或者脊柱损伤）发生之后会有一个稳定的生物学进程。通常在恢复的初始阶段后，疾病会表现为一些明确的缺陷或限制。家庭所要面对的是半永久的改变，这种改变随着时间的推移是稳定的和可预测的。例如，一名年轻女性的子宫癌的成功治疗需要包括子宫切除术，因此她（以及她的配偶或伴侣）必须接受生育能力的丧失。随着时间的推移，没有出现新角色的压力，但家庭耗竭的可能性仍存在。

复发或者发作性病程的疾病特征是稳定的低症状期、交替出现爆发或加重期，例如背部疾病或者某些形式的对治疗有反应的慢性白血病。家庭因为危险期和非危险期之间频繁转换以及"什么时候会在复发"带来的持续不确定感，变得异常紧张。这些就需要家庭在两种不同情况下的家庭组织模式之间灵活交替。在低症状期，相对爆发期的巨大心理差异对家庭来说是非常煎熬的。

结局。慢性疾病导致死亡或者生存时间缩短的程度会导致深远的心理社会影响。影响范围可以从对生存时间没有影响的疾病到逐渐进展、多数引起死亡的疾病，例如某些转移性肿瘤。介于这两者中间的，更难预期的一类包括能缩短生存时间的疾病（如心脏疾病），和一些能引起突然死亡的疾病（如血友病）。不同疾病结局之间的主要差异是家庭经历的预期性丧失的程度和对家庭生活的普遍影响（Rolland，1990，2004，2006b）。

能力丧失。残疾可以涉及认知功能的损害（如痴呆）、感官受损（如失明）、运动功能受损（如中风导致的瘫痪）、体力下降（如心脏病）、毁容（如乳房切除术），以及病耻感（如 HIV/AIDS）。残疾的程度、种类和时间通常会影响到家庭压力的程度。例如，卒中导致认知和活动受损的家庭一般会需要更多的家庭重组，而没有认知受损的家庭则会好一些。对于进展性疾病，如阿尔茨海默病，认知受损在后期阶段成为一个日益严重的问题，需要家庭有更多的时间来为预期的改变做准备。同时，在患者还有认知功能时应参与到与疾病相关家庭计划中（Boss，2005）。

不确定性的程度。对疾病如何发生、以什么速度发展等具体方式的预测超过了其他所有的变量。对于一些不可预测性高的疾病，如非霍奇金淋巴瘤或多发性硬化，家庭成员可能遭遇的预期性焦虑和不明确会阻碍家庭的应对和未来计划。家庭能够正视这一长期的不确定性能最大限度地避免耗竭和功能失调的风险。对于存在长程风险的状况，包括遗传性疾病，家庭可以通过增强以下的能力来管理这种不确定性：承认丧失的可能性、保持希望、在家庭和每个成员的生命周期规划中建立灵活性、保存并调整主要目标、帮助规避不确定性的力量（Rolland，1990，2004）。

通过将这些起病、过程、结局、功能丧失和可预见性联合成一个网格，我们就形成了一种分类，可以根据造成不同心理社会需求的模式的相似性和差异将疾病分类。

疾病的时间段

在绝大多数情况下，我们讨论"应对肿瘤"或"处理威胁生命的或终末期疾病"时，会将疾病视为静止状态，这样就体会不到疾病随着时间出现的变化。时间段的概念允许临床医生去纵向考虑，把慢性疾病理解为具有标志性、不断转变并且需求不断变化的持续过程。每一个阶段它都会给家庭带来新的心理社会挑战和发展任务，需要家庭用不同强度、态度或者改变来适应。在慢性疾病的自然史中，核心的心理社会主题可以用三个阶段来描述：危机期、慢性期、终末期（图 3.2 和表 3.1）。下面让我们逐一讨论。

危机期。危机期包括在诊断前到诊断后最初的适应和治疗计划过程中任何有症状的时期。这个阶段对患者和家庭提出了很多任务：①学会处理症状和功能丧失；②适应医疗机构和治疗程序；③与医疗团队建立和保持有效的关系。做到以下事情家庭幸福感将得到优化：①把疾病的挑战看作共同的挑战；②赋予疾病意义，增强家庭控制感和胜任力；③为失去健康而悲伤；④逐渐接受疾病是一个长期过程，同时保持过去和未来的连续感；⑤齐心协力处理当前的危机；⑥直面不确定性，对将来的目标保持灵活性。

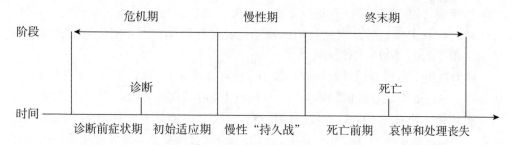

图 3.2　疾病的时间轴和时间阶段，Adapted from J. S. Rolland，*Families*，*Illness*，和 *Disability*：*An Integrative Treatment Model*（New York：Basic Books，1994）.Adapted with permission.

表 3.1　疾病发展的阶段性挑战

危机期

1．家庭理解他们是处于系统中的

2．理解疾病的心理社会方面

　　a）实际情况和情绪条件

　　b）纵向和发展条件

3．从发展的视角获益（个人、家庭、疾病发展）

4．危机重组

5．赋予疾病意义能增强家庭的控制力和胜任感

6．把疾病的挑战看作"我们"共同的挑战

7．接受疾病或残疾的持久性

8．在慢性疾病之前为失去家庭特征而悲伤

9．了解将来可能的丧失，与此同时保持希望

10．培养对疾病的心理社会需求的灵活性

11．学会与症状相处

12．适应治疗和医疗机构

13．与医疗团队建立和保持有效的关系

慢性期

1．在疾病的约束下使所有家庭成员的自主权得到最大化

2．平衡联结和分离

3．将关系扭曲最小化

4．注意到疾病对家庭和个人生活圈的可能影响，包括现在和将来可能的影响

5．与预期性丧失和不确定性共处

6. 正确看待威胁性丧失的同时，平衡开放性沟通（相对回避、否认）和积极计划过"正常"生活的需求

终末期

1. 完成处理预期性悲伤和未尽的家庭问题

2. 支持临终成员

3. 帮助生存者和临终患者在剩下的时间里尽可能享受生活

4. 开始家庭重组进程

Source：Adapted from J. S. *Rolland*，*Families*，*Illness*，& *Disability*：*An Integrative Treatment Model*（New York：Basic Books，1994）.Adapted with permission.

在最开始的适应阶段，医疗专家可能会影响家庭的胜任感和完成这些发展任务的策略。最初的会面以及和在诊断时给出的建议是"框架事件"。由于家庭在这个时候是很脆弱的，临床医生需要对他们之间的相互关系非常敏感。谁被纳入讨论之内或排除在讨论之外（例如患者）可以被理解为家庭如何计划未来沟通交流的一个信号。例如，如果医生是单独会见年轻患者的父母讨论关于癌症诊断和预后的事情，而患者没有参与，那么就可以推测他们会想保护自己的孩子，不让孩子参与疾病的讨论。医生需要询问患者和家庭成员他们想让谁参加重要的讨论。

在可能引起猝死的威胁生命的情况下，早期坦率的会谈会更有价值。了解患者的意愿是很了不起的医疗尝试和生命支持，每个人都会从中获益。例如，在一个父亲有心脏病的家庭中，他和家人因为害怕而避免做关于临终阶段的决定，他们之间出现了情感冷淡。幸运的是，家庭咨询促进了他们的沟通，父亲表达了他关于限制抢救的意愿。这让家庭成员都放心了，因为他们知道如果他们做出了生死抉择，父亲会是什么样的感受。对于父亲来说，这让他对自己临终的生活有自我控制的感觉，让他把精力集中于过得更好、最大限度地提高他的躯体功能。尽管临终讨论是个短期的挑战，医生应该记住许多家庭的临终痛苦经验发生在临终患者的意愿不被了解或被忽视时。

慢性期。慢性期的标志是持久性、进展性，或者发作性变化。这是长久的或"慢性疾病日常生活化"的阶段。主要目标如下：①调整和避免耗竭；②将患者和家庭成员之间的关系扭曲最小化；③在疾病的约束下最大化自主权，保存或重新定义个人和家庭发展目标；④在面临威胁性丧失面前维持亲密关系。对于家庭来说很重要的事是尝试在此期间保持表面正常生活。如果疾病是致命的，这会是一段"生活在地狱边缘"的时间。对于一些让人很虚弱但是不致命的疾病，如大面积卒中或痴呆，家庭会感觉背负着一个让人耗竭的问题，那就是"无休止"。治疗师应该鼓励所有家庭成员在面对这种迁延逆境时保持最大限度的自主权，这样会帮助他们抵

消被困和无助的感觉。

对于长病程疾病，夫妻间亲密的惯有模式会被患病的和健康的配偶 / 照顾者之间的差异扭曲（Rolland，1994b）。一个年轻的丈夫哀叹妻子的癌症，虽然现在她已经治愈了"两年前得知放疗会让她不能怀孕的这个消息实在是令人难以接受。现在我发现她与癌症之间不断的战争导致我们不能像同龄夫妇那样去追寻我们的梦想，这让我非常受不了。"标准的矛盾心理和逃避幻想经常潜藏着，这会促使生存者产生愧疚和悲伤迁延。家庭心理教育干预能使这种与威胁性丧失相关的情绪正常化，防止其陷入自责、羞愧和内疚的恶性循环里。

当医生询问和证实照料者（特别是健康的配偶）的心理社会负担时，他们表示是在帮助家庭防止照料负担成为家庭关系的唯一状态。这有助于家庭将危及生命的疾病看做是共同面临的挑战。相比之下，当家庭把疾病看作仅是患者的事情时，这会是家庭动力失去功能的主要原因。

终末期。在终末期，不可避免的死亡变得很明显，并且主导了家庭生活。家庭必须要处理分离、死亡、哀悼和开始重组来恢复家庭生活（Walsh 和 McGoldrick，2004）。当家庭开始将他们的观点从控制疾病转向"放手"的时候，家庭会适应得最好。适当的处理包括开放情感和处理大量的现实问题，如利用这个机会一起分享宝贵的时间、承认即将到来的丧失、处理未完成的事情、道别。患者和核心家庭成员可能还需要决定一些事情，如生前预嘱，愿意接受激进医疗救治的程度，是希望在家里、在医院、还是在临终关怀医院去世，葬礼或追悼会及埋葬或火化事宜。

不同阶段之间的过渡。一些重要的过渡周期将这三个阶段联系起来。家庭在面对新的与疾病有关的发展挑战时，需重新评估他们以前的生活结构的适当性。治疗师可以帮助家庭在之前的阶段解决未完成的事情，并使得他们更容易地度过过渡阶段。家庭可能会永久地固定在一个已经失去效用的适应模式中（Penn，1983）。例如，齐心协力在危机阶段的作用很好，但在慢性阶段可能会让一些家庭成员感觉窒息。

新遗传学和延长的疾病时间轴

随着人类基因组图谱的迅速发展，新兴的科学知识很快让我们对疾病的机制、治疗和预防有了更深入的理解。新的基因技术能让医生在危及生命的重大疾病实际发生之前就检测到疾病的危险因素。这就意味着现在个体和家庭在亲人有显著症状之前的很长时间都会一直受到疾病风险信息的影响（Miller 等，2006）。这样会显著增加家庭考虑疾病的时间和精力，将疾病时间轴延长到了无症状期（Rolland 和 Williams，2005）。一旦获悉风险，人们将经历知晓、检测前、检测 / 检测后，以及长期适应这些阶段。这些阶段突出的特征是有很多不确定的问题，包括一些基本问题，如医疗上能提供遗传知识的潜力。这些问题决定不同的家庭成员选择接受多少信息，这个选择会带来怎样的心理社会影响。

对一些人来说，当预测性检查变得可行时就会出现紧张情绪，且在决定做检测后和检测后的初步适应阶段会一直持续紧张。对另一些人来说，当个体出现显著的发育标志被推荐做检测时这个阶段就开始了。还有一些人变得对检测很感兴趣，想通过检测来确定孩子是否会带有自主的变异基因。其他女性接受了这样的建议：做遗传性乳腺癌和卵巢癌的基因测试使她们比她们的一级亲属（妈妈、妹妹或者女儿）诊断癌症时的年龄要提前 10 年。还有一些高危家庭的人也许想知道一旦他们18 岁了，可以在什么年龄成家以及是否应该使用激素避孕（Maloney 等，2012）。

在测试后阶段，家庭成员需要接受遗传信息的持久不变性，并开发新的价值来保持他们面对未来不确定性或丧失时的胜任感（Rolland，2006b；Werner-Lin，2008）。一些人的显性基因检测结果是阴性的，但仍有着较高的家族风险，会一直处在还有尚未查明基因的不确定性中。

医疗系统与预测性检测非常不同，预测性检测可能与确诊疾病完全相反。当检测结果是阳性时，尽管会带来巨大的心理影响，但在初期检测后家庭通常很少联系遗传咨询师。这就凸显了对持续的以家庭为中心的合作性方法的需求，用来防止隔离、焦虑和抑郁。

作为临床医生，当遗传风险可能会提高时，我们可以让家庭在未来关键的生命周期转变阶段适应预防为导向的会谈。家庭成员对丧失的关注可能会浮出水面，他们原本已经将丧失抛诸脑后，或认为它已经解决了。临床医师应该让家庭做好准备，关注遗传风险并决定是否做基因检测。随着即将到来的人生转变，如步入成年、结婚，以及组建家庭，这些检测将更意义。同时，这些感觉会因为重要事件而再现，如另一个家庭成员的基因检测、亲戚或朋友诊断严重疾病和亲人的死亡。临床医生可以帮助家庭成员决定什么时候进一步进行家庭讨论将是有益的、谁适合参与，以及如何与儿童或青少年讨论遗传风险。

随着新遗传学的进展，家庭和临床医生面临前所未有的和复杂的临床和伦理挑战。家庭将可以越来越多地选择接受有关他们未来健康风险或命运的遗传信息。一些关键的研究问题包括：个人和家庭能从遗传风险筛查和他们健康风险或命运的知识中获得什么益处？作为临床医生，我们怎么能最好地帮助家庭成员做出是否进行预测性检测的决策？谁是相关的、应该被纳入这些决策的个人？配偶或伴侣吗，还是大家庭？

躯体疾病家庭治疗的临床实践

该综合模型通过促进家庭在心理社会层面理解慢性疾病和残疾，为临床实践提供了一个框架。对发病特点、病程、结局和能力丧失的关注为家庭进行临床评估和干预提供了标志物。疾病时间轴描绘出疾病的心理社会发展阶段，包括每个阶段的自己突出的发展挑战。家庭对初始危机阶段任务的精通为长期的成功适应提供了基础。对时间的关注允许临床医生评估家庭在疾病的现阶段和未来阶段所存在的优势和不足。应该考虑到任何情况下的心理社会需求都与每个疾病阶段和不同的家庭功能有关（如沟通、解决问题和角色灵活性）。

该模型阐明了治疗计划。设定目标的依据是意识到与疾病的特定类型或阶段最相关的家庭功能。与家人分享这个信息并决定具体的目标可以带来更好的控制感和更实际的希望。这个过程能带给生活在慢性疾病中的家庭以力量。同时，这个过程也教育他们去寻找征象以便在适当的时间可以寻求帮助，接受短期的、目标为导向的治疗。这个框架可以用于为家庭咨询或"心理社会体检"安排合理的时间以配合关键的疾病转折点。

对患者及家属来说，预防为导向的、多户家庭参与的心理教育、支持小组研究会也是很有价值的（Gonzalez 和 Steinglass，2002；Steinglass，2011），能够提供具有成本效益的预防服务、减少家庭隔离、增进交流，还可以识别高风险的家庭（见第4章）。多户家庭参与的小组可以用来应对不同的情况（如进展、危及生命和复发）。简短的心理教育"模块"用于特定类型疾病的关键阶段，使家庭能够理解长期应对过程中易控制的部分。在有时间限制（如4次会谈）或为期一天的模式中，夫妻和家庭可以增加应对技巧，讨论在类似的情况下常见的疾病带来的人际关系挑战。例如，在芝加哥家庭健康中心，我们与当地医疗中心开发了合作项目，以帮助家庭处理糖尿病和囊性纤维化；还与多发性硬化协会合作开展伴侣康复项目，帮助生活受多发性硬化影响的夫妇。

躯体疾病的家庭评估

当慢性病被纳入家庭系统及其动力中，家庭应对能力受到疾病为导向过程的影响，包括家庭对疾病随着时间如何发展以及相关家庭信仰体系的理解。

疾病、丧失和危机的数代传承

只有了解家庭的历史，才能充分理解家庭目前的行为和对疾病的反应（Bowen，1993；Byng-Hall，2004；McGoldrick，Garcia-Preto，和 Carter，2010；Walsh 和 McGoldrick，2004）。临床医生可以对历史进行提问、建立基本的家谱和时间轴（McGoldrick，Gerson，和 Petry，2007）来追踪节点事件和转折阶段，从而了解一个家庭作为一个系统如何应对过去的应激源，更具体地说，应对过去疾病时的组织变化和应对策略。这种询问有助于解释和预测家庭目前的应对、适应和创造有意义的事情的方式。多代评估有助于澄清优势和不足。多代评估也能识别高风险家庭背负的过去未解决的问题和功能失调的模式，这些问题和模式使得这些家庭无法承受严重状况带来的挑战。

在这个评估中，一个重要的目标是识别共识和"获得的差异"的部分（Penn，1983），这是凝聚力、修复力或潜在冲突的来源。应对、复制、关系转变的模式（如结盟、三角关系和断绝关系），和胜任感都会被提到。这些模式可以跨代传播，以家庭的骄傲、神话、禁忌、灾难性的期望和信仰体系的形式传播（Walsh 和 McGoldrick，2004）。

例如，一对夫妇来咨询关于夫妻不和的问题，妻子认为丈夫的基底细胞癌是致命的，尽管肿瘤科医生认为预后良好。在会谈中，当被问及之前的疾病和丧失经历，妻子表示她自己的父亲不幸死于恶性黑色素瘤的误诊。她的灾难性恐惧是基于对癌症的敏感（尤其任何与皮肤相关的，以及有专业医务人员人为错误的可能性）。如果肿瘤科医生在诊断时询问既往经历，早期干预会更有利。

临床医生询问其他形式的丧失（如离婚或移民）、危机（如失业或创伤性事件）和长期的逆境（如贫穷、种族歧视、战争或政治压迫）也有用。在面对严重的健康问题时，这些经验可以提供可转化为修复力和有效应对技巧的资源（Walsh，2006）。临床医生尤其要询问原生家庭面对疾病和丧失的积极经验，这些经验可以为应对目前的状况起到模板的作用。

个人、家庭和疾病发展的交织

发展的观点提供了一种强大的方法可以为严重疾病建立标准的框架。临床医生做这件事至关重要，它可以理解为三种进化路线的交织：疾病、个人和家庭发展。

人类和家庭发展的概念已经从集中在一个基本的、有些不变的、连续的和开放阶段的模型进化到更多样、更流畅和更多维的模型，符合当代个人和家庭的生活轨迹（McGoldrick 等，2010）。严重的健康状况往往是出乎意料的生活挑战中的一个常见的例子，可以显著改变家庭以及成员生命历程的顺序和特征。出于讨论的目的，"生命结构"是一个有用的家庭和个人发展的核心概念。生命结构是指在生命周期的任何阶段个人或家庭生活的核心元素（如工作、抚养孩子和照顾他人）。个人和家庭发展在阶段的概念上有共同点（每个都有自己的发展重心），特点都是生命结构建立 / 维持（稳定）和生命结构变化（过渡）阶段相互交替（Levinson，1986）。建立 / 维持阶段的主要目标是形成一个生命结构，并在这个结构里使生活更充实，建立的基础是在既往过渡阶段个人 / 家庭作出的关键选择。过渡阶段稍微流畅一些，因为在面对新的发展挑战时，之前的个人、家庭和疾病的生命结构会被重新评估，这些挑战可能涉及重大变化而不是轻微的改变。

在宏观层面，家庭生命周期可以被视为阶段之间的摆动，就像在早期抚养孩子的阶段，家庭发展任务需要强烈的联结或相对更高的凝聚力，而在家中有青少年这样的阶段，这时外在的家庭边界放松，个人身份和自主权会增加（Combrinck-Graham，1985）。民族和种族差异影响这些阶段特定的文化表达。

这些统一的概念为理解慢性疾病的体验提供了基础。生命周期又包含过渡阶段

和生命结构建立 / 维持阶段的交替，并且特定的阶段特征要求或多或少的家庭凝聚力。疾病、个人和家庭发展各自带来机遇和挑战，而机遇和挑战也通过每个阶段或多或少的相互同步而变换。

一般来说，严重疾病会产生内在的凝聚力推动家庭系统。类似于添加新的家庭成员，疾病发作会开始家庭内部集中社会化面对疾病时的行动。症状、丧失功能、转变或获得新的疾病角色的需求，以及进一步的残疾和（或）死亡的恐惧都会推动家庭向内聚焦。

家庭凝聚力的需求在不同的疾病类型和阶段差别极大，例如进展性疾病随着时间的推移比稳定的疾病本质上需要更大的凝聚力。疾病进展不断增加的新需求使一个家庭的能量向内聚焦，经常阻碍其他成员的发展。在最初一段时间的适应后，平稳的疾病（没有严重失能）允许一个家庭回到正轨发展。复发性疾病会造成家庭时而向内聚焦，时而会免除疾病直接的需求。但是，许多这样的疾病有着随时待命的性质，使部分家庭即使在无症状期也依然聚焦于内部，阻碍发展阶段之间的自然流动。

在临床评估中，一个基本的问题是：在生命周期的特殊点，某种条件下的心理社会需求与家庭和个人的生命结构和发展任务之间怎样的关系才是适宜的？同时，当疾病出现且关系到家庭和每个成员发展时，这种适宜性如何变化？

个人或家庭生命周期发展的任何过渡阶段往往会放大与现有丧失和预期丧失有关的问题。过渡阶段往往表现为剧变、反思之前的承诺，并用开放的态度面对改变。这样的时期往往患病的风险更大，从而在规划下一个人生阶段时要么深陷疾病，要么忽视疾病。在过渡时期，对未来承诺的思考过程可以带来最重要的家庭规则，即通过自我牺牲和照料家庭表达忠诚。下面的例子强调了这一点。

案例

在一个拉丁裔家庭，父亲名叫 Miguel，是一名工厂工人，是家庭经济的主要提供者，有心脏病。他的康复很平淡，包括适当的生活方式调整和恢复工作。他的家庭，包括长子，那时 15 岁，似乎相对并没有受到影响。两年后，Miguel 经历了第二次、更致命的心脏病发作，变得完全残疾了。他的儿子有去上大学的梦想。经济困难的阴影和需要一个"家中的男人"的认知为家庭创造了一个严重的困境，困境在这个儿子身上凸显出来，他的学习成绩出人意料地下降，并且酗酒。伴随着家庭对丧失的恐惧，在儿子的个性化发展问题和进展性心脏病不断增加的需求之间出现了根本性的冲突。儿子担心如果他离开，他可能永远不会再见到活着的父亲。因此，在这三个过渡时期的冲突包括：①疾病过渡到一个更加残疾、进展和危及生命的阶段；②儿子个人过渡到成年早期，拥有个性，有了离开家和追求教育的需求；③家庭的发展从"与青少年生活"过渡到"青壮年开始"阶段。它还说明了疾病类型的意义：失能和致命性越小，可能对个人和家庭发展重心的影响越少。在初次诊断时，临床医生应询问在未来 3 ~ 5 年预期的重要过渡阶段，讨论特定类型的心脏病及其相关的不确定性对这些阶段的影响将有助于避免未来的危机。

将这些发展问题放在文化价值观、社会经济因素、家庭或社区资源的可用性，以及卫生保健的可获得性的背景下是非常有必要的。在许多文化中，正如在这个拉丁裔家庭，强调对家庭需要的忠诚可能普遍高于个人目标，尤其是面对重大疾病或残疾时。

如果特定的疾病进展、复发患者越来越失能、疾病危及生命，那么疾病的演变阶段将被大量的转变不时打断。一个家庭需要更频繁地改变它的生命结构来适应疾病带来的不断变化的和越来越多的要求。这使得疾病一直保持在家庭意识的最前沿，不断影响家庭试图回到"同步"发展的轨道。

从危机过渡到慢性阶段是关键的环节，这时家庭与慢性疾病共存的社会化强度减小了。从这个意义上说，这种过渡为家庭重建或有时绘制"新常态"的发展过程提供了一个机会。

总体目标是应对疾病的发展要求，不需要家人牺牲自己或家庭的发展。对临床医生来说，决定谁的生活计划会或可能会被取消、推迟或改变，以及计划何时搁置和未来发展问题将得到解决，这些都是很重要的。使用这个框架，临床医生可以预测发展节点并提供预防为导向的咨询。治疗师可以帮助家庭成员达到一个更健康的平衡、制订人生计划来解决内疚感、避免过度的责任感或绝望，让他们发现既可以追求个人目标同时也能为生病成员提供照顾。

健康信念

当疾病来袭时，家庭面临的主要发展挑战是创造疾病经历的意义，提升胜任感和掌控感（Klein-man，1988；Rolland，1994a，1998，接收中；Wright 和 Bell，2009）。因为严重疾病往往被认为是对自己身体的基本信任的背叛和不会受到伤害的信念的背叛（Kleinman，1988），创建一个富有力量的信念是一个艰巨的任务。健康信念帮助我们努力克服对死亡恐惧的生存困境，我们想维持我们拒绝死亡的倾向，当痛苦和丧失发生时，我们试图夺回控制权。健康信念承担认知和人际导航的作用，指导决策和行动，提供一种方法去处理新情况和含糊的情况，维持家庭生活的一致性，促进过去、现在和未来的连续性（Antonovsky 和 Sourani，1988；Reiss，1981）。治疗师对家庭信念的询问和好奇也许是家庭和卫生专业人员之间协作最有力的基石（Rolland，1998；Wright 和 Bell，2009）。越来越多的研究证据表明，疾病和遗传风险带给家庭成员的痛苦与感知到的风险或严重性评估更密切相关，而不是疾病的任何客观特征（Franks 和 Roesch，2006；Hurley，Miller，Rubin 和 Weinberg，2006）。

在危机初期阶段，临床医生可以询问形成家庭故事和应对策略的关键的家庭信念，包括：①正常的信念；②身心关系、控制和掌握；③对疾病病因、影响病程和结局因素的假设；④家庭、民族、宗教或更广泛的文化赋予症状的意义（如慢性疼痛）（Griffith 和 Griffith，1994；McGoldrick 等，2005）或者特定的疾病（如 HIV/AIDS）（Sontag，2001）；⑤塑造了家庭健康信念和应对疾病的多代因素；⑥预期的疾病、个人和家庭发展的节点，这时健康信念可能是受条件限制的或可能会发生转变。临床医生也应该评估健康信念在家庭成员之间的适合程度以及在家庭和卫生保健系统和更广泛的文化之间的适合程度。

关于正常化的信念

有些家庭信念会对适应重大疾病产生深远影响，如什么是"正常的"或"不正常的"，维系与大家庭的关系时，是与其他家庭保持一致还是要求超越其他家庭。当一个家庭的价值观中允许"问题"存在，而没有自我诋毁时，他们就能够寻求外在的帮助，并且对此持积极的态度。当一个家庭认为寻求帮助是软弱和羞耻的表现时，应对疾病的修复力就会被削弱。从本质上讲，罹患慢性疾病后出现某些问题是意料之中的，因此专业人员的帮助和外部资源的支持是很有必要的；但是，将疾病过程中出现的常见情况认为是病态的表现，这样的信念无疑会为患者的痛苦雪上加霜。

关于询问家庭信念，有两个非常好的问题：一个是"你认为其他家庭遇到你们这种情况时会如何处理？"；另一个是"一个理想的家庭会如何处理你们现在的境况？"有强烈信念来获得高的成就和完美主义的家庭更容易提出高的标准，而这些标准很难在疾病情况下实现。尤其是当疾病发生在生命早期阶段时，病人为了迎合社会期待，以及为了与同龄人保持同步发展会受到额外的压力。如果病人目前生命阶段的目标还需要更多时间来实现或者需要做出目标调整，家庭就需要一个更灵活的关于正常和健康的信念，这种灵活性有助于延续希望。

关于掌控所面对疾病的家庭意识

至关重要的一点是，治疗师需要明确一个家庭是如何定义正常情况下和疾病情况下的掌控或控制的（Taylor，Kemeny，Reed，Bowers 和 Gruenwald，2000；Thompson 和 Kyle，2000）。一个家庭在处理与典型日常问题不同的生物学问题时，可能会对控制有着不同的信念。因此，医生一定要核实以下几个问题：①每个家庭的核心价值观；②他们对于疾病控制的信念；③具体疾病的严重性。例如，无论具体疾病的预后如何，从医学统计学、文化神学以及先前家族历史来看，癌症可能被等同于"死亡"或"无法控制"的。另一方面，家庭中有可能有这样的故事发生，一位成员或者朋友虽然得了癌症或者生存时间较短，但他们有效地调整了自己生活中的优先顺序，关注与周围人的关系质量和目标质量，因此活得很"完整"。临床医生可以强化这些积极的内容，从而帮助家庭对抗那些认为只有生物学上的控制才算成功的文化信念。

家庭对于掌控的信念严重影响他们与疾病和医疗系统的关系。控制信念可以影响治疗依从性和一个家庭参与患者治疗和康复过程时的倾向性。如果一个家庭认为疾病过程/预后是需要运气的，他们会倾向于与医疗人员建立一个边缘关系，并可能不遵守相关的治疗建议，尤其是在美国。同样，一些贫困的少数民族家庭经常得不到足够的医疗照顾，或者获取医疗资源途径有限，这会使家庭产生宿命的态度，也会较少地与医疗人员接触，因为他们可能不相信医疗人员能够帮助自己。因为任何治疗关系都要建立在一个对于治疗的共同信念之上，所以患者、家庭和医疗队伍之间和谐包容的心态是至关重要的。在这个基本的价值水平上，家庭在感觉到被医疗人员误解时，他们通常的反应是减少与医疗人员的联系。

在疾病的不同阶段，家庭对掌握的信念和治疗师对掌控的信念之间的适应度也会不同。对于某些疾病，关键时期涉及长期的照顾，但这家庭的掌控之外。对于一个倾向于自己解决问题而不受外界控制和"干涉"的家庭来说，这个时候是很有压力的。患者重返家庭可能会增加家庭的工作量，但也可以让家庭成员再次充分地展现各自维系家庭生活的胜任力和领导力。相比之下，更倾向于接受专家给予的外部指导的家庭，在病人返回家园时，将会遇到更多困难。治疗师识别这些控制信念的常见差异后，就可以根据家庭的需求调整有效的心理社会治疗计划，治疗宗旨是肯定的，而非不尊重家庭的核心价值观。

在疾病终末期，一个家庭必然会感受到最难控制的是疾病的生物学进程和照顾临终患者方方面面的医疗决策。如果家庭坚信应该参与到某个成员的医疗过程中，这种信念会让他们与医疗人员之间联系地更活跃。更具体地说，如果要进行一个大胆的医疗尝试，医疗人员必须尊重家庭的基本信念，这样做出的决策才能行之有效（Lynn，Schuster，Wilkinson 和 Simon，2007）。

无论是将痛苦现实最小化，还是直接面对和接受痛苦现实，两种做法都是相对有效的，临床医生应该谨慎地判断。通常二者都有必要。应当将合理的使痛苦最小化、选择性关注积极方面，以及适时的幽默应与拒绝回避区别开来。有经验的临床医生既能考虑到给家庭带来希望，也会考虑到控制疾病或新并发症的治疗需求。当怀着希望认为预防性措施或者治疗能够对最终结局产生影响，或者当疾病进入终末期时，临床医生要帮助家庭面对他们的拒绝和疾病的严重性。但是，要应对这种艰难的、不确定的过程，家庭通常也需要同时了解当时的状况，尽量降低治疗的风险和不良结局的可能性。

关于病因的家庭信念

当出现重大健康问题时，我们大都会质疑"为什么是我（我们）？""为什么是现在？"（Roesch 和 Weiner，2001）。我们尝试给出一个解释或者故事来总结我们的经验。由于目前医学知识的局限，各种致病因素孰轻孰重仍存在很多不确定性，这使得病人和家庭会做出各种奇特的疾病归因。临床医生评估家庭疾病归因信念时要与疾病预后因素的家庭信念分开。在我的临床经验中，非常重要的一点是治疗师要让每一个家庭成员在治疗中进行解释。家庭成员的反应通常是医学信息与家族神话相结合的产物。这些信念中可能会包括以下几条：因先前的罪行而受惩罚（如外遇）、责怪某一个家庭成员（如"你喝酒多了才使我得了这病！"）、感觉冤屈（如"为什么受惩罚的是我？"）、遗传观点（如癌症是从某一方的家庭遗传下来的）、病人的不健康习惯（如吸烟）、父母的忽视（如婴儿猝死综合征）、宗教信仰（上帝的意志）或简单地归于运气不好等。

最好的情况是，家庭叙事过程能尊重家庭成员科学知识的有限性，肯定家庭的基本能力，促进生理、心理社会和精神等多方面治疗策略的灵活应用。相比之下，临床医生更应该重视存在责备、羞耻、或负罪感的家庭疾病归因，因为这些归因会阻碍家庭应对和适应疾病。当家庭中有人患有威胁生命的疾病时情况更糟糕，如果病人去世了，那么曾经责备过他的家属可能会为此承担责任。在这种情况下制定治疗决策时，家庭会变得困惑和紧张。下面的案例简要阐明自责是如何隐藏在家庭内部，以及尽早询问自责的重要性。

案例

Lucy 和 Tom 是一对年轻的夫妇，他们有一个 5 岁的孩子叫 Susan，这个孩子很不幸地患上了晚期白血病。儿科肿瘤医生告诉父母，可以选择一种成功率较低的试验用药或者停止治疗。Tom 的想法是："停下吧，能做的已经都做了。"而 Lucy 却相反地认为："我们应该继续治疗，我们不能让她这么离去。"这对夫妇未能达成一致，医生也无法做出选择。于是，医生要求这对夫妇去做一个咨询。

当咨询师问起"你们怎么理解女儿得上白血病的原因？"时，关键的问题出现了。Tom 认为是因为运气不好，而 Lucy 却有着又很不一样的信念。当她怀着 Susan 的时候，Lucy 的父亲因为患上了心脏病，并在几个月后离世了。Lucy 感觉她那段时间的巨大压力和悲伤对 Susan 的发育产生了不良影响。正常分娩生下 Susan 后，Lucy 又开始为父亲的离世而哀痛。她开始相信这一行为影响了她和 Susan 的亲密关系质量，并让她的婴儿产生了隐匿性抑郁。接下来，Lucy 阅读了抑郁相关的研究文献，发现抑郁可以降低免疫系统对体内癌细胞的正常监视和清除的效力。她相信是这些因素引起了孩子的疾病，如果她是一个更负责任的妈妈本可以避免疾病的发生。Lucy 说她从来没有跟任何人说过这些话，包括她的丈夫，因为没有人问过，并且她自己也感到非常羞愧。她曾希望孩子能被治愈，那样的话整个问题就会得到解决。Lucy 无法接受放弃对孩子的治疗，因为如果 Susan 死了那就是她的过错。

信念系统适应性

由于人们对疾病的心理社会反应千差万别，所以家庭和医疗人员都需要去区分下面这些信念：在长期疾病进程中家庭总体参与的程度、他们控制生物学进程的能力，以及他们在运用这些信念时的灵活性。家庭对自身能力或掌控力的意识是建立在对以上信念的区分基础上的。家庭和医疗人员讲述过程中理想状况是尊重科学知识的局限性，肯定病人和家庭的能力，尽可能灵活地运用生理和心理社会多方面治疗策略。

家庭参与疾病全程的信念可以被看做是独立的，无论疾病处于平稳状态，还是病情得到改善或处于终末阶段。当一位成员的癌症病情缓解时，家庭就调整行为来维护健康，这时掌控和试图控制生物学进程的情况就会同时出现。行为调整可能包括家庭角色、沟通、饮食、锻炼等方面的改变，以及工作和娱乐的平衡。理想的情况是当家庭成员进入疾病终末期时，掌控应该转变为对疾病放手的过程，进而缓解痛苦并接受缓和医疗的介入（Lynn 等，2007）。

因此，不管对家庭来说还是对医疗团队来说，灵活性都是一个家庭理想运作的关键因素。而不应是把对疾病的掌控与生物学结局（生存或痊愈）僵硬地联系在一起，并以此作为成功的唯一决定因素。家庭可以用一种更"全面"的角度定义控制，把他们在疾病全程中的投入和参与作为定义是否成功的主要标准。这类似于"治愈疾病"和"修复系统"的区别。心理 - 社会 - 精神康复可能会影响疾病的进程和预后，而疾病出现积极的结局并不是家庭成功的必要条件。灵活掌控的观念可以提高家庭内部关系，也有助于家庭与医疗人员的关系改善，并且使家庭观念向成功标准的中心区域靠拢。应该从技术和照顾两个方面评价医疗人员的能力，而不仅仅只将能力与生物学过程联系在一起。

民族信念、精神信念、文化信念

民族信念、种族信念和精神信念以及主流的文化规范会极大影响着家庭对健康和疾病的观念（McGoldrick 等，2005；Rolland，2006a；Walsh，2009）。当遭受重大疾病时，健康观念就会表现出明显的民族差异。尽管不同的家庭基于不同的民族信念、种族信念和精神信念会表现不同，医疗人员还要注意在同一个社区的亚群体的信念系统也存在多样性，尤其这些信念是通过不同的行为方式表达出来。文化规范在下面这些领域有所不同，例如对"病人角色"的定义，哪些疾病能够公开交流以及公开的程度，以及谁（大家庭、朋友、专业人员）应该参与疾病照顾，谁应该是最主要的照顾者，是否有性别规定（最常见的是妻子、母亲、女儿、儿媳妇），在不同疾病阶段都有哪些常规的仪式规范（如病床旁守夜、治愈、葬礼等规范）。这些情况尤其适用于少数民族群体（如非裔美国人、亚洲人和西班牙人），这些群体可能在主流的欧美文化中遭受歧视并被边缘化。

为了建立可以应对长病程疾病的同盟，临床医生需要留意这些文化差异，包括医生自身的文化、病人和家庭的文化（Seaburn 等，1996）。在医疗专业人员探索并理解了一个家庭关于疾病和治愈的文化信念和精神信念后，他们与家庭有效的合作才真正开始。否则，家庭会将自己与医疗人员和社区资源隔离开来；也正因如此，很可能会导致治疗依从性差和治疗失败。有些情况下，医疗人员需要灵活地放下治疗过程中自己的需求。这需要医疗人员能够接受这样一种理念——关乎身体的决策是患者本人的责任，而不是医生。

符合医疗人员、医疗系统和家庭的信念

在重要的生命周期或疾病的过渡时期，家庭成员未必会有一致的信念。举例来说，当某个家庭成员有严重失能或患上了晚期疾病时，有的家庭成员会希望病人回到家里，而其他人可能更希望病人长期住在医院里，或者转到其他医疗机构。由于病人的主要照顾者常常是妻子/母亲，她们更倾向于承受大部分的照顾负担和超负荷照顾需求。但是如果家庭预料到这一点，就可以调整各自的角色，避免家庭出现照顾者负担过重、不满和家庭关系恶化的情况。

由于疾病的慢性期与终末期之间没有明确的分界线，医疗人员的信念与家庭的信念就有发生冲突的风险。可能医生觉得在治疗时用尽他所能支配的技术性手段是必要的，不管成功的概率如何。家人可能不知道如何理解医疗人员不断抢救的真正意义，以为还有实际生还的希望，但其实这种希望已经不存在了。死亡是一个自然发展过程，然而医疗人员和医疗机构共同的做法是满足社会大众普遍的期望，也就是否认上述事实（Becker，1973）。医疗人员有时无法将大众普遍控制疾病的价值观与自己参与的病人全面照护的理念（包括某身体 - 心理 - 社会 - 精神）区分开来，无休止的治疗其实正是这种情况的真实反应。

总结

当面对慢性或威胁生命的重大疾病带来的威胁和负担时，强韧的家庭能够很好地控制状况，提高生活质量。家庭能在接受局限性和促进自主性与连通性之间达到良好的平衡。

重大疾病或者死亡威胁的出现也给家庭成员提供共同面对丧失带来的巨大恐惧的机会。这样可以使他们更加珍视生命，他们会有新的看法、清晰的事件优先顺序，以及更亲密的关系（Walsh，2006）。要抓住机会主动调适，而不是拖延到"那一刻"到来或者被动等着那个"可怕的时刻"。重大疾病显示出生命的脆弱和珍贵，但也为家庭提供了机会来处理尚未解决的问题。对于进展期疾病，医生应该帮助家庭把精力集中在能更容易实现的目标上，从而丰富他们的日常生活。

在疾病的紧迫感和不确定感下仍旧生活得很好是一项非常艰巨的挑战。FSI 模型可以应对这一挑战，让原本不可避免的紧迫感变得更加可控。只有关注家庭随时

间变化出现的不同的心理社会需求，并考虑到病人家庭几代人的、不断发展变化的、与信念系统相关的背景，才能提供一个最具优势的治疗框架——共同的内容是帮助面对疾病、残疾和丧失的家庭提高成员间的合作、创造性解决问题的能力，以及提高家庭的生活质量。

参考文献

Antonovsky, A., & Sourani, T. (1988). Family sense of coherence and family adaptation. *Journal of Marriage and the Family, 50,* 79–92.

Becker, E. (1973). *The denial of death.* New York: Free Press.

Boss, P. (2005). *Loss, trauma, and resilience: Therapeutic work with ambiguous loss.* New York: W. W. Norton.

Bowen, M. (1993). *Family therapy in clinical practice.* New York: Jason Aronson.

Byng-Hall, J. (2004). Loss and family scripts. In F. Walsh & M. McGoldrick (Eds.), *Living beyond loss: Death in the family* (pp. 85–98). New York: W. W. Norton.

Campbell, T. (2003). The effectiveness of family interventions for physical disorders. *Journal of Marital and Family Therapy, 29,* 263–281.

Carr, D., & Springer, K. W. (2010). Advances in families and health research in the 21st century. *Journal of Marriage and the Family, 72,* 743–761.

Combrinck-Graham, L. (1985). A developmental model for family systems. *Family Process, 24,* 139–150.

Doherty, W., & Baird, M. (1983). *Family therapy and family medicine: Towards the primary care of families.* New York: Guilford Press.

D'Onofrio, B. M., & Lahey, B. B. (2010). Biosocial influences on the family: A decade review. *Journal of Marriage and the Family, 72,* 762–782.

Engel, G. L. (1977). The need for a new medical model: A challenge for biomedicine. *Science, 196,* 129–136.

Franks, H. M., & Roesch, S. C. (2006). Appraisals and coping in people living with cancer: A meta-analysis. *Psycho-Oncology, 15,* 1027–1037.

Gonzalez, S., & Steinglass, P. (2002). Application of multifamily discussion groups in chronic medical disorders. In W. R. McFarlane (Ed.), *Multifamily groups in the treatment of severe psychiatric disorders* (pp. 315–340). New York: Guilford Press.

Griffith, J., & Griffith, M. (1994). *The body speaks.* New York: Basic Books.

Hartmann, M., Bazner, E., Wild, B., Eisler, I., & Herzog, W. (2010). Effects of interventions involving the family in the treatment of adult patients with chronic physical diseases: A meta-analysis. *Psychotherapeutics and Psychosomatics, 79,* 136–148.

Hurley, K., Miller, S. M., Rubin, L., & Weinberg, D. S. (2006). The individual facing genetic issues: Information processing, decision making, perception, and health-protective behaviors. In S. M. Miller, S. H. McDaniel, J. S. Rolland, & S. L. Feetham (Eds.), *Individuals, families, and the new era of genetics: Biopsychosocial perspectives.* New York: W. W. Norton.

Kazak, A. (2005). Evidence-based interventions for survivors of childhood cancer and their families. *Journal of Pediatric Psychology, 30*(1), 47–49.

Kleinman, A. (1988). *The illness narratives: Suffering, healing, and the human condition.* New York: Basic Books.

Law, D., & Crane, R. (2007). The influence of individual, marital, and family treatment on high utilizers of health care. *Journal of Marital and Family Therapy, 29,* 353–363.

Levinson, D. J. (1986). A conception of adult development. *American Psychologist, 41,* 3–13.

Lynn, J., Schuster, J. L., Wilkinson, A., & Simon, L. N. (2007). *Improving care for the end of life: A sourcebook for health care managers and clinicians* (2nd ed.). New York: Oxford University Press.

Maloney, E., Edgerson, S., Robson, M., Brown, R., Offit, K., Bylund, C., & Kissane, D. (2012). What women with breast cancer discuss with clinicians about risk for their adolescent daughters. *Journal of Psychosocial Oncology, 30*(4), 484–502.

Martire, L., Lustig, A., Schulz, R., Miller, G., & Helgeson, V. (2004). Is it beneficial to involve a family member? A meta-analysis of psychosocial interventions in chronic illness. *Health Psychology, 23,* 599–611.

Martire, L., Schulz, R., Helgeson, V., Small, B., & Saghafi, E. (2010). Review and meta-analysis of couple-oriented interventions for chronic disease. *Annals of Behavioral Medicine, 40,* 325–342.

McDaniel, S., Campbell, T., Hepworth, J., & Lorenz, A. (2005). *Family-oriented primary care* (2nd ed.). New York: Springer.

McDaniel, S., Hepworth, J., & Doherty, W. (Eds.). (2013). *Medical family therapy: A biopsychosocial approach to families with health problems* (2nd ed.). New York: Basic Books.

McGoldrick, M., Garcia-Preto, N., & Carter, B. (2010). *The expanded family life cycle: Individual, family and social perspectives* (4th ed.). New York: Allyn & Bacon.

McGoldrick, M., Gerson, R., & Petry, S. (2007). *Genograms in family assessment* (3rd ed.). New York: W. W. Norton.

McGoldrick, M., Pearce, J. K., & Garcia-Preto, N. (2005). *Ethnicity and family therapy* (3rd ed.). New York: Guilford Press.

Miller, S., McDaniel, S., Rolland, J., & Feetham, S. (Eds.). (2006). *Individuals, families, and the new era of genetics: Biopsychosocial perspectives.* New York: W. W. Norton.

Penn, P. (1983). Coalitions and binding interactions in families with chronic illness. *Family Systems Medicine, 1,* 16–25.

Reiss, D. (1981). *The family's construction of reality.* Cambridge, MA: Harvard University Press.

Roesch, S., & Weiner, B. (2001). A meta-analytic review of coping with illness: Do causal attributions matter. *Journal of Psychosomatic Research, 50,* 205–219.

Rolland, J. S. (1984). Toward a psychosocial typology of chronic and life-threatening illness. *Family Systems Medicine, 2,* 245–263.

Rolland, J. S. (1990). Anticipatory loss: A family systems developmental framework. *Family Process, 29,* 229–244.

Rolland, J. S. (1994a). *Families, illness, & disability: An integrative treatment model.* New York: Basic Books.

Rolland, J. S. (1994b). In sickness and in health: The impact of illness on couples' relationships. *Journal of Marital and Family Therapy, 20,* 327–349.

Rolland, J. S. (1998). Beliefs and collaboration in illness: Evolution over time. *Families, Systems and Health, 16,* 7–27.

Rolland, J. S. (2004). Helping families with anticipatory loss and terminal illness. In F. Walsh & M. McGoldrick (Eds.), *Living beyond loss: Death in the family* (2nd ed.). New York: W. W. Norton.

Rolland, J. S. (2005). Cancer and the family: An integrative model. *Cancer, 104*(S111), 2584–2595.

Rolland, J. S. (2006a). Genetics, family systems, and multicultural influences. *Families, Systems, & Health, 24,* 425–442.

Rolland, J. S. (2006b). Living with anticipatory loss in the new era of genetics: A life cycle perspective. In S. M. Miller, S. H. McDaniel, J. S. Rolland, & S. L. Feetham (Eds.), *Individuals, families, and the new era of genetics: Biopsychosocial perspectives.* New York: W. W. Norton.

Rolland, J. S. (2010). Chronic illness and the family life cycle. In M. McGoldrick, N. Garcia-Preto, &

E. Carter (Eds.), *The expanded family life cycle: Family and social perspectives* (4th ed.). Boston: Allyn & Bacon.

Rolland, J. S. (2013). Family adaptation to chronic medical illness. In A. Heru (Ed.), *Working with families in medical settings: A multidisciplinary guide for psychiatrists and other mental health professionals.* New York: Routledge.

Rolland, J.S. (in press). *Treating illness and disability in families: An integrative model.* New York: Guilford Press.

Rolland, J. S., & Williams, J. K. (2005). Toward a biopsychosocial model for 21st century genetics. *Family Process, 44,* 3–24.

Seaburn, D., Gunn, W., Mauksch, L., Gawinski, A., & Lorenz, A. (Eds.). (1996). *Models of collaboration: A guide for mental health professionals working with physicians and health care providers.* New York: Basic Books.

Shields, C., Finley, M., Chawla, N., & Meadors, P. (2012). Couple and family interventions in health problems. *Journal of Marital & Family Therapy, 38,* 265–281.

Sontag, S. (2001). *Illness as metaphor and AIDS and its metaphors.* New York: Picador.

Steinglass, P. (2011). Multiple family groups for adult cancer survivors and their families. *Family Process, 50,* 393–410.

Taylor, S., Kemeny, M., Reed, G., Bowers, J., & Gruenwald, T. (2000). Psychological resources, positive illusions, and health. *American Psychologist, 55,* 99–109.

Thompson, S., & Kyle, D. (2000). The role of perceived control in coping with the losses associated with chronic illness. In J. Harvey & E. Miller (Eds.), *Loss and trauma: General and close relationship perspectives.* Philadelphia, PA: Brunner-Routledge.

Walsh, F. (2006). *Strengthening family resilience* (2nd ed.). New York: Guilford Press.

Walsh, F. (Ed.). (2009). *Spiritual resources in family therapy* (2nd ed.). New York: Guilford Press.

Walsh, F., & McGoldrick, M. (Eds.). (2004). *Living beyond loss: Death in the family.* New York: W. W. Norton.

Weihs, K., Fisher, L., & Baird, M. (2001). *Families, health, and behavior.* Commissioned report: Institute of Medicine, National Academy of Sciences. Washington, DC: National Academy Press.

Werner-Lin, A. (2008). Beating the biological clock: The compressed family life cycle of young women with BRCA gene alterations. *Social Work in Health Care, 47,* 416–437.

Wood, B. L., Lim, J., Miller, B., Cheah, P., Zwetsch, T., Ramesh, S., & Simmens, S. (2008). Testing the biobehavioral model in pediatric asthma: Pathways of effect. *Family Process, 47,* 21–40.

Wright, L. M., & Bell, J. (2009). *Beliefs and illness: A model for healing.* Calgary, Alberta, Canada: 4th Floor Press.

4　有精神疾病患者的家庭

Peter Steinglass，*Tammy Shuler*

我们以一个广为认可的判断开篇，那就是，无论一个家庭在处理生活挑战上的能力多强，一位亲人罹患精神疾病无疑会对家庭生活产生根本的、潜在损害巨大的破坏性冲击。由于某种精神疾病，如精神分裂症谱系障碍、双相障碍或慢性物质滥用，可以控制你的家人，亲人们会面对很多新的挑战。他们是患者非常令人沮丧的行为和认知改变的见证者，他们的生活常规和安排被打断，并且患者的行为会造成新的经济负担（Awad 和 Voruganti，2008；van der Voort，Goossens 和 van der Bijl，2007）。

上述疾病产生的体验，类似于造成丧失的事件，无论是失去健康、失去梦想、失去工作还是失去对生活的把握感。相应地，这会带来悲痛反应，需要加以应对。与此同时，典型情况下，家庭也被动员起来，提供主要的照顾功能，这经常包括学会如何管理高度复杂的长期治疗计划中的各个要素（Lefley，1996）。

在上述挑战之外，很多家庭对于主要精神疾病相关的妄想、偏执或思维障碍知之甚少或没有经验。同样，亲人们可能并不知道有教育、症状控制及支持的资源。而且，亲人们不仅需要应对患有精神疾病的家人，他们自己由于生物学和（或）环境的因素，在一生中出现精神疾病症状的风险也更高（Jang，2005）。

鉴于上述挑战，多年以前人们就曾期盼，临床工作者，这些对应对精神疾病的压力有着敏感认识的人，来实施有效的以家庭为核心的常规治疗项目；但实际情况不是这样。直到最近才有临床工作者认识到在长期管理慢性精神疾病患者的家庭中给予支持的重要性。而且，家庭互动的研究者曾经有过错误的出发点，当时提出父母是他们的孩子出现主要精神疾病的病因。这导致了患者家庭与精神卫生专业人员之间的分歧越来越大。许多患者家庭感到家庭治疗师认为是他们造成了孩子的疾病和（或）造成孩子久治不愈，因而责备他们，所以难以把家庭治疗师看作自己的同盟。

从 1980 年代开始，对精神疾病和家庭功能运转的关系进行了重新定义，这导致的不仅是概念模式的进步，而且造就了以家庭为核心的干预——其积极结果被正规的和非正规的临床试验所证实（如 Fals-Stewart，O'Farrell，Birchler，Córdova，和 Kelley，2005；McFarlane，Link，Dushay，Marchal，和 Crilly，2004；Miklowitz，2006）。而且，经过了近 20 年的发展，在主要精神疾病慢性期，家庭治疗演化为由精神卫生专业人员作为合作伙伴参与的、对家庭更有效的帮助；毕竟，对持续存在精神疾病的患者，实际上经常是家庭承担了"治疗团队"的作用（Gurman，2008；Madsen，1999；Nichols 和 Schwartz，2005）。

家庭与精神疾病的观念演化简史

家庭治疗领域向主要精神疾病进军主要通过 4 种不同方式，虽然这样概括明显有些简单化。其中的 2 个所持的方向相反；而另外 2 个，在主要精神疾病的发生、病程与家庭生活的交叉点上，对整体情况进行了补充和强化说明。这 4 种方式如下：

1. 聚焦于家庭病理学 / 功能障碍，将其作为精神疾病（如精神分裂症）发展过程中的主要的致病因素。这种视角我们称其为缺陷方式。
2. 缺陷方式遭到广泛批评，被认为不经意间将家庭病理化。鉴于此，出现了相反的看法。这种看法我们称之为将家庭作为资源的方式，对于挣扎中的患病个体，它聚焦于家庭潜在的积极作用。
3. 第三种方式，试图找出与反复发生的精神障碍（如精神分裂症、双相疾病或慢性酒精中毒）复发 / 缓解类型相关的具体的家庭特征。这一视角特别关注家庭因素对临床病程的影响。
4. 第四种方式，聚焦于患病家庭成员的行为和需要所导致的各种压力是如何影响家庭功能的。

缺陷视角

从 1960 年代和 1970 年代开始，出现一系列针对精神分裂症患者家庭的研究，旨在发现与精神分裂症谱系障碍的思维障碍特征相似的交流方式。这些发现提示探索家庭交互作用的科研人员去假设，紊乱的家庭交流是否在精神分裂症的发展中起了一定的致病作用。换言之，所提出的家庭行为病理特征可能会造成某种重症精神疾病。虽然不同研究者具体发现的各种交流特征各不相同——命名也不尽相同，如"两难"（交流）、"行为越轨"或"假性互动"——但每个都暗示家庭内的病理现象可能会造成主要精神疾病（Dixon 和 Lehman，1995）。

"缺陷"的家庭模型在此首先引起关注是因为其历史意义和同时对家庭治疗领域产生的影响。由于这一模型一度占统治地位，临床努力聚焦于发现问题家庭和向他们提供家庭治疗。其操作性假设似乎是，发生精神疾病应当怪罪家庭。而且，纠正导致功能障碍（病理性）的家庭行为问题似乎是逆转精神病性障碍症状学的一个必要步骤，尤其是针对特定的思维障碍类型，更有必要这样做。

这些假说，当时显得尤其具有吸引力，不经意间至少产生了两个主要结果。首先，随着证据的增加，发现可能存在遗传因素使某些人具有发生精神分裂症的潜质（后来在双相障碍方面得到了强度类似的证据）。与基因说对立的，家庭行为会造成主要精神疾病的看法，似乎站不住脚了。第二，可以理解，那些难以避免地将家庭病理化的家庭治疗方法会使家庭感到愤怒、迷惑和造成误解。

家庭作为资源的视角

随着对这些"以病理为基础"的家庭治疗视角的批评越来越多——当然还有越来越多的证据说明，诸如"两难"交流方式这样的情况并不唯独出现在精神病患者的家庭中——家庭治疗师也愈发开始挑战早先的关于家庭行为与重症精神疾病间关系的假设。新出现的焦点是试图找到一些家庭行为特点，能够帮助更好地应对"家有病人"（如精神分裂症病人）带来的挑战。

此时的基本争论是，在患者抵抗疾病过程中，家庭是有潜在力量的、起保护或预防作用的角色，还在疾病存在情况下对成功坚持治疗方案起决定作用。在这两种角色中，一旦疾病有所表现时，家庭在很大程度上通过教育和强化行为使得疾病的危险减轻，并减少症状和破坏行为。

从把家庭看作主要精神疾病的潜在病因，到把家庭看作实施短期和长期治疗计划中的同盟（资源），这一转变是根本性的。接下来，家庭和治疗师的关系转为强调伙伴关系和合作，而不是在患者、家庭和治疗师之间不经意地造成对抗立场（Nichols，2012）。

简言之，治疗师现在看到，家庭正在努力应对精神疾病带来的痛苦与挑战；而且治疗师假设（虽然尚有待验证），家庭正在尽最大努力帮助其罹患精神障碍的家人。如果家庭的努力适得其反，作为出发点的假设是家庭的行为是起误导作用的信念造成的，他们不知道怎么做对患者最有帮助；在任何阶段，都不是使病人丧失功能或恶意的。很明显，从强调缺陷转变为强调家庭的力量，已经使治疗师转变为家庭的合作者/顾问（Wynne，McDaniel 和 Weber，1986）。这也是发展聚焦于家庭的心理教育干预的一个主要理由，这种干预在治疗主要精神病上是最成功的创新之一（Falloon，Held，Coverdale，Roncone， 和 Laidlaw，1999；Steinglass，Bennett，Wolin 和 Reiss，1987）。

而且，这种观点符合生物心理社会视角，即遗传素质、个性和环境（在这种情况下是家庭环境）组合起来，对主要精神疾病的发生发展起恶化或减轻作用（McFarlane，Dixon，Lukens 和 Lucksted，2007）。一系列研究初步聚焦于高危个体在发生抑郁症上遗传表达的分化，特别吸引人的是，这样的研究已经融合了家庭互动和行为遗传学观点（如 Pike，McGuire，Hetherington，Reiss 和 Plomin，1996；Reiss 等，1995；Reiss，Neiderhiser，Hetherington 和 Plomin，2003）。

临床病程视角

与"资源视角"有重叠的是第三种探寻的思路，首先聚焦于家庭如何影响主要精神疾病的病程走向，或者是否有这样的作用。最早始于 20 世纪 70 和 80 年代的资料发现了家庭互动的属性：在定性研究访谈中，家庭成员批评性或贬低性评论的强度，与精神分裂症患者的复发率/再住院率高度相关。这一属性，被称为外显情绪（EE）（Vaughan 和 Leff，1976），这被证实是精神分裂症复发率的一个强有力预测因子（此后也证明是双相疾病复发的预测因子），以至于研究者随后试图厘清外显情绪中哪些具体要素才是真正的元凶（Hooley，1998；Hooley，Rosen 和 Richters，1995）。

从这个研究提出一个假说，即外显情绪水平（高或低）与家庭成员在推论患者行为背后原因时所持的信念有关，此假说尤其适用于慢性精神障碍相关的阴性症状（Barrowclough 和 Hooley，2003）。在高外显情绪家庭中，患者的动机缺乏不是被归因于疾病，而是被归因于固执或懒惰，患者因此遭到批评。这样的信念进而影响了疾病病程和治疗（包括至关重要的治疗依从性问题）。在这层意义上，研究考察了家庭变量和疾病变量，在疾病进展到慢性期过程中，是如何彼此相互加强的。这一点对于精神分裂症或双相障碍这样的情况尤其重要。所提出的研究问题是，家庭行为中的什么特性起到了维持精神疾病慢性化的作用，或者反过来，精神疾病的慢性化，促进了家庭行为中什么特性的形成。

在解释家庭环境特征与主要精神疾病临床病程的关系上，外显情绪研究仍旧是探讨最为充分的一种解释。随着越来越多研究者探讨这种相互关系，解说也变得越来越复杂。无论是医学上的还是精神科的疾病，和所有慢性化最明显的情况一样，主要精神疾病对家庭的影响都会随着患者特征而改变，如诊断、患者人口学特征（如年龄和发展阶段）（van der Voort 等，2007）。当疾病伴有自杀姿态、身体威胁，并存物质滥用或离家出走时，对家庭的挑战都明显增大（Mueser 和 Jeste，2008）。而且，家庭成员受冲击的程度，也与其年龄、发展阶段、与患者关系及接触多少等有关。

因此，出于情势所迫，研究者必须回答，在应对精神患病的家人时，是否能有一个能明确定义的家庭反应类型，是否能有比我们已经发现的不同精神障碍相关的家庭类型更多的内容。比这个问题更复杂的是，确定某家庭特异性的反应风格在多大程度上是产生自家庭内部的因素，多大程度上是家庭对病耻感的反应，在社会对精神疾病看法方面这个问题尤其突出。而且，一旦开始有病耻感，患者和家庭的看法都会屈从于负面的刻板模式，家庭更可能推定难以获得帮助。

家庭冲击视角

今天，大量文献显示，部分父母、配偶和子女和持续存在精神疾病的家庭成员生活在一起，与出现精神症状有显著关联。也许，这一现象最重要的特点在于"照顾者负担"。照顾精神上有缺陷的人会带给照顾者被消耗、被压垮的感觉，其影响因素有经济压力、社会隔绝、处理阴性症状等。

虽然这种冲击的规模随着外在资源的多寡有所不同，在严重精神疾病情况，如痴呆、精神病性障碍和致残的心境障碍中，由家人提供照顾可能是必需的，而不是可以任选的。资料显示，除了经济负担明显更大，有时甚至会无以为继之外（Awad 和 Voruganti，2008），照顾精神疾病患者还与压力增强（van Wijngaarden，Schene 和 Koeter，2004）、情绪痛苦增高（Perlick 等，2007）、生活满意度下降（Brodaty，Thompson，Thompson 和 Fine，2005）、生活质量更差（Zauszniewski，Bekhet 和 Suresky，2008）、免疫力降低（Kiecolt-Glaser，Marucha，Malarkey，Mercado 和 Glaser，1995），以及身体健康变差有关。一个令人印象深刻的例子是，Kiecolt-Glaser 及其同事（2011 年）报告，在照顾痴呆的亲人方面，与没有童年不幸经历的照顾者相比，如果照顾者本人有过童年的不幸经历（如受过虐待），其染色体端粒更短，而这是一个测评老化的指标，相当于寿命缩短 7 ～ 15 年。

总之，从寻找错误到强化认知、从发现外显情绪高到照顾者教育和支持，一路走过的旅程已经是硕果累累，给本领域带来了以不同路径解决问题上更丰富的理解，这些路径更积极地赋予家庭新的办法，使家庭成为照顾其患病成员的战略资源。

严重精神疾病的家庭治疗

聚焦于家庭的各种干预，目的是既帮助家庭应对精神障碍，也能处理被识别出的、看作危险因素的行为，这些行为导致疾病顽固、反复或不利于坚持治疗。针对重性精神病性障碍，如精神分裂症谱系障碍和双相障碍，已经充分开发出某些家庭干预方式。针对儿童和青少年行为障碍（Alexander，Robbins 和 Sexton，2000）、慢性物质滥用（O'Farrell 和 Fals-Stewart，2003），家庭干预措施也有了其他方面的进展。鉴于充分讨论家庭治疗有关的所有进展超出了本章的范围，我们将聚焦于精神病性障碍和物质滥用障碍，阐明一些令人振奋的新进展。

精神分裂症和双相障碍

随着近 20 年来家庭互动研究和行为遗传学研究方面的资料不断积累，研究者发现遗传素质和家庭环境"合作"成为危险因素或保护因素，影响着精神分裂症和双相疾病的初发时间和病程。以研究最充分的家庭环境危险因素 EE（情绪外泄）为例，家庭治疗研究者已积极投入精力，设计和验证关注下列几点的干预项目：①评估特定家庭中 EE 存在的程度；②开发一些方法，把"高 EE"行为转变为"低 EE"行为。例如，治疗会将有潜在影响力的、令人反感的交流模式定为靶点，并教授家庭成员用其他沟通风格替代不良模式。这样的干预项目，已经提示将家庭纳入到严重精神疾病患者治疗的路径中是很有帮助的，并已经通过随机对照试验证明这样的治疗方法有多么有力（McFarlane 等，2004）。

虽然各种干预协议内容和形式各有不同，在很大程度上，它们都被业内看作"家庭心理教育"方法。实际上，所有这些治疗模式，都包含信息和体验两种成分，重视沟通模式和家庭互动行为。一般而言，这样的方法要同时配合药物治疗，但普遍认为精神病性障碍只能部分地被药物治疗改变，而家庭对患者的临床病程有着显著影响。

家庭心理教育方法形成中，已经包含了促进沟通改变的方法、提供疾病相关信息和应对策略的方法，以便转移家庭的照顾负担。患者家庭被教导，他们对患者的行为，可以促进患者缺陷代偿能力的恢复，也可以阻碍其恢复。例如，在急性精神病发作期，如果家庭还是带着他们原本的热情来推动治疗和提供支持，会产生不切合实际的要求和期待。反之，同一个家庭，通过渐进地增加期待和温和地支持患者逐步恢复功能，可以产生出人意料的积极效果（McFarlane 等，2004）。

研究者们已经开发出了有实践经验支持的操作指南，处理家庭对信息的需求，并提供临床指导和持续的家庭支持。总体而言，研究证实，在出院后，家庭心理教育与强镇静剂处方结合，与精神分裂症患者复发推迟有关联。研究还显示，这样的教育，通过相互关系，很大程度上提高了家庭（对疾病）的理解、患者的健康状况和结局（Penn 和 Mueser，1996）。Goldstein 和 Miklowitz（1995）得出结论，在减少疾病顽固性方面，家庭心理教育的效应值与单独药物治疗的有效性相当或更大，进一步强调了这些关键点。

"心理教育"这种说法可能会造成一些误解，因为这个名称并不能传达关键的治疗元素。除了说教的技术，心理教育方法还包括广泛的认知、行为和有支持作用的治疗策略。它通常利用咨询的工作框架，与其他以家庭为基础的干预共享某些关键特征。而且，成功的要点是强调建立一种非评判的、非病理化的患者 - 家庭 - 治疗师伙伴关系，来处理主要精神疾病相关的挑战。

几种以家庭为基础的治疗方式涌现了出来，它们根植于家庭心理教育，有不同程度的实践经验支持。这些方式不同程度地包含了下面这些元素。

1．同时接受治疗的家庭数量，由谁来治疗，例如，个体家庭咨询、专业引领的家庭心理教育（Anderson，Hogarty 和 Reiss，1980；Falloon，Boyd 和 McGill，1984）、单一家庭和多家庭小组方式（McFarlane 等，2004）、家庭引领的信息和支持课程、如那些由国家精神疾病联盟提供的课程 NAMI（Pickett-Schenk，Cook 和 Laris，2000）、对其他亲属提供帮助的家庭小组。

2．治疗的频率和疗程。

3．环境设置，如在医院还是在家。

4．使用认知、行为、情绪、康复和系统技术的程度。

为了支持多家庭小组方式，McFarlance 和同事们（2004）强调，患者家庭能够从彼此接触中受益，从其他家庭学习成功经验，借鉴失败的教训。最后，所有模式共享对家庭复原力和家庭优点的关注，维持了非评判、非病理化的治疗立场，后者对于这些治疗模式的成功是至关重要的。下面，会描述若干实例，展示如何治疗其他形式的精神病理问题，如双相障碍和物质使用障碍。

为了总结出精神分裂症家庭治疗的关键因素，世界精神分裂症团体（World

Schizophrenia Fellowship，1998）出版了一系列的指南，包含了目标、原则和方法。目标包括确保患者能有最佳的康复效果，以及通过对家庭进行支持以缓解其在家庭成员康复过程中的痛苦。最重要的原则包括建立协作关系、重视包括用药管理在内的社会和临床的需求、利用家庭的力量、处理丧失感、改善交流和解决问题、解决冲突，以及提供信息、危机计划、灵活性和持续的护理。

对于被诊断为双相障碍的患者来说，家庭成员高水平的批判性、敌意或情绪化的行为与复发率高，甚至是更为严重的症状有关（如 Miklowitz，2006）。在这种情况下，类似聚焦于家庭的心理教育治疗会是有效的。

有充分的数据能够说明，与接受了其他形式治疗的家庭相比，如危机管理结合药物治疗，在接受了药物治疗以及家庭心理教育之后，患者的复发次数更少或者复发的间歇期更长。由家庭所汇报的情绪表达水平对这些结果起到调节作用，特别是将高情绪表达的家庭和低情绪表达的家庭放在一起进行比较的时候。此外，接受心理教育／药物治疗的家庭与接受危机管理／药物治疗的家庭之间结果的差异无法用药物的不同或治疗的依从性进行完全的解释（Miklowitz 等，2000）。

物质滥用

关于主要精神疾病的家庭取向治疗，我们要举出的第二个例子是酗酒和物质滥用。尽管相对于精神分裂症和双相障碍而言，这方面的工作还没有完全成熟，但对于物质滥用者及其家庭 30 年的研究和临床经验足以让我们在理解家庭背景下的物质滥用时加入一个强有力的看法。

这又是一个精神障碍会对家庭造成严重破坏的情况。物质滥用会在家庭中激起大量的情绪反应，包括哀伤、绝望、担心、无助、无望和对未来的不确定。只要粗略估计身体暴力、性虐待、经济危机、离婚以及对孩子产生影响等问题的发生率就能够知道（Rotunda 和 O’Farrell，1997）。因此现在很多方面都显示，将家庭纳入到物质滥用的治疗计划当中是很有意义的。

近来的文献回顾都不断地重复以下三个主要问题：①在预处理阶段纳入家庭成员能够显著地提高物质滥用者开始治疗的比例；②纳入家庭还能够提高治疗的持续性；③当治疗方式纳入了家庭和（或）社会网络，其远期疗效会更好（Edwards 和 Stein-glass，1995；Miller，Meyers 和 Tonigan，1999；O’Farrell 和 Fals-Stewart，2003；Rowe 和 Liddle，2003；Stanton 和 Heath，2005；Thomas 和 Corcoran，2001）。

有充分且明确的证据显示，如果在接触的最初阶段能够纳入家庭成员，那么物质滥用者就更有可能最终开始一个积极的治疗。例如，Stanton 在他的综述中（2004）回顾了 11 个相互独立的家庭取向的项目，这些项目的目的都是为了让物质滥用的家庭成员能够加入治疗。结果显示这些项目有着强有力的影响，其加入治疗的比例超过了 65%，而等待对照组加入治疗的平均比例为 6%。婚姻和家庭治疗在减少物质滥用障碍的负面影响以及维持积极的疗效方面有着类似的表现（Copello，

Velleman 和 Templeton，2005；Miller 和 Wil-bourne，2002）。

此外，家庭取向的治疗方法还会让我们思考，在对结果进行效益评估时，什么才是适当的标准。判断治疗项目在总体上是否成功要同时考虑非患者和患者在治疗结束后的功能状况。还没有哪个领域能够比成瘾在这方面有更多的证据。家庭治疗研究者并不会只把酒精或药物的戒断作为治疗成功的标准，而是会把对结果的评估拓展到更多方面，包括物质滥用者的人际关系和社会功能，对危害的降低采用一个更加多维度的定义（McCrady，Stout，Noel，Abrams 和 Nelson，1991；O'Farrell 和 Fals-Stewart，2006）。分别对配偶或伴侣的关系功能（如果研究涉及青少年的物质使用，就还会包括父母功能）进行评估，会提供一个更为丰富的图景来诠释治疗项目对家庭生活的影响。

然而，这些有益的证据却很少转入到综合治疗项目中去。尽管许多研究者都主张要在治疗和康复中纳入家庭成员，但在对治疗方法的有效性进行评估的时候，这些家庭成员的幸福和心理社会功能并不一定能够得到相同的权重。也就是说，对于大多数的治疗项目而言，家庭仍然被视为对滥用者进行治疗的附属品，康复占据着主要的位置。结果就是，通常只有在戒断和康复的个体治疗完成了之后，才会考虑到家庭。

所以尽管不断有证据显示出家庭取向治疗方法的有效性，但其仍然没有被很好地运用。包括行为治疗模式，如 O'Farrell 和 Fals-Stewart 的婚姻行为治疗（Behavioral Marital Therapy，BMT，2006）。这一疗法已经得到了大量随机临床试验的检验（Fals-Stewart 等，2005）。虽然这些研究对 BMT 给予了有力的支持，但它们仅限于对夫妻双方的治疗，没有直接处理青少年物质滥用的影响或父母酗酒 / 物质滥用对儿童的影响。迄今为止，对系统性家庭治疗的有效性进行评估，操作起来要困难得多（Rohrbaugh，Shoham，Spungen 和 Steinglass，1995），但仍然值得被密切关注。

由 Steinglass 及其同事（Steinglass，2008，2009）所记述的系统性动机治疗模型就是这样。这一模型不仅有着牢固的家庭系统理论的基础，还大量引入了动机性访谈的核心概念（Miller 和 Rollnick，2013），是一个非常成功的针对物质滥用的个体治疗模型。此外，它还能很好地说明一个系统性家庭取向的治疗师如何在家庭中处理物质滥用的问题，在这一过程中：①治疗的评估阶段会纳入所有的家庭成员，②治疗目标的确定会听取所有家庭成员的意见；③只有家庭系统和滥用者个人都完成了戒断，才能视为酒精或药物使用的改变。

精神疾病家庭照护未来发展的方向

今天，有大量的数据支持，在对慢性精神障碍的患者进行长程照护以及对易感个体在前驱期进行早期干预的过程中，采用家庭取向观点的治疗计划。然而，在以家庭为焦点的支持和治疗项目的真正价值得到充分认识之前，还需要面对很多临床医生普遍存在的对家庭取向的偏见。虽然有些临床医生在努力识别与不同精神障碍有关的家庭类型，然而家庭从精神健康专业人员那里感受到的通常并不是支持，而是公正或不公正的谴责和批评。

这里有一个例子，Corrigan 及其同事对一个全国性样本进行的分析显示，家庭的角色会随着大众对病耻的认知而改变（Corrigan，Watson 和 Miller，2006，2007）。当公众的态度倾向于把精神疾病的发作以及精神疾病相对较低的治疗依从性归咎于家庭，那么家庭获得的支持就会减少。

为了打破对精神疾病患者的这些负面刻板印象，专业的和非专业的社群都进行了一些创新。其中影响比较大的有国家精神疾病联盟（National Alliance on Mental Illness，NAMI），这是一个草根组织，已经在转变大众对于精神疾病的态度上起到了重要的推动作用。还有一个是在物质滥用领域的匿名戒酒者协会 / 父母嗜酒青少年互助会（Al Anon/Alateen）。与此同时，家庭治疗的专业团体也在改变看待家庭的视角，从病态的"有缺陷"的视角转变为非批判的"资源"的视角，治疗领域现在与倡导性团体，如 NAMI，有着很好的交叉。

有意思的是，有关照护的文献特别能够说明家庭功能、家庭压力和精神疾病临床进程之间的关系。尽管没有被冠以"家庭系统"的名称，在护理领域，对治疗成功与否的评估会纳入家庭的因素。然而，对照顾者来说最具支持性的项目并没有直接包含患者。从这个角度来说，这些项目与家庭治疗模型有着本质的区别，如 McFarlane（2002）的多家庭团体（MFG）模式，Anderson 和同事（1980）对精神分裂症的治疗方法，以及 Steinglass 和同事（1987）对物质滥用的治疗模式。

在照护方面的文献中，患者通常并不会被作为接受干预的对象；而在精神健康方面的文献中，患者是被纳入研究的。融合了这两点，Kissane、Bloch、McKenzie、McDowall 和 Nitzan（1998）提出了一个以整个家庭为单位的干预，包含了患者及其亲属，目的在于改善家庭在面对亲人罹患终末期癌症时，在丧失方面的状况。在预研究阶段，Kissane、Bloch、Dowe 等（1996）以及 Kissane、Bloch、Onghena 等（1996）发现，功能良好的家庭有着很好的凝聚力和相互支持，家庭内部能够很好地容纳不同的观点。相比于那些互动模式失调的家庭，如较低的凝聚力、较少的表达和更多的人际冲突，有充分的证据显示功能良好的家庭，其心理社会的状况更好。

与此同时，功能失调的家庭在应对丧失或精神疾病时，状况更糟。在经历丧失或精神疾病这两种危机时，功能失调的家庭会在不知不觉中对临床进程、照护实施和疾病治愈进行阻碍。此外，针对居丧和精神疾病的以家庭为基础的治疗的目标和准则，有着相同的核心特征：家庭 - 治疗师的合作关系，在交流、冲突和情绪痛苦方面进行预防性的干预，酌情提供信息和持续的照护，以及非常重要的一点，始终保持对家庭复原力的关注。

结论

精神疾病无疑会带来强烈的悲伤、压力和对家庭的挑战。对于重性精神疾病的家庭为导向的治疗方式，有两条系统性的思路在不断增加其潜在的效果。第一个方式强调的是如何更好地理解并利用家庭行为中特定的积极 / 适应性的方面来保护易感性的个体免于发展出临床疾病。第二个方式聚焦于支持家庭在稳定症状、改善治疗依从性和减少复发方面的努力。要充分开发这些想法和临床创新的潜能，将其发展成为主要精神疾病治疗中"最佳法"的一部分，还有很长的路要走。

参考文献

Alexander, J., Robbins, M., & Sexton, T. (2000). Family-based interventions with older, at risk youth: From promise to proof to practice. *Journal of Primary Prevention, 21*, 185–205.

Anderson, C., Hogarty, G., & Reiss, D. (1980). Family treatment of adult schizophrenic patients: A psychoeducational approach. *Schizophrenia Bulletin, 6*, 490–505.

Awad, A. G., & Voruganti, L. N. P. (2008). The burden of schizophrenia on caregivers: A review. *Pharmacoeconomics, 26*, 149–162.

Barrowclough, C., & Hooley, J. M. (2003). Attributions and expressed emotion: A review. *Clinical Psychology Review, 23*, 849–880.

Brodaty, H., Thompson, C., Thompson, C., & Fine, M. (2005). Why caregivers of people with dementia and memory loss don't use services. *International Journal of Geriatric Psychiatry, 20*, 537–546.

Copello, A., Velleman, R., & Templeton, L. (2005). Family interventions in the treatment of alcohol and drug problems. *Drug and Alcohol Review, 24*, 369–385.

Corrigan, P. W., Watson, A. C., & Miller, F. E. (2006). Blame, shame, and contamination: The impact of mental illness and drug dependence stigma of family members. *Journal of Family Psychology, 20*, 239–246.

Dixon, L., & Lehman, A. (1995). Family interventions for schizophrenia. *Schizophrenia Bulletin, 21*, 631–643.

Edwards, M. E., & Steinglass, P. (1995). Family therapy treatment outcomes for alcoholism. *Journal of Marital and Family Therapy, 21*, 475–509.

Falloon, I., Boyd, J., & McGill, C. (1984). *Family care of schizophrenia*. New York: Guilford Press.

Falloon, I., Held, T., Coverdale, J., Roncone, R., & Laidlaw, T. M. (1999). Psychosocial intervention for schizophrenia: A review of long-term benefits of international studies. *Psychiatric Rehabilitation Skills, 3*, 268–290.

Fals-Stewart, W., O'Farrell, T., Birchler, G., Córdova, J., & Kelley, M. (2005). Behavioral couples therapy for alcoholism and drug abuse: Where we've been, where we are, and where we're going. *Journal of Cognitive Psychotherapy, 196*, 229–246.

Goldstein, M., & Miklowitz, D. (1995). The effectiveness of psychoeducational family therapy in the treatment of schizophrenic disorders. *Journal of Marital and Family Therapy, 21*, 361–376.

Gurman, A. S. (2008). A framework for the comparative study of couple therapy: History, models, and applications. In A. Gurman (Ed.), *Clinical handbook of couple therapy* (pp. 1–26). New York: Guilford Press.

Hooley, J. (1998). Expressed emotion and psychiatric illness: From empirical data to clinical practice. *Behavior Therapy, 29*, 631–646.

tice. *Behavior Therapy, 29,* 631–646.

Hooley, J., Rosen, L., & Richters, J. (1995). Expressed emotion: Toward clarification of a critical construct. In G. Miller (Ed.), *Experimental psychopathology* (pp. 88–120). New York: Academic Press.

Jang, K. L. (2005). *The behavioral genetics of psychopathology.* Mahwah, NJ: Lawrence Erlbaum Associates.

Kiecolt-Glaser, J. K., Gouin, J.-P., Weng, N.-P., Malarkey, W. B., Beversdorf, D. Q., & Glaser, R. (2011). Childhood adversity heightens the impact of later-life caregiving stress on telomere length and inflammation. *Psychosomatic Medicine, 73,* 16–22.

Kiecolt-Glaser, J. K., Marucha, P. T., Malarkey, W. B., Mercado, A. M., & Glaser, R. (1995). Slowing of wound healing by psychological stress. *The Lancet, 346,* 1–3.

Kissane, D. W., Bloch, S., Dowe, D. L., Snyder, R. D., Onghena, P., MacKenzie, D.P., & Wallace, C. S. (1996). The Melbourne Family Grief Study, I: Perceptions of family functioning in bereavement. *American Journal of Psychiatry, 153,* 650–658.

Kissane, D. W., Bloch, S., McKenzie, M., McDowall, A. C., & Nitzan, R. (1998). Family grief therapy: A preliminary account of a new model to promote family functioning during palliative care and bereavement. *Psycho-Oncology, 7,* 14–25.

Kissane, D. W., Bloch, S., Onghena, P., MacKenzie, D. P., Snyder, R. D., & Dowe, D. L. (1996). The Melbourne Family Grief Study, II: Psychosocial morbidity and grief in bereaved families. *American Journal of Psychiatry, 153,* 659–666.

Lefley, H. P. (1996). *Family caregiving in mental illness.* Thousand Oaks, CA: Sage.

Madsen, W. C. (1999). *Collaborative therapy with multi-stressed families: From old problems to new futures.* New York: Guilford Press.

McCrady, B. S., Stout, R. L., Noel, N. E., Abrams, D. B., & Nelson, H. F. (1991). Effectiveness of three types of spouse-involved behavioral alcoholism treatment. *British Journal of Addictions, 86,* 1415–1424.

McFarlane, W. (2002). *Multifamily groups in the treatment of severe psychiatric disorders.* New York: Guilford Press.

McFarlane, W., Dixon, L., Lukens, E., & Lucksted, A. (2007). Family psychoeducation and schizophrenia: A review of the literature. *Journal of Marital and Family Therapy, 29,* 223–245.

McFarlane, W., Link, B., Dushay, R., Marchal, J., & Crilly, J. (2004). Psychoeducational multiple family groups: Four-year relapse outcome in schizophrenia. *Family Process, 34,* 127–144.

Miklowitz, D. (2006). A review of evidence-based psychosocial interventions for bipolar disorder. *Journal of Clinical Psychiatry, 67*(Suppl. 11), 28–33.

Miklowitz, D. J., Simoneau, T. L., George, E. L., Richards, J. A., Kalbag, A., Sachs-Ericsson, N., & Suddath, R. (2000). Family-focused treatment of bipolar disorder: 1-Year effects of a psychoeducational program in conjunction with pharmacotherapy. *Biological Psychiatry, 48,* 582–592.

Miller, W., & Wilbourne, P. (2002). Mesa Grande: A methodological analysis of clinical trials of treatments for alcohol use disorders. *Addiction, 97,* 265–277.

Miller, W. R., Meyers, R. J., & Tonigan, J. S. (1999). Engaging the unmotivated in treatment for alcohol problems: A comparison of three strategies for intervention through family members. *Journal of Consulting and Clinical Psychology, 67,* 688.

Miller, W. R., & Rollnick, S. (2013). *Motivational interviewing: Helping people change.* (3rd ed). New York: Guilford Press.

Mueser, K. T., & Jeste, D. V. (Eds.). (2008). *Clinical handbook of schizophrenia.* New York: Guilford Press.

Nichols, M. (2012). *Family therapy: Concepts and methods* (10th ed.). Boston: Allyn & Bacon.

Nichols, M. P., & Schwartz, R. C. (2005). *The essentials of family therapy* (2nd ed.). Boston: Pearson Education.

O'Farrell, T., & Fals-Stewart, W. (2003). Alcohol abuse. *Journal of Marital and Family Therapy, 29,* 121–146.

O'Farrell, T., & Fals-Stewart, W. (2006). *Behavioral couples therapy for alcoholism and drug abuse.* New York: Guilford Press.

Penn, P. I., & Mueser, K. T. (1996). Research update on the psychosocial treatment of schizophrenia. *American Journal of Psychiatry, 153,* 607–617.

Perlick, D. A., Rosenheck, R. A., Miklowitz, D. J., Chessick, C., Wolff, N., Kaczynski, R., . . . STEP-BD Family Experience Collaborative Study Group. (2007). Prevalence and correlates of burden among caregivers of patients with bipolar disorder enrolled in the Systematic Treatment Enhancement Program for Bipolar Disorder. *Bipolar Disorder, 9,* 262–273.

Pickett-Schenk, S., Cook, J., & Laris, A. (2000). Journey of Hope program outcomes. *Community Mental Health Journal, 36,* 413–424.

Pike, A., McGuire, S., Hetherington, E. M., Reiss, D., & Plomin, R. (1996). Family environment and adolescent depressive symptoms and antisocial behavior: A multivariate genetic analysis. *Developmental Psychology, 32,* 590–604.

Reiss, D., Heatherington, E. M., Plomin, R., Howe, G. W., Simmens, S. J., Henderson, S. H., . . . Law, T. (1995). Genetic questions for environmental studies: Differential parental behavior and psychopathology in adolescence. *Archives of General Psychiatry, 52,* 925–936.

Reiss, D., Neiderhiser, J., Hetherington, E., & Plomin, R. (2003). *The relationship code: Deciphering genetic and social influences on adolescent development.* Cambridge, MA: Harvard University Press.

Rohrbaugh, M., Shoham, V., Spungen, C., & Steinglass, P. (1995). Family systems therapy in practice: A systemic couples therapy for problem drinking. In B. Bongar & L. Beutler (Eds.), *Comprehensive textbook of psychotherapy: Theory and practice* (pp. 228–253). New York: Oxford University Press.

Rotunda, R., & O'Farrell, T. (1997). Marital and family therapy of alcohol use disorders: Bridging the gap between research and practice. *Professional Psychology: Research and Practice, 28,* 246–252.

Rowe, C., & Liddle, H. (2003). Substance abuse treatment: Families and family life. *Journal of Marital and Family Therapy, 29,* 97–120.

Stanton, M. D. (2004). Family treatment approaches to drug abuse problems: A review. *Family Process, 18,* 251–280.

Stanton, M. D., & Heath, A. W. (2005). Family-based treatment: Stages and outcomes. In R. J. Frances, S. I. Miller, & A. H. Mack (Eds.), *Clinical textbook of addictive disorders* (3rd ed., pp. 528–558). New York: Guilford Press.

Steinglass, P. (2008). Family systems and motivational interviewing: A systemic-motivational model for treatment of alcohol and other drug problems. *Alcoholism Treatment Quarterly, 26*(1/2), 9–29.

Steinglass, P. (2009). Systemic-motivational therapy for substance abuse disorders: An integrative model. *Journal of Family Therapy, 31,* 155–174.

Steinglass, P., Bennett, L. A., Wolin, S. J., & Reiss, D. (1987). *The alcoholic family.* New York: Basic Books.

Thomas, C., & Corcoran, J. (2001). Empirically based marital and family interventions for alcohol abuse: A review. *Research on Social Work Practice, 11*, 549–575.

van der Voort, T. Y. G., Goossens, P. J. J., & van der Bijl, J. J. (2007). Burden, coping and needs for support of caregivers of patients with a bipolar disorder: A systematic review. *Journal of Psychiatric and Mental Health Nursing, 14*, 679–687.

van Wijngaarden, B., Schene, A. H., & Koeter, M. W. J. (2004). Family caregiving in depression: Impact on caregivers' daily life, distress, and help seeking. *Journal of Affective Disorders, 81*, 211–222.

Vaughan, C. E., & Leff, J. P. (1976). The influence of family and social factors on the course of psychiatric illness. *British Journal of Psychiatry, 129*, 125–137.

World Schizophrenia Fellowship. (1998). *Families as partners in care: A document developed to launch a strategy for the implementation of programs of family education, training, and support.* Toronto: World Schizophrenia Fellowship.

Wynne, L., McDaniel, S., & Weber, T. (1986). *Systems consultation: A new perspective for family therapy.* New York: Guilford Press.

Zauszniewski, J. A., Bekhet, A. K., & Suresky, M. J. (2008). Factors associated with perceived burden, resourcefulness, and quality of life in female family members of adults with serious mental illness. *Journal of the American Psychiatric Nurses Association, 14*, 125–135.

5 家庭居丧期关怀的伦理维度

Tomer T. Levin，Marguerite S. Lederberg

选择合适的家庭治疗方式来帮助居丧者在道德上是合理的，但重视治疗中复杂的伦理问题非常必要。这一章节将详细阐述在家庭居丧治疗中特有的伦理挑战，包括在筛查时避免给家人贴标签、知情同意、满足成员间相互矛盾的需求、治疗界限、保密与真诚、治疗时间、胜任力、现代科技中的困境，以及反移情。

在深入探究这些伦理问题之前，我们先回顾一下在理解和分析道德问题时所使用的哲学和临床框架。学习如何解除伦理困境，能够为读者提供必要的工具去理解伦理挑战。

家庭治疗中的指导性伦理框架

原则主义

原则主义是目前生命伦理学中使用最广泛的伦理框架，即使严格来说它并不是一种理论。它使用的是中层（mid-level）伦理原则，从而避免更多绝对论者基于某种替代价值而采用极端做法。在这个框架中使用的四项主要原则或价值观为以下几点。

1. 有利原则：在家庭治疗的情景中，家庭的幸福是治疗的核心目标，心理干预的目的是要使整个家庭受益。
2. 不伤害原则：这意味着不能出现伤害；心理干预不应产生有害的副作用。这有时被纳入更广义的有利行为的范围。
3. 尊重自主性原则：这是一个核心原则，以保证在治疗的过程中个体的自我价值能够得到尊重，因而知情同意在治疗过程中十分重要。这决定了患者充分理解治疗的利弊，了解心理治疗之外的替代疗法，使他们能做出最能满足他们需求、符合他们价值观，且在风险承受范围内的治疗选择。
4. 公正原则：在家庭治疗中，个人公正性需要照顾者对每一位家庭成员给予同等的关怀、忠诚和诚信。例如，模拟家庭中的每一成员都应有发表意见的机会，从而避免最强势的那一位占据主导地位。而社会公正性则是指医疗资源的公平分配，在之后的章节中会进行讨论。

原则主义引出了正确的探索式问题。这些问题又反过来强化了伦理问题的重要性，但它们彼此之间也会产生一些正面冲突。家庭出于对患者的爱，希望寻求更多的治疗，但并未考虑到患者的需求，这样的情况下，整个家庭的有利原则就会凌驾于患者自主性之上。家庭治疗中，平衡这些不同的观念需要妥协。同样的，公正原则往往很容易因为临床工作者过于繁忙和医疗系统过度扩展而做出让步，医疗系统服务质量的下降已经不可避免。

尽管如此，原则主义在医疗照护的伦理学中仍然使用广泛，因为每一条原则都有它的有效性。在既有案例中，探索每条原则的作用，能够可靠地识别出家庭系统中哪里出现了严重脱节。即使不能给出准确的答案，这些原则也能正确地引出问题。接下来，我们将了解哪些理论能够有助于找到解决问题的答案。

功利论（效果论）

功利论是一种强调行为结果的伦理理论：它认为对个体来说应当获益最大化，痛苦最小化。然而当动机原则不如结果重要时，个体在行为选择以及需要付出的代价的评估上就无法得到有效指导。例如，对于某些癌症患者而言，生存时间可以延长，而且这被视为一个积极结果。但这个结果的代价，可能是延长痛苦，并且降低缓和医疗的获益。在涉及下一步治疗方式时，家人与患者本人或家人内部常会有不同的意见，引发争执和严重的痛苦。

道义论

根据康德哲学的理论，道义论聚焦于对与错的绝对价值，强调我们普遍的义务是要履行特定职责，并且避免其他所有社会不予接受的、本质上错误的行为。例如，大多数人都认为，告知真相是我们的义务，这指导了在癌症治疗和缓和医疗中的真相告知行为，认为如实告诉患者及其家属疾病诊断和预后在道德上是正确的。然而，普遍性在这里却难以得到实现，不同的人群持有不同的观点，尤其是家人。如果不结合实际情况地使用道义论，容易造成理论的滥用，忽视个体需求。

案例

65岁的淋巴瘤患者希望向他90多岁的父母隐瞒自己的诊断和化疗。他认为保护父母的任务更胜于他告知真相的义务，哪怕这意味着他要为他掉头发和消瘦编造理由。他的父母自始至终对他的癌症一无所知，在平静中死去，而这个孝顺的儿子，继续着自己的康复之路。

持道义论观点者可能会质疑，任何年龄的父母都应该不会注意不到他们的儿子生病了，怀疑这个善意的谎言是否真的能骗过父母。会不会反过来他的父母也撒了谎，假装一切都很好来保护儿子脆弱的自我形象，让儿子安心履行自己的职责。如果他住院甚至是死去，他的父母便会发现他的谎言。在这种情形下，父母可能会因为儿子出于保护对他们撒谎而彻底崩溃。

从道义论的逻辑来说，开诚布公地交流可能是一个更可靠的方式，并能带来同等的帮助。确实，如何告知癌症诊断往往是治疗师解决案例的起点。如何告知真相会在接下来的章节中详细讨论。

美德论

美德论可以追溯到古希腊哲学家，他们非常重视个人品格的发展，美德论概括出他们所认为的一个"好人"应当具备的基本美德。在宗教机构中美德论应用得更加正式，很多哲学家一直讨论至今。好的品质是照顾者应当具备的基本素质，但对患者却没有这样的要求，即便患者是罪犯，他们也必须要得到合乎伦理的照顾（但是为保证公平，也应该充分考虑到照顾者的安全）。

关怀伦理

这个概念首次出现在 1982 年 Carol Gilligan 的书《不同的声音》。书中评论道，那些寻求困境中正确或错误答案的道德理论，反映了典型的男性精神，而忽视了"关系"的重要性——这在女性身上更为自然。这本书受到一些指责也是意料之中。1984 年，这个概念得到了 Nel Nodding 的肯定，她的《关心：伦理和道德教育的女性路径》一书中第一个详细阐述了"自然关怀"在母性中更为清晰明确，但并不是母性中特有的；这种"自然关怀"应该发展为更加普遍的"伦理关怀"。Nodding 也分析了这些感受如何延展到男性。她因为女权主义而被一些人批判，也因为将女性归为阴柔角色而受到女权主义者的批判。虽然如此，她的理念现在已经得到了广泛认可，并被其他那些认同"关系"在道德关怀中的重要性的评论者视为关怀伦理。

这个道德模型在一些概念中已经被证实，例如医生 - 患者 - 家庭的动态、同情心关怀、慈善事业、友爱和利他主义。它批判了之前的理论，认为它们与现实世界过于分离，不关注当下。关怀伦理承认部分家属相对于其他人更容易受到伤害，需要照顾和保护他们。但是，它在处理个体主观性和风险时缺乏道德规范的指导，会妨碍伦理问题的有效讨论，因此，也会被批判。但目前并不存在完美的理论。

重要的是，关怀伦理可以以多种形式来补充原则主义，这两个理论框架也常常一同被引出。原则主义引出常见的道德原则，而关怀伦理则体现了现实中的人类情感。一个人是一件未完成的作品，每天都在命运引起的情绪以及与周围人的关系中挣扎。这两种理论的结合能够去处理这两个领域的问题，从而带来一种更为全面和合作性的尝试。

案例

一位虚弱的 70 岁的寡妇，因为患有转移性肺癌而生命垂危，但却顽强、独立，即便她洗澡、穿衣、行走都需要他人帮助。这让她那孝顺的女儿在照顾她的问题上遇到了困难。但当她赶走她的护理人员时，最后的冲突爆发了。显然，这位母亲在全天候护理机构中能得到更好的照顾，但她坚决拒绝离开她熟悉的家。她信任的肿瘤科医师建议她转诊到临终关怀病房去接受生命终末期护理。但这只可能在她被认定为没有能力做出医疗决策，需要女儿为其代理时才能实现。这对于一个非常看重自主性的女性来说是一个巨大的道德打击，而正是这自主性助她度过了她之前不幸的生命旅程。

女儿认为应当尊重母亲的决定，肿瘤科医师接受了这个安排，为这位母亲重新安排了一位善解人意的缓和医疗科护士，女儿也在家照料母亲。几天后，这位母亲在女儿的陪伴下，平静地在自己的床上去世了。

这个案例呈现了如何将关怀伦理整合到实际案例中。本案例中患者的自主性受到艰难的挑战，但由于一个女儿对母亲的爱以及临床医生的理解而得到维持。

综合性临床框架

接下来的章节讨论三种综合性的方法，包括以病例为中心的伦理、情境诊断和伦理准则，它们更直接地嵌入到临床实际情况中。这反映了诊所和医疗中心日常工作中的以患者为中心的伦理。

以病例为中心的伦理

这与其说是一种道德理论，不如说是一种感性的认可，能够从经验中学习到。临床培训向来重视从经验中学习，例如医疗实践中常见的案例研讨会、死亡和发病研讨会，以及尸检。

医院的伦理委员会通常会逐一地审阅临床案例，试图从以前的经验中学习，并用这些知识来指导今后的伦理困境。例如，一位靠呼吸机拖延着生命的垂危患者，他的经历告诉我们在今后的案例中应该更早地介绍患者向缓和医疗病房转诊。但是，由于先前个例不具有普遍性，在方法的使用上也因为个人选择的不同而有所偏颇，以病例为中心的伦理也会受到指责。它常常会与多元化的社会价值产生冲突。例如，有些患者能够接受停止静脉输液，但另一位患者可能无法接受，他认为这意味着放弃一个渴望活着的濒死患者。但以病人为中心的伦理确实更灵活和多变，这些是在人类情感的基础上产生的，例如，工作人员亲眼见到一位患者长时间靠呼吸机生活时产生的感受。

情境诊断

当现实中人们面临艰难的个人选择时，需要应用到伦理原则。这里，综合性的伦理原则框架会很有帮助。

Marguerite Lederberg 是纪念斯隆 - 凯特琳癌症中心的一位精神科医生兼伦理学家，她提到，复杂的伦理会诊常常会唤起患者和家人之间的强烈情感，而这种情感常常会影响到工作人员，引起困惑（Lederberg，1997）。精神科的问题和伦理问题密切交织，有时会产生一些本应由伦理委员会来处理的伪精神科咨询，或者一些本应由精神科处理的伪伦理案例。Lederberg 提出，情境诊断能帮助我们去识别和理解伦理问题。以下五个情境因素的识别非常重要。

1．患者和家属的心理需求，以及对这些需求可能做出的反应。

2．家庭动力角色以及可能的干预。

3．相关医疗人员或个体的参与，对参与和可能的反应有明确的界定。

4．家人 / 患者和医疗人员之间的关系，这些关系如何影响进程，以及可以对这些关系做些什么。

5．是否有必须要遵循的法律或习俗限制。

对这些主题和推荐方法的概括，并不能呈现出实际要遵循的过程，但提示合格的临床医生应该能够找到合理方式去开始咨询工作，确保他们对情境有可靠而细致的观察，不被自己或其他参与者的强烈情感所影响。

这个分析也指出，一些不能通过医生的处方解决的问题和争议属于伦理问题，需要其他解决方法。这正是利用四项原则（原则主义）来提问的时候，应尽可能地多发掘可能适用的理论，避免说教。当情境发展时，应倾听、尊重各方的声音，让关怀伦理作为指导，找到一个既合乎人道主义又合乎道德伦理的解决方法。

在有资源的地方，通过多学科的方法既支持综合性概念，也关注构成的元素——包括伦理学、精神病学、缓和医疗、社会工作、法学、神学、个案管理 / 出院计划、患者支持。鼓励私人从业者配置一些固定人员或是外部资源为上述两类问题提供解决方式。

J. J. Fins，是一位来自纽约康奈尔大学医学院的医生兼伦理学家，他也使用了一种比较实用的方法，将伦理原则作为指导方针，通过它来产生一系列合理的道德选择，再经过讨论和反馈来达成共识（Fins，Bacchetta 和 Miler，1997）。他称这种解决伦理问题的方法为临床实用主义，在 Fins 的理论里，在当前的民主社会，人际沟通是达到一致性的过程中重要元素，能够经得住伦理审查。或许有不止一个方法在伦理上是可以接受的，所有派系的声音都有权发出，他们可以以合作的姿态达成一致，需要时可以进行伦理会谈。

伦理准则

发展伦理准则是为了指导道德行为，如果它更详细，并更加关注临床情境中可预计到的伦理挑战并对特定伦理问题作出回应，会非常有益。美国死亡教育与咨询协会（ADEC），最古老的跨学科死亡学组织之一，概括了详细的伦理指南，涵盖了普通行为、能力、患者/其他专业人士/雇员/整个社会的责任、保密和隐私、教育，以及研究等各个方面（ADEC，2004）。

家庭哀伤治疗中具体的伦理学挑战

治疗师的角色

个体治疗师的职责十分明确。问题的焦点在于患者，对其隐私需要谨慎辨别，除非在特定情况下，否则患者的隐私必须受到保护。

随着家庭治疗团体中成员数量的增加，随之而来的问题也呈指数增长。成员意见相左很常见，对不同家庭成员的利益产生影响的争执也会增多，特别是在有关重大问题的危机时期。经验丰富的家庭治疗师知道如何保持中立，鼓励家庭成员以一种积极的方式彼此沟通。

如果家庭情况比较复杂则需要许多医疗资源，其分配需要遵守社会公正的伦理原则。例如，偏远地区的家庭不应当由于他们居住的地区缺少三级治疗中心（资源集中处）而无法接受家庭心理治疗。远程医疗技术可能有助于平衡地域因素导致的治疗不平等，但这不容易实现。同样，当医院、政府与医疗保险公司协商签订合同时，应规定家庭治疗免除自付或共同支付，使患者能够负担家庭治疗，自付或共同支付对低收入群体来说难以承担。虽然不是所有的治疗师都可以影响健康政策或医院管理，但治疗师可以代表家庭倡议资源公平分配，并利用卫生系统的专业知识来实现社会公正的目标。

目前需求和资源之间的差距还很大，治疗师必须在有限和困难的选择内，通过自己实际观察到的不平等现象来找到解决的办法。

筛选、评估结果与标记

在家庭治疗中，对家庭功能、抑郁和焦虑水平以及类似问题的评估，有助于客观地评估某一家庭是否适合治疗，这些评估同样有助于了解家庭成员对治疗的反馈，这是当前数据驱动结果背景下的主要表现。

例如，家庭关系指数测量了家庭的沟通能力、凝聚力和冲突，并预测成员在以家庭为中心的哀伤治疗模型（Kissane 等，2006）中发展为病理性哀伤的风险。虽然这样的筛选工具为干预提供了依据，但是如果将家庭标签化也会使之病理化，如果家庭被评估为"病态"或是"糟糕"状态，那么家庭成员很容易就会感知到。危机本身就已经让家庭成员感到足够糟糕！所以需要好的治疗来避免无意中的标签化。

有这样一个案例，患者的精神科医生告诉他，他患有精神疾病、重度抑郁症，特征为"异常脑部化学物质"。多年来，这强化了他"不得不服药"的概念，并且将他在家庭中的角色定义为病人，这样的标签否定了抑郁症患者在家庭治疗的背景下重新考虑生活策略的可能性，并且患者最终会适应这种生活。

在家庭哀伤治疗中，以积极的方式进行筛选往往是有益的，以了解哪些成员可以通过团队治疗对抗重大压力和脆弱。在与患者沟通时，使用"我们"这样的陈述会起到强调临床团队是以支持性和合作性的方法来进行的，而"你"这样的阐述则有贴标签的效应。

知情同意

谁构成了家庭？鉴于现代家庭的潜在多样性，这是一个事关家庭治疗中知情同意部分的重要问题。例如，在混合家庭中，继父母可能扮演关键或次要角色。一位阿姨的角色可能相当于第二父母，而也可能只相当于远亲。离开家庭多年的人是被排除在家庭治疗之外还是被邀请进来，要视情况而定。未婚夫、前配偶、朋友、邻居、姻亲和祖父母都可以被看做是干亲关系。将适当的家庭成员纳入知情同意的过程中应遵循自主、有益原则和不伤害原则。这样做也体现了伦理关怀。例如，在知情同意程序中纳入一名12岁儿童，这样做有利于尊重他的自主权，并保障了这名儿童在家庭中的话语权，这不是法律强行规定的，但它却彰显了对年幼家庭成员的关怀。虽然12岁以下的儿童可能年龄太小，但年龄界限也不是绝对的，一些年幼的儿童可表现出较高的成熟性，而某些年龄大的儿童则缺少这种成熟的特性。

拒绝参加家庭治疗的人是什么样的？垂死的病人还是核心家庭成员？此人是否应该被说服或被胁迫参加？过于武断的方式会损害一个人的自主性；另一方面，伦理关怀表明指导治疗师的意见有助于吸引外来家庭成员进入治疗，克服他们最初的阻力。

竞争需求

虽然系统方法提倡系统中所有成员具有平等的参与权，当然这在家庭系统治疗中可能实现，但在家庭治疗时也可能出现另外两种动态表现。

第一种动态，患者的医疗和心理需求的紧迫性会侵害那些接受较少心理"交流时间"的家庭成员，这在不稳定和危及生命的医疗情况中并不罕见。

第二种动态是其他家庭成员的需求非常大，以至于这些需求从整个家庭治疗中分散出来。如果在家庭治疗期间另一个成员具有严重的精神问题，例如物质滥用、广泛性焦虑或从未治疗的双相抑郁，则在这种情况下应该认真考虑是否应该将治疗的焦点继续停在这个患者的成瘾或障碍上。这样做的一个危险是家庭治疗被转用来满足该成员的需要，将会面临分配公平的伦理问题。另一个危险是替罪现象：标记此成员可能会对在哀伤治疗中至关重要的家庭凝聚力产生不利影响。另一方面，治疗师有一套独特的技能，使他们能诊断和帮助治疗这些问题。从长远来看，忽略一些像药物滥用这样不断恶化的问题可能是不利的。

因此，治疗师必须意识到这一情况下竞争需求的重要性，甚至治疗师也不能免于自己与他人的竞争需求，像后面的案例那样。这是指治疗师和研究人员需要定义什么是病态性的，什么是正常的。然而在许多心理综合征中，病态性的定义标准正在逐渐改变。此外，悲伤无论是否是病态性的，都具有文化异质性。最后，时间可能会治愈一些患者，但是预测模型对于哪些是需要及时帮助的人和哪些是将被时间治愈的患者的预测并不是绝对准确的。根据非精神疾病的道德标准（不伤害原则），治疗师必须确保他们出于善意的治疗不会打乱脆弱的家庭功能平衡。

治疗的界限

传统的家庭治疗有固定的治疗界限：在专业的办公室中开展有时间限制的会谈，没有对患者的不适当触摸，与患者没有会谈之外的联系。死亡和悲伤改变了这个模式，这迫使治疗师去适应，并带来新的伦理挑战。

临终病人的身体非常虚弱，他们时常身穿睡衣，身体连接着医疗设备和各类导管，有时候睡衣可能会敞开，造口袋可能会漏出粪便，或者随身携带导尿袋。治疗师应该采取措施帮助患者稍微舒适些。如果治疗师在目睹患者身体功能恶化时表现出反感，那么信任和治疗关系就会受到影响。在适当情况下，治疗师应该可以通过遮盖患者身体暴露的部位并帮助其舒适地坐下来，从而使患者更为自主。在家庭哀伤治疗中及时地接受拥抱可能会对治疗产生促进效果，而拒绝拥抱可能对治疗不利。但在传统治疗中，拥抱可能会被视为是妨碍治疗的行为，而不赞成使用。

在患者家中开展治疗还会遇到其他界限问题，例如，治疗师可以接受茶点吗？或者是否可以使用家庭中的浴室来缓解他的紧张情绪？如何就座也是一个问题。如果将治疗师放在传统上分配给家庭户主的座位上，可能会侵犯常态的家庭动力系统的边界。坐在不同高度的椅子和沙发上，或坐在地毯上，也会产生动力的差异，因此而损害治疗师的中立性。善意邻居的突然闯入，还有来自医生的必接电话都会引发隐私的问题，也破坏了常规可接受的治疗参数。

治疗师是否应参加葬礼或纪念仪式，以及卡片是否应在死亡纪念日送出，不应受过于僵化的协议制约，因此正当、关怀和自主的伦理原则又是重要的。在某个极端的案例中，治疗师可能会在哀悼者中位于前排的中心位置，并取代一些家庭成员。最终，这可能伤害家庭，并且肯定会损害运转中的家庭单位的自主性，致使治疗很难再进行下去。另一方面，治疗师在葬礼上的谦卑态度以及非侵犯性的参与可能被视为一种有效的关怀，帮助家庭的治疗过程和达成进一步的治疗目标。从反移情的角度来看，参加纪念仪式也可以帮助治疗师，他也需要为病人的离去而哀悼。

在家庭出现死亡情况时家庭功能会发生瘫痪，治疗师可能会忍不住提供家长式的方法来管理家庭，这或许会在无意中促进治疗师成为咨询顾问。例如，如果家庭系统坚持让治疗师在纪念仪式中发挥主导作用，帮助确认家庭优势的治疗目标就可能会受到影响。这里，治疗师可以引导家庭承担主要的责任，同时保持尊重的距离，这是有益的，而不是侵入性的。

维持信心和告知真相

秘密在家庭治疗中普遍存在，这种现象呈现出基于坦率的沟通和尊重之上的伦理困境。

通常在家庭会议之前或之后，在治疗师身边的成员将会告诉治疗师一些秘密。治疗师将秘密作为一个问题在下一次治疗中提出会对治疗产生积极作用。一般来说，正如大多数家庭治疗师所知道的，通过承诺保守秘密相互串通是冲突出现的关键。然而，僵硬的规则可能与实用主义产生冲突。

一个普遍存在的家庭秘密是关于最终预后的消息，因为担心坏消息会击溃家庭成员的情感或破坏他们的希望。如果治疗师找到支持这种信念的证据，并在情绪低落的情况下提供帮助，那么可以较好地帮助家庭成员进行最佳的沟通。这样也有助于阐明预后，因为它经常被误解或没有被充分说明。

下面将用一个精神科会诊的病例来说明 Lederberg 的方法。向一个有矛盾的不幸的家庭提供支持，同时建议成员要讲真话，尽管会遇到潜在的困难，但这确实是一个更有成效的方式。

案例

一位垂死的女人，她的丈夫不幸去世了。她的兄弟负责她的卫生保健问题，劝说她不要为丈夫的死亡感到太痛苦，同时准备接受自己的死亡。这对病人的十几岁的儿子造成了强烈的内心冲突，他坐在母亲的床边，假装他的父亲在进行长期的海外旅行，同时却需要隐藏自己悲痛的心情。更糟的是，他的母亲不可能安慰他，他也不可能安慰他的母亲。在这个案例中，被咨询的家庭治疗师并没有坚守秘密，而是告知病人丈夫死亡的真相。

真相大白后，病人和她的儿子能够一起为父亲的离去悲伤。母亲则引导她的儿子减轻悲伤，讨论他未来的生活，而他的叔叔将作为他的监护人。与此同时，他们还有机会讨论她即将到来的死亡，她能够提前安慰他不要太悲伤，母性的光辉深刻而伟大。

文化背景也会影响告知真相，这在那些有分级角色对家庭结构很重要的家庭中尤为突出。通常这样的家庭会期望其中的一个成员扮演家长或孝顺孩子的角色，并承担说明有关真相的责任。家庭哀伤治疗应该尝试理解和探索这些问题。

回避型应对（通常被称为否认，或充耳不闻）是一种常见的反应，特别是当人们不堪重负时。当患者说他们不想听到死亡或濒死时，即使死亡是不可避免，出于道德治疗师是否应该隐瞒真相，还是应该让病人面对真相？为了不对病人产生伤害，大多数治疗师会同意向患者隐瞒真相，但最终却毫无帮助。因此，治疗师应当探索患者有关终末期的照护的想法。事实上，当回避型应对最终被问题焦点应对所取代时，就表示治疗中出现了有意义的转折点。

如果秘密被认为是可耻的，例如乱伦、强奸、不忠、犯罪或堕胎，"隐私权与告知真相"这个问题就需要对家庭治疗和家庭系统的目标进行认真权衡后决定。

案例

玛丽亚，65岁，四年前被诊断为晚期结肠癌且进行了手术。两年后，癌症转移到了她的肝和肺，需要化疗。最终，她的病情恶化，转入二线化疗。恶心、疲劳和食欲缺乏等症状逐渐出现，而且即将发展为肝衰竭。玛丽亚的主治医师想与她和她的家人讨论护理的问题，因为她已经进入了临终期。有一次，她告诉大夫："我已经准备好了，医生！"

然而，在肿瘤医师与玛丽亚谈话之前，她的医生儿子将肿瘤科医师叫到走廊，要求给他的母亲使用卡培他滨单药化疗。他请求肿瘤医生不要告诉他的母亲她处于临终期，希望他母亲能够维持最后的希望。

这个家庭的沟通充满了矛盾，儿子作为医生充当了决策者而忽略了他父亲的存在。她的女儿为了避免与她的兄弟发生冲突，而很少看望她的母亲，选择每天打电话给她的父亲。肿瘤科医生不想使用卡培他滨，但担心如果他拒绝就会被起诉。在意志消沉时，肿瘤医生考虑到了伦理咨询方面的选择，给他们找了家庭治疗师，或建议他们全家到海滩度假。

从伦理角度分析上述案例，病情告知是一个核心问题：如果肿瘤学家不能有效地与患者沟通，并和患者达成合作决策，患者的自主权将被严重损害。如果肿瘤学家启用无效的治疗，则构成渎职。善良并且具有关怀伦理的肿瘤科医生被家庭中儿子的要求所胁迫，这就是道德困境。贫乏的家庭沟通、复杂的家庭动力和不断恶化的愤怒情绪很难解开伦理问题。但是为了能够构建一个所有人都能接受的，并且符合道德标准的可行方案，必须要解决这些问题。

哀伤治疗持续时间

哀伤的家庭成员大多非常悲痛且无助，他们常常希望能延长治疗时间。问题是短期干预模型是否可以转化为长期治疗，治疗中成员形成过度依赖是一种自主性的问题，这已经属于对知情同意协议的偏离。

实用主义和适应性可以决定治疗停止的时间：治疗师通过按计划结束重点干预来提升和确认家庭单位的自主性，有需要的相关家庭成员可被转为接受个体治疗。另一种选择是按计划完成有时间限制的干预后，在3个月、6个月时重新评估是否适应（或缺乏干预），以便在必要时进一步提供有时间限定的强化治疗。

胜任力

为了达到治疗目的最大化并且尽量减少对成员潜在的伤害，家庭哀伤治疗应该由具有资格能力的执业医师在职责范围内进行。建立在实证基础上的方法优于仅仅依托于对个体的关注而采取的干预，这也反映了死亡学和心理学的发展。

技术挑战

科技的进步尤其是远程医疗的进步，为远距离的患者带来了提供家庭治疗的希望。远程医学跨越了国际边界和大陆，并且降低了医疗成本。使用新技术引发了新的伦理挑战，同时旧原则依然存在，如治疗师的胜任力、知情同意、文件编制、向公众陈述、费用、治疗终止和无渎职行为等（Barnett，2011）。

最有前途的平台类型是诸如 Skype 的视频聊天程序，它允许多方人员同时进行视频会议，并且成本低廉。如果一位终末期病人处于这样的情况——他的妻子在新泽西州，女儿在亚利桑那州，儿子由于交通堵塞只能使用手机联系，那么位于纽约的治疗师利用远程医疗便可以使所有家庭成员都参与家庭哀伤治疗中来。

知情同意权应解决未经授权的用户访问私人健康信息而侵犯隐私的可能性，其他参与视频会议的人员对隐私权也是一个潜在的挑战。所以新的技术也许会成为治疗失败的因素，治疗师应考虑将电话作为治疗的后备措施。

治疗师在外出会议上使用新技术，例如电子邮件、发短信或"Skype"技术等可能会造成新的隐私问题，但也有可能改善沟通。当然这也避免了最原始泄露隐私的情况，例如，留下一个消息给助理或将消息贴纸留在治疗师的椅子上，以便于治疗师返回时能看到。

应提前说明是否可通过电子邮件、发短信、打电话或视频聊天的形式联系到治疗师，以及治疗师回复这些信息的合适时间。对附带的通信费用应当解释清楚，并对远程医疗的保险覆盖范围（如果有的话）进行确认。更复杂的是，治疗师如何确定电子邮件或发短信的人实际上是病人，而不是使用病人计算机的其他人。此外，对于治疗终止的方法也应提前商议好。

一些殡仪馆提出在线哀伤咨询，并且可以打折，经验丰富的治疗师对此表示担忧。然而，很可能该领域将必须处理这种哀伤咨询的伦理问题，就像在拉斯维加斯和迪斯尼举办婚礼曾经是不可想象的，但现在是很普通的。已经有提供在线移动癌症支持性服务的公司，可能会包括哀伤服务。跨州和跨国的互联网治疗师的许可，以及相关的医疗法律保险，仍然没有制定出来。如果在线治疗在肿瘤学领域繁荣发展，那么内在的伦理问题将至关重要。

反移情作用

对于治疗师来说，能够通过哀伤治疗激发对家庭成员的移情十分重要。例如，治疗师对患者或家庭的过度识别可能影响其中立态度，并且可能导致界限被破坏，如迫切地希望患者达到身体上舒适的状态。治疗师自己的世界观、宗教或文化观可能无意中施加于治疗过程中。例如这个不太常见的案例：当治疗师接受了病人安乐死的请求时，他没有意识到是被反移情作用影响而支持这种"死亡的权利"。治疗师自己的个人危机，例如家庭成员生病或离婚，也会对他产生伤害，并且导致情绪紊乱。另外，职业倦怠或治疗疲劳也是一项潜在的危险因素，治疗师应该努力保持工作和生活的平衡。

自我披露技术有时可能有助于治疗，但过多这样的陈述，例如"我也失去了我的母亲，她同样死于癌症"，可能会将治疗师变成类似病人的角色，以至于减损治疗的目标。两位《哀伤咨询伦理实践》的作者，Gamino 和 Ritter（2009）承认并审视了他们的反移情作用。他们写道，伦理生活价值观根植于个人基督教价值体系中。虽然这种个人信息通常不会在治疗中共享，但是这种开放的方式可以使他们的固有态度被有效地理解和分析。个体治疗、上级督导和同侪督导，以及获得指导可以提高反移情的意识。

结论

Lederberg 在 1997 年指出，伦理道德冲突在社会心理、法律和制度等多个领域中都会出现。在解决此类问题时要在道德上站稳脚跟，了解问题产生的背景与了解问题本身同等重要。2009 年，Gamino 和 Ritter 也强调了解患者、问题、地点、原则和决策过程在达成道德决策中的重要性。

正是因为认识到解决伦理困境时，健康讨论的复杂性和有效性，美国所有的医院都被授权设立一个临床伦理委员会，这一机构为协调个人伦理问题提供了一个平台，也为实施伦理上可接受的方案提供了支持。总之，当面临伦理道德困境时，我们强烈建议应该在一个充分讨论并听取各方面意见的情景下分析、解决问题。

参考文献

Association for Death Education and Counseling (ADEC). (2004). *Code of ethics*. Revised July 28, 2010. Retrieved from http://www.adec.org/Code_of_Ethics.htm

Barnett, J. E. (2011). Utilizing technological innovations to enhance psychotherapy supervision, training, and outcomes. *Psychotherapy, 48*, 103–108.

Fins, J. J., Bacchetta, M. D., & Miller, F. G. (1997). Clinical pragmatism: A method of moral problem solving. *Kennedy Institute of Ethics, 7*, 129–145.

Gamino, L., & Ritter, R. (2009). *Ethical practice in grief counseling*. New York: Springer.

Gilligan, C. (1982). *In a different voice*. Boston: Harvard University Press.

Kissane, D. W., McKenzie, M., Bloch, S., Moskowitz, C., McKenzie, D. P., & O'Neill, I. (2006). Family focused grief therapy: A randomized, controlled trial in palliative care and bereavement. *American Journal of Psychiatry, 163*, 1208–1218.

Lederberg, M. S. (1997). Making a situational diagnosis: Psychiatrists at the interface of psychiatry and ethics in the consultation-liaison setting. *Psychosomatics, 38*, 327–338.

Noddings, N. (1984). *Caring: A feminine approach to ethics and moral education*. Los Angeles: University of California Press.

第二部分

对家庭的哀伤治疗——一种实用的护理服务方法

  在这一部分中，我们将讨论如何在缓和医疗和居丧过程中开展家庭治疗。无论是评估家庭还是应用治疗策略，为了最大限度地帮助他们，临床医生需要以一种符合文化习惯的方式接近居丧期的家庭。我们将以叙述故事的方式叙述家庭聚焦哀伤治疗试验中的经典案例，以传达家庭和治疗师的经验。

6 评估居丧期家庭

Talia I. Zaider

　　家庭通常是认识和分担哀伤的主要场所。Murray Bowen 在他的经典文章《家庭对死亡的反应》中说，亲人的逝去会在家族系统中激荡出强大的"情绪冲击波"，同辈人和隔辈人都会受到影响（Bowen，1978）。随着我们老龄化人口的增长，以及医疗进步对人类寿命的延长，即使是绝症也可以延长生存期，家庭会在死亡来临之前面临着各种各样的、逐渐增多的丧失（Okun 和 Nowinski，2011）。因此，家庭哀伤不一定是一个具有明确起点和终点的离散事件（Rosenblatt，1996）。伴随着某位亲人的重病和离世而来的是家庭内部成员的角色、责任、习惯和仪式的改变。除了这些变化，家庭成员的离世不可避免地重新激发对先人的缅怀，家庭的反应可以进一步巩固或转变子孙后代对死亡和哀伤的态度。

　　亲人死亡之后，随着时间的迁移，家庭面临着重组其基本功能的任务，如抚养后代和延续家族传统。只有通过对家庭的发展和背景敏感性的评估，我们才能了解家庭成员去世对家庭生活的影响、认识到家庭较为脆弱的区域，并识别能够使家庭更快治愈的修复力资源。本章介绍了治疗师评估居丧家庭，确定家庭是否需要进行更为密集的心理社会照顾，并制定能够聚焦于持续支持的治疗方案的路径图。因为在过去任何一个治疗案例中，我们都意识到评估过程本身就具有干预作用。所以在调查居丧期家庭的功能期间，我们在收集数据的同时，也邀请家庭成员表达和反思自身，从而开辟了增加家庭成员的相互支持的通路。下面的表 6.1 概述了评估过程中使用的一系列策略。

关于丧失的叙述

　　每个家庭都有过关于已故者或死亡本身一些复杂的甚至是矛盾的经历，以及随之而来的情感与现实需求。通过引出每位家庭成员的观点而避免只关注那些痛苦最为外显的个体，临床工作者最好能够保持与整个家庭群体的接触，并允许不同的观点能够安全地表露。作为一个评估工具，在随后的讲故事过程中对消极和积极的家庭意义都进行了阐明，例如：死亡为什么会发生？死亡是可预防的或是不公平的吗？死亡是否有深层次的影响？这使得家庭能够围绕死亡共同创造新的、适应性的家庭意义（Nadeau，2008）。在本章中，我将提出几个质询的关键方面，用于引导讨论，帮助家庭更加深入地展开有关死亡的叙述。

表 6.1 用来评估居丧家庭的关键策略

1. 这个人的故事和他的去世

    a. 这个人是谁? 他的多重角色和对家庭生活的贡献是什么?

    b. 他是怎么去世的? 家庭是怎样经历死亡的?

    c. 回顾葬礼的全过程

2. 家庭应对及家庭关系的故事

    a. 评估家庭任务: 接受死亡, 分担哀伤和重组家庭

    b. 理解亲属模式, 过去和现在

    c. 明确沟通、凝聚力和冲突解决的模式

3. 家谱图

    a. 基础结构和时间线

    b. 对关键事件的应对反应

    c. 代际之间的关系模式

    d. 优势和劣势

4. 关键问题和优势的总结

    a. 确认与关心的问题有关的优势

    b. 就目标达成一致意见

    c. 必要时计划将来的治疗

个体

治疗师从帮助家庭成员分享关于已故亲人的记忆开始, 包括他在家庭内外的各种角色和关系。在此基础上, 治疗师可获知已故亲人最为家庭所珍爱的那些品质, 并了解他继续影响家庭生活的诸多方面, 包括他的价值观、情感及对家庭和社区的贡献等方面。借助家庭成员的视角, 治疗师可与已故成员形成一种形式上的"连接", 使治疗师和家人能够将他纳入他们日益发展的关系中。如果治疗师认识这位已故的家庭成员, 在治疗时可在房间里摆放一个空椅子象征性地代表他的存在。邀请家庭成员代表已故成员轮流回答问题 (例如, "Roberta 会如何描述她在这个家庭中的作用? 在这个家庭中她最欣赏什么?"), 这将有助于让家庭成员带着他们所爱的人的想法进行治疗。正如 Michael White 所指出的, 对死者说"你好"而不是说"再见"的模式有助于反驳一个普遍的观点, 即完全的分离是最佳的结果 (White, 1989)。

一个能够坦然地帮助家庭公开讨论死亡和临终的治疗师, 使用直接的语言, 能够更好地帮助那些奋力想要公开讨论和认识死亡的家人。Bowen 很好地解释了这个

原则，当他写道：

在我与家庭的交流中，我小心地使用直白的词语，如死亡、死、埋葬，我尽量避免使用不直白的词语，例如去世，故去和埋葬。一个直接的表达可以给他人传递一种信号——我对这个内容感到舒服，这能够使别人也感到舒服。模糊词汇似乎可以淡化死亡的事实，但这会使其他人也用模糊词汇进行回应，谈话很快就会出现这样一个节点，就是有人会怀疑我们是否在谈论死亡。使用直白的词汇有助于打开一个封闭的情绪系统，我相信这样能帮助家庭成员之间的沟通更加舒服（Bowen，1978，p. 343）。

死亡

真实的死亡信息对了解家庭对丧失的反应是至关重要的。这是一个"有意义的死亡"还是令人遗憾的呢？证据表明，围绕死亡的一些困境，例如突发死亡、暴力或意外死亡，可能会增加居丧者的社会心理疾病的发病风险（Burke 和 Neimeyer，2012）。令人遗憾的死亡可能是由于症状管理不佳、意外的死亡时间、有放弃治疗的想法，或与医疗团队或亲密朋友疏远，和（或）为没能更好地照顾死者感到内疚。一名老年妇女表现出深深的内疚，因为姐姐因为癌症入院治疗期间意外死亡，而她没有能够履行诺言让姐姐在家里去世。当一个家庭在一个联合会议中提出了不同的观点时，它有助于减轻这个女人感觉她没有保护好姐姐愿望的内疚。在其他情况下，激烈的残余愤怒在死亡的故事中被宣泄。一个家庭成员可能会表达丧失事件的不公平和（或）指责特定的专业帮助者，例如临终关怀护士、家庭护工、医生或其他在患者临终时心不在焉或没有尽到义务的家庭成员。

一个治疗师应该询问死亡的消息是如何分享的，亲人临终时谁在场，是否有机会说再见，向心爱的人吐露心声或交流愿望。家庭成员在亲人去世时感到团结一心，而不是冲突或误解，可以作为一个信号，预示了在居丧期中，家庭内部有进一步发展相互支持的潜力。

研究表明照顾者、患者和临床医护人员都认为生命终点时刻的经历是极为有价值的。包括有机会为死亡和临终做好准备，制订明确的临终照顾计划，并确保对患者进行充分的疼痛控制和症状管理（Hebert，Prigerson，Schulz 和 Arnold，2006；Steinhauser 等，2000）。在对看护痴呆患者亲属的前瞻性研究中，那些认为他们没有对亲人的死亡做好"准备"的人——例如，他们和医生对死亡、临终或居丧的预期的沟通非常有限——与那些表示"有准备"的人们相比，在居丧期中经历着更高水平的抑郁、焦虑和复杂性哀伤症状（Hebert 等，2006）。因此，关于家庭成员生命的最后日子发生的事情的表露可以解释为或预示一个复杂的或适应不良的哀伤过程。

葬礼

治疗师应该引导家庭成员说出他们如何为去世的家人感到荣耀和如何回忆他们

的。这些被组织起来的仪式可以通过家庭功能的各个方面阐明家庭中坚强有力和脆弱的方面，例如对不同信仰或混合家庭的差异做决定或协商，以及协调角色。治疗师经常会听到关于家庭文化或宗教的习俗，并且应该询问家庭成员遵守这些习俗的意义。死亡时的仪式及习俗将家庭与更大的社会联系起来，并邀请大家公开分担哀伤。治疗师应该询问，这种更广泛的支持随后维持了多久，以及家庭成员在需要支持时可以在家庭以外得到支持的程度。家庭的团队合作和相互支持的能力可以通过他们对治疗师问题的回复来揭示，问题包括发生了什么，家庭成员对仪式有什么样的反应，家庭是如何准备并参与这些活动的（Imber-Black 和 Roberts，1998）。

先前家庭关系中的"应激性破裂"可能会在一段时间内扩大，产生相当程度的挫折和疏离感。在一对夫妇哀悼他们十几岁的儿子的死亡的案例中，父亲沉浸在一个追悼会的筹备中。让他非常沮丧的是，母亲不愿参与，不能确定自己是否出席追悼会。进一步的询问发现，这个项目对每个家长的意义有所不同：父亲渴望与他人团结一致，证明其儿子的一生具有广泛的影响性，而母亲更愿意缅怀母子之情，而不是将对儿子的回忆与更多、却不那么亲密的公众分享。

当引导出家庭关于丧亲和随后发生情况的叙述时治疗师应该关注家庭关于哀伤本身的含蓄或明确的假设，哀伤预期持续时间和他们感觉什么将帮助或阻碍这一过程。家庭会认为谈论哀伤有帮助、有必要吗，还是可能使情况变得更糟呢？当一个家庭成员没有表现出强烈的痛苦时，他这样的行为就可以被认为是"否认"或是"不面对死亡"了吗？或者家庭是否担心一个极度悲伤的家庭成员是"没用的"？

一个失去患有晚期前列腺癌丈夫的女性谈论了在丈夫死后她的社交活动有多么积极，她接受各种活动的邀请，并恢复了因丈夫生病期间被推迟的志愿者工作。她担心她在"逃离"哀伤，但同时她也相信只能通过做一个积极的和情感完整的"好寡妇"她才能保持那些友谊。一些家庭成员可能转向新的生活，而其他家庭成员则努力与他们已故的亲人维持"长久的纽带关系"（Klass，Silverman 和 Nickman，1996）。我们将在后面讨论什么是构成"良好"哀伤过程的信念，这种信念通常来自过去几代人的哀伤模式。

家庭层面的影响——应对

像大多数主要的生命转归一样，丧失根本上是一种关系的体验。对大多数居丧个体而言，最紧密可用的支持系统便是家庭。家庭提供安全、共情和支持的氛围的能力是至关重要的。研究表明，当家庭关系充满冲突、沟通不畅和（或）大家合作较差时，家庭成员在居丧期有显著的精神共病风险（Kissane，Bloch，Dowe 等，1996；Kissane，Bloch，Onghena 等，1996）。因此，任何有针对性的评估都需要系统检查当前和长期的关系模式，这些模式可能会帮助或阻碍家庭应对丧失。

McGoldrick 和 Walsh（2004）提出了一种适应丧失的模型，指导对家庭应对的几个关键任务进行评估：

1. **共同承认死亡的现实**。明确并公开沟通关于死亡的原因和情况、承认死亡的现实是可能的。作者指出了将孩子纳入这一过程的重要性，并提醒我们，使孩子远离临终的家庭成员并不会减少他们的焦虑和困惑，只会是雪上加霜。

2. **分享对丧失本身的体验**，有三个询问领域是最为密切相关的：

   a. 是否所有家庭成员都共同积极参与努力去纪念已故家庭成员，例如规划活动、演讲和致敬，还是某些成员被排除在这一过程之外？

   b. 家庭在多大程度上限制哀伤的共享，特别是当情绪反应与预期不符时？对家庭中经历的各种情绪反应容忍程度是多少，或是否产生某些确定反应，例如愤怒和平静、被排除或受到阻碍？

   c. 家庭成员的角色和责任在多大程度上造就了不同的哀伤反应？例如，如果一个家庭成员被视为心理脆弱，其他人是否会通过最大限度地减少自己的哀伤来保护他？谁成为保护和照顾者，谁最受关注？不同性别发挥什么作用？例如，家庭中的女性是否团结并相互支持，而将男性排斥在外，还是相反？

3. **家庭系统的重组**。为保持家庭的稳定性可以进行最佳适应调节，例如通过保持熟悉的规则、角色和惯例，但也要有足够的灵活性去修改相关模式、委托新角色，必要时可以允许建立新的关系。重新分配去世的家庭成员的角色，困难程度取决于这个角色发挥的作用如何重要，他是一个经济支柱、家庭情绪的"晴雨表"，还是冲突调解员？在家庭中，实现角色的连续性和变化之间的平衡通常是困难的。治疗师可以提高大家对这种平衡的认识，并赋予家庭通过提出"之前或之后"的相关问题来做出适应性选择。这些问题引发了对亲人死亡后家庭生活中什么发生了变化而什么保持不变的反思。

4. **转向其他关系和生活追求**。除了承认失去亲人和分担哀伤之外，随着时间的推移，通过在家庭中建立新的关系、委托新的角色和以家庭为单位做出更有意义的承诺，适应能力会不断地发展。但是，担心对死者不忠，或者家庭成员之间残存的冲突和不满，往往会阻碍这一进程的发展。

先前提供的理论路线图有助于确定家庭发展的方向并使其适应丧亲。路线图还帮助治疗师组织在家庭访谈期间出现的大量材料。McGoldrick 和 Walsh 提出的理论可以为家庭治疗师或哀伤辅导人员组织丧亲家庭工作会议的相关工作提供指导。

如何在丧失之前识别出弱势家庭？ Kissane 及其同事（Kissane 等，2006；Zaider 和 Kissane，2007）提出的评估模型侧重于在丧失之前识别"有风险的"家庭，因此能实现预防性干预，从而防止居丧期发病。他们的评价方法是通过经验建构出的：使用家庭关系指数筛查（FRI；Edwards 和 Clarke，2005；Moos 和 Moos，

1981；见第 1 章）；已经在医疗环境中显示出效用；同时可以在单次家庭会议中使用，甚至在家庭治疗方面经很少或未经训练的从业者也可以使用（Chan，O'Neill，McKenzie，Love 和 Kissane，2004；Del Gaudio，Zaider，Kissane 和 Brier，2012）。

在对癌症终末期家族的研究中，Kissane 及其同事观察到，家庭功能的某些模式强烈预示了居丧期心理社会疾病的发生。特别是沟通的质量、凝聚力和（或）冲突管理的质量与居丧期抑郁症状密切相关（Kissane，Bloch，Dowe 等，1996；Kissane，Bloch，Onghena 等，1996）。治疗师对这些功能区域的询问旨在突显习惯的生活方式，使得家庭成员成为其自身行为的观察者。

家庭的凝聚力水平在预测居丧结局中显得尤为重要。这一发现强调了治疗师了解家庭团结能力、成员之间的亲密感，以及在规划和筹备家庭日常活动合作能力的重要性。凝聚力是通过这样的问题来评估的，例如"在团队中工作你感觉如何"，"这次丧亲是否使你们整个家庭变得更亲近或更疏远"，"你和其他家庭成员多久见一次面"，"在团体中，你觉得什么感受和你是相似的，什么最为不同"，高度凝聚力的家庭容易构建这种支持，并且在丧亲后将这种支持维持下去。

当家庭成员赞同 FRI 的声明时，例如"在我们的家庭中有很多争斗"或"家庭成员会由于生气而扔东西"，反映出家庭冲突的管理。有趣的是，冲突本身的存在不足以认定家庭面临痛苦的风险，因为家庭有能力在冲突后进行的修复并缓冲其产生的不良影响。在对冲突进行评估时，咨询师应该使家庭生活的冲突正常化，然后询问家庭通常是如何解决分歧，如何达成谅解，哪些家庭成员最可能保持中立或妥协，以及生病或已故的家庭成员在长期存在的冲突中扮演着什么样的角色。

最后，具有较高的沟通分数的家庭感到在家庭中自由的表达情感和想法是舒服的，认可诸如"我们可以在家里说任何事情"或"告诉彼此有关我们个人的问题"这类的项目。沟通的评估旨在揭示导致家庭成员互相拒绝或孤立的制约因素。相关的问题包括："你觉得彼此谈论悲伤或哀伤的感觉是否容易"，"谁最有可能谈论困难的感觉，谁最有可能保留对他的想法"或"什么能够帮助你们作为一家人更加开放地交谈？"。

几代人对丧失的应对

家谱图对于理解和识别家庭应对风格的演变、成员对应对的看法以及修复力和强度的范例至关重要。通过家谱图评估，治疗师可以阐明家族史对家庭关于丧失的反应的影响。对于居丧中的个体，家族的丧亲史已被证明是引起复杂性哀伤的危险因素之一（Aranda 和 Milne，2000；Burke 和 Neimeyer，2012；Rando，1983）。在家庭层面，治疗师通过对既往丧亲应对模式的反思来判定当前的应对方式是否是"有活力的和良好的"。

正如 Kissane 和 Bloch（2002）所描述的，治疗师通常在与家庭的早期会话中就能完成对家族史的探索，这有助于把当前家庭的担忧，放在特定的背景中去理解。因为家庭的故事反映了随着时间的推移家庭成员身份的演变，所以讲述家庭故事可以降低焦虑，同时引发他人对长期挣扎的同情，并产生让人骄傲的故事。除了收集丰富的信息之外，家谱图的评估还让治疗师与家庭成员建立友好的关系，避免带来情绪上的负担。

为了使这种评估工具的治疗价值最大化，治疗师应遵循特定的指南。

1. 使用家谱图采集家族史应集中关注与丧失、哀伤、照顾和其他关键的发展转变相关的主题上，而不只是强迫性地收集数据。如果只是无重点地收集过多的现实信息，例如记录每个姓名和日期，有时可能使过程偏离重点并降低带给家庭的益处。

2. 如果治疗师在没有解释的情况下突然开始询问家族史，某些家庭可能会感到受到威胁，尤其是对一个家庭的秘密、旧时的矛盾冲突或未表露出来的情感开展询问时显得尤为突出。治疗师通过对家谱图的使用和益处的讲解，可以有效地争取到家庭的配合。这包括在可能时将行为与家庭表达的特定的担忧联系起来，例如："你告诉我你担心父亲会因为他的哀伤而崩溃。当我们画你的家族树时，我更希望了解哪些事件或模式有助于我们理解你的家庭中为什么会出现这样的担忧。"

3. 一般来说，病史采集可能是耗时的，对于不稳定的夫妻或家庭来说，特别具有挑战性。有时要优先考虑降低高敏感家庭的反应和（或）建立情感中的安全感，这会使治疗师确保得到有成效的讨论并帮助家庭成员转移到自我反思和非指责的位置上。

4. 最后，家谱图的好处最终取决于治疗师将综合的信息提炼成有意义的、可以和家庭共享的总结的能力。这样可以将一个家庭的历史与家庭目前的模式联结在一起。这种总结应该提到家庭故事中的脆弱面，例如抑郁症的流行、依恋关系、对差别的不宽容、分离、丧亲后的家庭关系受到侵蚀，也应该包含家庭中有力的一面，包括传承几代的价值观、在创伤中顽强恢复的榜样和照顾他人的能力。重要的是，这份总结会成为一个有力的工具，帮助家庭在面对困难和威胁情感的主题时达成共识，如 Rolland 指出："准备家谱图让治疗师可以通过重塑、消除或将引起情绪化的信息正常化的方式处理家庭的焦虑"（1994，p78）。

家谱图的基本结构图通常集中在婚姻双方的三代家庭。治疗师在纸上或在板上绘制家谱图，使家庭能够在视觉上参与该过程。McGoldrick、Gerson 和 Shellenberger（1999）提供了构建并引出家谱信息技术的综合指南。在居丧的情况下，家谱的评估应该包括基本的家庭信息，如年龄、姓名、职业和关键的家庭事件，如先前的死亡事件、疾病、破裂的关系、移民和创伤性事件。此外，评估应该标出在这些事件期间和事件之后，家庭成员之间适应的和适应不良的互动模式

（McGoldrick 等，1999）。治疗师在这里的三个关键任务是邀请家庭反思他们如何组织成一个系统来应对逆境，确定哪些应对技巧被证明最有效，以及识别那些加剧情感痛苦的行为。Rolland（1994）进一步指出了思考之前危机的特殊心理社会需求与目前家庭困境的需求之间有怎样的相似或不同的重要性。

以下示例说明了家庭之前应对丧失的模式怎样有助于治疗师对当前的挑战的理解。

案例

Leonard，74 岁，最近失去了患有晚期肺癌的第二任妻子 Caroline，并被他的 51 岁的儿子 Michael 邀请参加一次家庭治疗，他儿子表达了对 Leonard 越来越"依赖"和"抑郁"的担心。对家谱图的探索揭示了 Leonard 的一生中有几次突发和意外的丧失。16 岁时，他亲眼目睹了他的祖父死于心脏病。在这一创伤性的丧失之后，Leonard 的父亲将家搬到一个由两个家庭组成的大家庭中，与 Leonard 的姑姑和叔叔共同生活，这使得家庭联系更加紧密。在离家上大学前的夏天，因为发生了摩托车事故，Leonard 失去了一个年轻同胞，他决定以后要留在家里，并且为了家庭推迟了他的教育。最终，他再也没有回到大学。中年时，Leonard 的第一任妻子 Sally 在遇到另一个男人后离开了他。在一年内，Leonard 遇见了 Caroline 并与她订婚。Leonard 说 Caroline "拯救了我"。他在他的原生家庭中遇到的丧失是突然和意外的，需要快速调整和适应。他在应对 Caroline 长期患病的过程中历经艰辛（这很让 Michael 沮丧），并没有注意到 Caroline 和 Michael 需要在她去世前公开讨论其临终愿望。Michael 现在可以理解，他的父亲面对这巨大的挑战，承受着预期性哀伤和 Caroline 疾病带来的漫长的不确定性，并且表现出他的原生家庭应对丧失的特征性反应，与亲密的家庭成员更加亲密。尽管这种应对是适应性的、保护性的，并在 Leonard 一生中很多不同的时期都有用。虽然这一应对策略并不适合他儿子，但他儿子可以理解 Leonard 对这种让人窒息的亲密依赖关系的需求。

治疗师首先确定家庭的基本结构，然后了解他们对家族史中重要转折的反应。进行家谱图评估的第三个任务是将功能正常和功能障碍关系模式绘成图。治疗师的这一探索的目标是识别出问题模式，家庭成员可能会在丧失的压力下无意识地重现这些问题模式，并使家庭做出之前对他们来说并没有出现过的选择。

问题可以投射到家庭功能的主要领域，包括下列问题：

"你父母婚姻是怎样的？"

"当有冲突时，谁会参与其中、谁会置身事外？"

"在家里谁最会安慰人？谁来解决问题？"

"你的家人对照顾的期望是什么？"

"有情感色彩的话题通常怎样谈论？"

"谁分享了情感，谁没有？"

"对于女性和男性，儿童和成年人来说，对他们照顾和参与程度的预期是什么？"

在探索过程中，关于自豪和修复力的家庭故事（Sheinberg 和 Fraenkel，2001；Walsh，2002）应该像功能障碍、悲剧和分离的故事一样受到重视和关注。事实上，了解家庭的能力，树立直面逆境的家庭力量的榜样，对于治疗师和家庭制订干预目标具有最重要的作用。对于之前家庭面临的每一次丧失或让家庭挣扎的艰难转变，应该向成员询问此后可能出现的益处或新的生活重心。问题可包括："家庭在遇到压力时需要什么资源？需要宗教机构或精神引导者提供安慰和支持吗？家庭在困难时期其成员注意到了哪些照顾和支持？"。在 Kissane 和 Bloch 的聚焦家庭的哀伤治疗模型中（Kissane 和 Bloch，2002），治疗师要求家庭形成一个有意义的"家训"，确定家庭特性，展示家庭的基本品质，并强调自豪感的来源。

促进相互支持的议程：治疗的共同目标

评估过程以治疗师的关键任务作为结尾，就是将搜集来的信息集中起来，和家庭成员对下一步计划达成一致意见。治疗师应保持与家庭成员协作，检验他对这个家庭呈现出来的担忧的理解是否和家庭成员们的观点一致。治疗师的概述应包括从影响家庭当前的应对模式的多代因素中了解到了什么，以及家庭在努力应对丧失时显现出的资源和优势是什么。相当一部分家庭（例如，那些有特定支持的、可解决冲突的，见第 1 章）可能不需要进一步的支持，但是，尽管如此，他们仍将受益于这样的反馈，不仅加强了他们相互支持的能力，还确定了他们独特的应对方式是否很可能继续促进适应。然而对于那些一直处于困境的家庭来说，重要的是治疗师要认识到目前的薄弱环节，并展示出一个关于更有效彼此支持的有希望的愿景。Kissane 和 Bloch（2002）建议列出一份关于家庭主要担忧的清单，并在旁边列出关键的家庭优势。

当接近评估会议的尾声时，重要的一点是，治疗师要询问是否还有尚未报告的问题，如"有什么是你希望我们注意到而我们还没有谈到的事情吗？还有什么是我们没有讨论到的问题吗？"关于酗酒、物质滥用、婚外情或自杀倾向的问题往往在家庭故事被揭开以及在与治疗师建立亲密关系之后更容易浮现出来，而不是在与新治疗师刚开始接触的早期。当治疗师认识到这些问题，并在规划和概括方案时将这些问题考虑进去，可以给予那些对脆弱的亲人怀有强烈和（或）隐藏担忧的家庭成员更多的安慰。具体来说，一个家庭成员可能表现出需要转诊至个体精神治疗的症状。事实上，家庭成员作为一个团体，他们关于应对措施的讨论可以成为催化剂，动员将更多的帮助给予那个抑郁或高危家庭成员。没有过度的惊慌或寻找某个家庭成员作为替罪羊，家庭的保护能力作为优势在这里可以突显出来。与任何家庭事件一样，治疗师同时考虑个人和家庭层面的观点，所以一个人对于额外关心的需求不能否认家庭作为潜在资源的作用。

最终，治疗师根据相关的评估提出系列建议，旨在解决相关的问题。治疗师通常的目标是帮助一个家庭培养或强化从长远来看具有保护性的那些家庭生活品质。与家庭在未来需要支持的重点领域达成共识是至关重要的。当一个特定的问题出现分歧意见时，治疗师应避免使用固定的标准，相反，应反思家庭面临的困境，依靠他们去考虑与调和各种不同观点。在一个失去了一位亲近的祖父母的家庭中，母亲强烈赞同公开谈论自己的哀伤是有价值的，并敦促别人也这样做，然而他的丈夫发现关注悲伤用处不大，他更希望孩子保持积极和正常的生活规律。与其提出解决方案或者妥协，治疗师可以促进家庭想出一个最好地满足每个人的需求的主意。治疗师使得两难处境中不同位置家庭成员之间存在的紧张关系凸显出来。下面的一个脚本阐明了这个过程。

　　一方面，你们中的一部分人可以意识到与他人分享悲伤带来的潜在好处和轻松感。另一方面，我了解到你们又担心过度陷入悲伤，而导致重要的家庭和工作任务不能完成。你们都希望可以给予你们的孩子一个从丧失中得到治愈的机会，不管通过什么样的方式，只要对他们有意义就可以。是不是有可能同时做到以下这两点——作为一个家庭整体，给你的哀伤保留空间，从而可以使它被承认和分担，但也要去制定相应的保护措施，从而使哀伤不会变得太伤神？你们怎么知道何时沟通分享更有帮助，何时关注于当前的任务更有帮助？

结论

临床上评估居丧家庭时需要对哀伤的多面性和更深层次的相关特性有所了解。在这一章中，我提出了一个系统的评价方法，将视角扩大，从居丧个体内心体验到整个家庭的功能及应对资源。如前所述，了解居丧家庭应该从他们丧失的故事开始。治疗师鼓励家庭成员共同讨论他们所珍视的逝者的品质和其在家庭中的角色、遗产，以及死亡的详细情况和家庭成员为了纪念及歌颂他们挚爱的人所做出的努力。通过这个指导性的叙述，治疗师可以广泛地了解一个家庭的价值观和传统。他们关于哀伤本身的信念、在丧亲后他们组织和协调角色的模式，以及他们容忍从愤怒到悲伤到解脱的一系列情绪反应的能力。在这部分的评估访谈中，关于死亡本质的风险因素变得突显，例如死亡是意外的还是有准备的，死于暴力还是死于疾病。

本章从植根理论和实践两个方面讨论了丧失后评估家庭功能的方法，包括关于凝聚力、沟通和冲突的常规问题的使用。这些问题可以很容易地整合在一起，来识别有心理社会疾病的风险的家庭。最后，描绘一个家谱图经过讨论后被认定为一种连接当前问题和继承先辈的模式的有用的方法。

这里提出的评估方法促进了将家庭作为一个发展中的、不断适应和自发组织的系统来理解，它随着每个关键的转变而演变、转换。家庭团体被视为不断"运动"的，这一框架可以抵制家庭在丧失之后突然出现的被困住的感觉。此外，力量、创造力和控制的例子总是伴随着挑战、脆弱和相关的痛苦。将这些原则了然于心，治疗师编织了这样一个故事，既有家庭当前所处的位置，又有引导其未来旅程的地图。成功的评估过程在洞察力、澄清、增加的共情协调方面达到最高峰，最终，也在选择和自我治愈方面达到最佳。

参考文献

Aranda, S., & Milne, D. (2000). *Guidelines for the assessment of complicated bereavement risk in family members of people receiving palliative care.* Melbourne: Centre for Palliative Care.

Bowen, M. (1978). *Family therapy in clinical practice.* New York: Jason Aronson.

Burke, L. A., & Neimeyer, R. A. (2012). Prospective risk factors for complicated grief. In M. Stroebe, H. Schut, & J. van den Bout (Eds.), *Complicated grief: Scientific foundations for health care professionals* (pp. 145–161). New York: Routledge.

Chan, E. K., O'Neill, I., McKenzie, M., Love, A., & Kissane, D. W. (2004). What works for therapists conducting family meetings: Treatment integrity in family-focused grief therapy during palliative care and bereavement. *Journal of Pain and Symptom Management, 27*(6), 502–512.

Del Gaudio, F., Zaider, T., Kissane, D., Brier, M. (2012). Challenges in providing family-centered support to families in palliative care. *Palliative Medicine, 26*(8), 1025–1033.

Edwards, B., & Clarke, V. (2005). The validity of the Family Relationships Index as a screening tool for psychological risk in families of cancer patients. *Psycho-Oncology, 14,* 546–554.

Hebert, R. S., Prigerson, H. G., Schulz, R., & Arnold, R. M. (2006). Preparing caregivers for the death of a loved one: A theoretical framework and suggestions for future research. *Journal of Palliative Medicine, 9,* 1164–1171.

Imber-Black, E., & Roberts, J. (1998). *Rituals for our times: Celebrating, healing, and changing our lives and our relationships.* New York: Jason Aronson.

Kissane, D. W., & Bloch, S. (2002). *Family focused grief therapy: A model of family-centered care during palliative care and bereavement.* Buckingham, UK: Open University Press.

Kissane, D. W., Bloch, S., Dowe, D. L., Snyder, R. D., Onghena, P., McKenzie, D. P., & Wallace, C. S. (1996). The Melbourne Family Grief Study, I: Perceptions of family functioning in bereavement. *American Journal of Psychiatry, 153*(5), 650–658.

Kissane, D. W., Bloch, S., Onghena, P., McKenzie, D. P., Snyder, R. D., & Dowe, D. L. (1996). The Melbourne Family Grief Study, II: Psychosocial morbidity and grief in bereaved families. *American Journal of Psychiatry, 153*(5), 659–666.

Kissane, D. W., McKenzie, M., Bloch, S., Moskowitz, C., McKenzie, D. P., & O'Neill, I. (2006). Family focused grief therapy: A randomized, controlled trial in palliative care and bereavement. *American Journal of Psychiatry, 163*(7), 1208–1218.

Klass, D., Silverman, P., & Nickman, S. (1996). *Continuing bonds: New understandings of grief.* Washington, DC: Taylor & Francis.

McGoldrick, M., Gerson, R., & Shellenberger, S. (1999). *Genograms, assessment and intervention* (2nd ed.). New York: W. W. Norton.

McGoldrick, M., & Walsh, F. (Eds.). (2004). *Living beyond loss: Death in the family* (2nd ed.). New York: W. W. Norton.

Moos, R. H., & Moos, B. S. (1981). *Family environment scale manual.* Stanford, CA: Consulting Psychologists Press.

Nadeau, J. W. (2008). Meaning-making in bereaved families: Assessment, intervention, and future research. In M. S. Stroebe, R. O. Hansson, H. Schut, & W. Stroebe (Eds.), *Handbook of bereavement research and practice: Advances in theory and intervention* (pp. 511–530). Washington, DC: American Psychological Association.

Okun, B., & Nowinski, J. (2011). *Saying goodbye: How families can find renewal through loss.* New York: Berkeley Books.

Rando, T. A. (1983). An investigation of grief and adaptation in parents whose children have died from cancer. *Journal of Pediatric Psychology, 8*(1), 3–20.

Rolland, J. S. (1994). *Families, illness, & disability: An integrative treatment model.* New York: Basic Books.

Rosenblatt, P. C. (1996). Grief that does not end. In D. Klass, P. R. Silverman, & S. L. Nickman (Eds.), *Continuing bonds: New understandings of grief* (pp. 45–58). Washington, DC: Taylor & Francis.

Sheinberg, M., & Fraenkel, P. (2001). *The relational trauma of incest: A family-based approach to treatment.* New York: Guilford Press.

Steinhauser, K. E., Christakis, N. A., Clipp, E. C., McNeilly, M., McIntyre, L., & Tulsky, J. A. (2000). Factors considered important at the end of life by patients, family, physicians, and other care providers. *JAMA, 284*(19), 2476–2482.

Walsh, F. (2002). A family resilience framework: Innovative practice applications. *Family Relations, 51*(2), 130–138.

White, M. (1989) Saying hello again: The incorporation of the lost relationship in the resolution of grief. In M. White (Ed.), *Selected papers* (pp. 29–35). Adelaide, Australia: Dulwich Centre Publications.

Zaider, T., & Kissane, D. W. (2007). Resilient families. In B. Monroe & D. Oliviere (Eds.), *Resilience in palliative care.* Oxford: Oxford University Press.

7　家庭工作中的治疗技巧

David W. Kissane，*Isabelle Dumont*

对于现有临床研究反复出现的一种批评就是对治疗师的行为缺乏足够的关注，而这些行为在家庭治疗中导致了做出改变的重要时刻出现（Beutler，Williams 和 Wakefield，1993）。正如 Pinsof 和 Wynne（2000）敏锐地指出的那样，我们的研究迄今为治疗师的治疗决策提供的指导还很少。只有少数研究的目标关注什么是对持续的治疗过程特别有帮助的（Johnson 和 Lebow，2000；Pinsof 和 Wynne，2000）。效果研究强调的是治疗模型的有效性，而不是建立一个描述模型如何工作的更深层次的框架。

幸运的是，家庭治疗著作发展出了概念模型，使得居丧治疗极大获益。一些作者对诸如循环性、反应性以及策略性之类的问题进行了描述和分类，同时也对这些问题的目的和用途进行了阐述（Fleuridas，Nelson 和 Rosenthal，1986；Penn，1982；Tomm，1988；White 和 Epston，1990）。对于经验丰富的治疗师来说，这些阐述有利于对不同类型的干预措施进行同化（Main，Boughner，Mims 和 Schieffer，2001）。然而，由于这些策略在缓和医疗和居丧过程中的使用还没有详细的说明，临床医生和治疗师遇到有进展期癌症患者的家庭时，会发现很难开展这种风格的家庭治疗。

在这一章，我们检测临床医生的一些技巧，例如通过融入家庭、设定议程、采用询问的方式来理解他们的担忧、在进行家庭治疗时进行综合总结。更具体的来说，我们利用 Tomm（1987a，1987b，1988）的框架对治疗师可以应用的问题进行识别、分类和例证。家庭作为一个整体，成功的结局包括几个基本要素，例如维持家庭的安全，得到家庭成员的许可并紧跟他们的步伐、突出自己的优势作为资源、促进他们参与这个过程。

治疗开始之前：组织一次家庭会议

家庭成员通常愿意在医院或临终关怀病房见面，接受治疗。他们对生病家庭成员幸福健康的关心和担心促使他们作为一个团体出席。高度支持的家庭可能已经做好了不辞辛苦的准备。功能较差的家庭单位可能会出现犹豫，他们需要来自高级临床医师的坚定建议，建议他们聚在一起讨论关于病人的护理计划。

在诊所或门诊，需要给病人提供基础理论，以便于在开会时提供给他的亲属。

这对治疗师和病人预演他们在家庭会议上的要求是有帮助的。治疗师要求病人反复重复，直到他选择了满意的措辞。因此，"我的医生要求我们作为一个家庭会面来共同讨论我的病情以及对疾病的管理。她相信你们可能有办法帮助我，并想要和我们谈论一下我的未来。"注意，这里没有隐含对家庭的批评。

对于缓和医疗来说，就像护士进入家庭一样，我们推荐家庭治疗师也采用类似的方式。当病人变得脆弱时，这维系着治疗师和病人的联系。同时这样也允许根据治疗工作的需要而扩大家庭团体。

在居丧期关怀期间，与其单独和转诊病人继续交谈下去，治疗师要求病人带来一位亲属是非常有益的，这位亲属可以协助治疗师来理解病人丧失家人的痛苦以及整个家庭的损失（Kissane 和 Hooghe，2011）。有时候是承载了绝大多数居丧的人的伤痛的亲属；也有时候是关心的后代陪伴哀伤的父母。无论是什么人参与，治疗师的邀请将超越个体传达一种系统的导向，它可以测试家庭的支持能力并确保将一部分注意力聚集在与活着的人再次共事上。

通常，临床医生邀请举行的家庭会议会出现出席率低的情况。这总是归结于以下几点之一：可能是家庭成员之间的凝聚力降低、他们为了避免负担采取公然的保护行为、为不完整的家庭状态感到羞耻，也可能是直接回避预期的冲突。临床医生需要仔细评估患者的担心、观察有关的人、确定保护家庭的原因、处理患者可能变成负担的恐惧，从而以中间人的身份计划一次会议。在这种情况下，聪明的临床医生就会先电话联系关键的家庭成员，给予该成员个人邀请，并说明事件的具体理由。家庭功能越不健全，治疗师就要越积极主动地联系，以便成功地召开会议。

治疗师需要给参会成员提供详细、实用的信息，包括停车的选择、会议室的位置、预计开始和结束的时间、邀请的人员、这次会议重要的原因。每个应邀的参会者都应感到他的出席和贡献对患者和整个家庭都是有价值的。

加入到家庭中

虽然是最基本的，但欢迎过程奠定了会议的基调，而且是家庭会议顺利举行的重要组成部分。治疗师的目标就是使与会者放松、帮助他们介绍自己，并让所有的与会者都感到自己的观点是治疗师感兴趣的，且受到尊重的。因此，治疗师直接和每个人说话、以一对一的方式询问线性问题，试图了解每个人的名字、与患者或死者的关系、在家庭中的角色、职业或业余爱好。治疗师在简单的家谱图旁做一些标注，从而有利于记忆这些重要资料。

通过刚开始的 5～7 分钟的与疾病或丧亲无关的闲聊，治疗师可以获得关于家庭成员的天赋和兴趣范围相关的内容。治疗师稍后可以通过了解的内容来确认家庭成员的成就。当一个家庭成员帮助另外一个家庭成员分享他的观点后，早期动力学现象也会出现，兄弟姐妹间开始相互取笑，每个人谦虚或骄傲的神情越来越明显，家庭幽默或担忧也开始显现。这种会议的黄金法则是帮助每一位与会者畅所欲言，让他们在表达自己时感到放松，同时治疗师对每个与会者都有一定的了解，从而在治疗过程中建立起安全感和信任感。

如果医生参加会议，他可能希望谈论患者、疾病和治疗计划。几乎没有医生被教导过如何去召开一次家庭会议，所以他们不能理解参与这个过程的好处。因此聪明的心理医生会在开始之前简单地介绍这一过程的好处，得到带领会议的许可，通过欢迎过程引导家庭成员进入状态。如果计划有两个主持人主持会议，他们应该达成共识，将介绍和欢迎过程分成两部分，从而保证他们在与家庭紧密结合之间的平衡。

为家庭会议创建共享的议程

基于常识并出于礼貌，治疗师询问所有的家庭成员他们今天是否带来了困扰他们的问题或担忧，这是会议的价值所在。这样的设置需要作为部分议程被明确。我们的目标是做一个清晰的书面列表，其中也包括了治疗师的议程。治疗师需要充分了解每一个问题，以便在列表上把关注的事情按优先顺序排好，但是"议程设置任务"并不是要听完整的故事。因此，治疗师欢迎对问题进行识别并核实其名称，但有意限制对任何细节的描述，同时向提出问题的人保证将会及时地给予适当的时间分配。

治疗师应该花时间来宣布召开家庭会议的目标。在缓和医疗的背景下，如果患者能参加会议是非常令人期待的。这时治疗师可能会说："我今天开会的目的是回顾（患者的名字）的疾病过程以及您的家庭在为（患者的名字）提供照顾和支持时的需求"。

如果家庭在居丧期间，这时治疗师可能会说："我今天开会的目的是了解你们的丧失，听关于（患者的名字）生病和死亡的故事，葬礼是如何办的，以及了解现在你们每个人目前的哀伤状态。你们对另一个人的任何担心我都很感兴趣"。

一些家庭是带着希望和期望聚在一起，而不是带着一个精心制定的问题清单。因此，如果他们对最初的问题没有做出反应的话，治疗师可以接下来这样询问："你对于今天的相聚怀有哪些希望"。治疗师的选词是很关键的。举例来说，如果治疗师问"你有什么困难"，那么这个家庭可能会感到被冒犯。"困难"这个词意味着家庭的不足，而像"问题"或"担忧"这样的术语会更温和、不带评判的性质。

一旦治疗师迂回去寻找家庭成员的担心、焦虑或希望并宣布他自己的目标，一个回顾议程安排优先次序的总结性的评论是必要的，它可帮助家庭跟随治疗师的计划去做。治疗师要判断选择事情的先后顺序，而不是被动地允许家庭优先选择。将所有已发生的事件总结成一个连贯的故事是十分重要的。在这个过程中，治疗师也会了解到家庭是如何运转的，他们持有什么样的价值观，每个当事人扮演了什么角色，最终明确最突出的担忧是什么。同时，治疗师需要引导家庭对计划议程达成共识的发展。除非最终作为一份共享议程被采纳，而该议程可解决相互的需求，否则治疗师的加入过程就是失败的，而且还存在家庭成员不会再次来接受治疗的风险。

下面是一个初始总结性评论的案例，通过这样的总结来结束加入及会议日程设定过程：

> 好的，十分感谢大家能聚在一起召开这个家庭会议。我很高兴借此机会能认识各位。你们告诉我想讨论一下您母亲的治疗、您父亲的痛苦以及你们如何能更有效地相互支持。我也想了解更多关于你们对这种疾病以及它严重程度的理解，还有您对未来的预期。因此，我建议我们先就疾病及它的治疗交谈 10 ~ 15 分钟，然后再聊一聊你们对未来的担心、你们每个人是如何应对的，以及家庭作为一个整体下一步的打算是什么。在第一个小时快结束的时候，一旦我们详细阐明了你们所陈述的担忧的性质，我们就对现在我们所处的境地做出判断。目前为止，这听起来像一个合理的计划吗？

一些指导治疗师未来工作的理论原则

提问是临床工作者用来了解家庭经历的主要方法（Main 等，2001）。在缓和医疗期间，这些问题有助于收集关于家庭的各种重要信息，如服务保障、应对措施、支持和关于死亡和临终的讨论。在居丧时，对死亡和葬礼、哀伤的强度、健康状况、支持的来源和生活质量的回顾变得尤为重要。

在继续讨论治疗师要问的问题之前，简要回顾一些家庭治疗理论将有助于把正在形成的策略变成一个有价值的观点。米兰学院在家庭治疗方面（Selvini，Boscolo，Cecchin，prata，1980）做出的一个重大贡献是确定了三个核心原则，从系统的角度来看这三个原则对于令人满意的家庭访谈来说是必不可少的，包括：中立、假设和循环（Selvini 等，1980）。让我们简要地看一下。

中立指的理念是"在同一时间和所有人都看似结盟，但又未结盟"（Selvini 等，1980，p. 11）。它保护治疗师不与任何特定的家庭成员不明智地联盟，并充分认识到，个人会经常要求治疗师赞同他们观点的正确性，而否认其他的观点。"和家庭作为一个整体在一起"意味着治疗师接受观点的多样性，并努力理解他们，从而做出尊重和接受意见分歧的表率。

有时，一个脆弱的个体可能受到来自家庭其他成员的太多的攻击，导致治疗师暂时地与"处于危险"的人站在一边。在这样做之前，经验丰富的治疗师会考虑圈子里的其他人是否会成为弱势群体的战略盟友。让家庭成员学会思考对于脆弱的个体被批评这件事的情感反应，比简单地站在他这边更有效。另一个技巧是去总结这个困境："我察觉到 X 感觉在这里总是被欺负，而你们中的一些人同样对你们的处境表现出强烈的反应，这里可能有容纳两个或更多的观点的空间吗？"

假设是指运用人的认知资源来进行解释。在这个过程中，随着治疗师努力地去理解这个家庭，他在求知中成长。对一个临时的想法进行测试、提炼、重新审视、迭代更新直到假说得到支持和作为共识被接受。这塑造出一种反思风格，并创造了一个空间，在这个空间里，可以鼓励家庭成员更注意其他人的观点。类似于个体治疗中的心智化能力（Bateman 和 Fonagy，2006）以及父母和孩子之间的游戏和创造性的过渡空间（Winnicott，1971），假设无论是对于治疗师，还是家庭，都是一个十分重要的功能。通过这个必要的过程，关于行为风格和生活方式的新观点便会形成。许多问题都是通过这个假设过程形成的。

通过循环这样一个过程，家庭动力学被探索出来。通过邀请家庭成员评论其他成员面对一系列困境时的想法和感受，信仰体系变得明确。随着一个问题转向另一个相关的问题，大量的不同观点被交换，这促使人们对群体的相关生活有了更深入的了解。循环过程使家庭成员紧密结合为一个整体，与个人谈论自己的线性交流形成了鲜明的对比。

具体解释一下这个概念，让我们先来区分线性假设和循环假设在因果关系方面的不同。线性假设打破事件正在进行的流程而细分成离散的片段，A 是通过什么引起 B，B 又转而导致 C。这种假设忽略了更多的关联行为，建立了一种专一的因果关系（Weeks 和 Treat，2001）。因此，它更容易导致指责集中在某一个人或某一件事上。

循环假设包含了更全面的观点，强调人类行为中的相互联系以及任何递归性表现。换句话说，他们扩展了对合并关系模式定义的理解，如互惠、互动、联盟、两极分化等。通常情况下，假设是面向一系列小的因果片段，这些片段合在一起时，可以创造出一个更大的整合模型。互惠的相互作用的循环假设是系统方法的核心。

为了更深入地了解家庭的想法，治疗师需要提问问题，通过一个最简单的被称为循环提问过程来展开循环假设。循环问题曾被认为是取得家庭治疗成效的必要条件（Fleuridas 等，1986），同时也促进加入和强化治疗联盟（Dozier，Hicks，Cornille 和 Peterson，1998；Ryan 和 Carr，2001）。

家庭治疗师的反应风格也能充分体现这一循环的导向。例如，对于有临床证据显示的悲伤，个体治疗师通常会提供一个共情的确认，也许可以使情绪正常化，在这个过程中对痛苦的人提供支持。在一对一的疗法中，一个线性过程逐渐被展开。在家庭治疗中，如果治疗师问其他家庭成员对悲伤是如何理解的，谁理解得最好，谁的反应最有帮助，如何有益地发展，家庭成员之间可能会产生共情反应。这个循环过程帮助家庭成为对悲伤亲属共情的资源。治疗师促进这一发展，而不需要成为同情的主要来源。

我们开始了解到，成功推动家庭会议的一个基本动力就是构思问题的艺术，特别是通过对循环提问的使用。让我们通过 Tomm 的干预性提问模型在更深层次的方向上思考这种方法（Tomm，1987a，1987b，1988）。

提问技巧

对于加拿大的精神病学家 Karl Tomm（1988）来说，循环性提问是治疗师探索家庭生活的一项基本技能。他认为循环性提问是"通过治疗师的活动连接系统的假设和中立地位"（Tomm，1988，p.33）。设计的问题不仅能获得评估信息，而且同时要引发治疗性的改变。因此，它们可以兼具有调查和治疗的目的。

根据问题所体现的意图和假设，Tomm 将其分为四种类型（图 7.1）。关于意图，治疗师可能以提出问题的方式在信息收集的过程中引导家庭，或以此来影响家庭并为家庭内部带来改变。关于假设，治疗师可以基于线性（因果和效应）或循环（控制论）假设提出问题。这种区分线性和循环性观点的能力是系统性思维的核心。

有两种信息收集和引导提问的风格，一种基于线性假设（线性问题），另一种基于循环假设（循环问题）。根据定义，线性问题指的是通过直接提问的方式来了解个体自身的相关问题的一种方式，要求个人对某一事件进行描述。这些问题具有调查意图，通过一对一的方式，常常在了解家庭历史问题或特定信息时需要。

循环问题搜集每一位家庭成员对他人观察而来的信息，要求被询问者站在他人

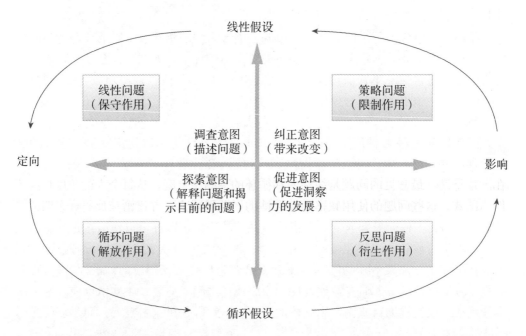

图 7.1 提问方式的整合框架。Reprinted with permission from I. Dumont and D.W Kissane，"Techniques for Framing Questions in Conducting Family Meetings in Palliative Care，" *Palliative & Supportive Care*，7（2009）：166. Adapted with permission.

的角度来描述他们的想法或感受。这些问题能够有效地从每个人那里征求到关于他的意见和经验的信息：①家庭中目前的担忧；②交互作用的顺序，通常与相关问题有关；③随着时间推移，关系的变化（Weeks 和 Treat，2001）。循环提问帮助家庭成员意识到对于一个给定的问题，不同亲属间的理解有很大的差异，并且在这样做时，使得该团体朝着更"偏心"的观点变化。当临床医生认为家庭成员可以从家庭中其他人那里获得更多的共情而受益时，循环问题特别有用。

从每种类型的假设出现了两种模式的问题，变化-焦点型或影响型：策略性问题在本质上往往表现为线性，而反思性问题更为循环性。策略性问题通常用于家庭探索解决问题的可能方案，并在家庭中实现改变。这些问题提示可能的替代办法，但由于提供方向，可能有约束效果，这可能会限制未来发现其他的方法。

反思问题邀请家庭深入思考，从而开始自主解决问题。这些问题帮助家庭成员了解他们的各种不同的反应、行为和感受是如何作为触发条件，动态性地影响家庭的相互作用。这样做可以使他们鼓励家庭成员退回一步，从更加自由和客观的角度来思考问题和模式。反思性问题可能使家庭通过将一个工作假设嵌入问题（假设介绍）来产生新的见解（Tomm，1988）。用这种方式，治疗师可以从家庭的信念系统中汲取新的选择。

两个连续意图（以定向风格和影响风格作为两级）和假设（以线性假设和循环假设作为两级）提出了一个区分这四种类型问题的综合框架（图 7.1）。然而，线性和循环假设不应被认为是相互排斥的。正如 Tomm 精确地指出，"线性和循环之间的区别可以被认为是互补的，而不仅仅是二选一 / 或者的关系，这些假设及其关联可以相互重叠和相互丰富"（1988，p.4）。

随着治疗进行提问方式的发展

在研究家庭治疗期间问题的使用时，我们根据 Tomm 的定义，在一个顺序疗程的 8 次家庭治疗中，对治疗师提出的问题进行评估（Dumont 和 Kissane，2009）。在治疗早期，最常见的问题是线性的和循环的，围绕家庭，从每个人的角度构建事件的图式。这些问题的使用频率随着会话的展开而减少，并逐渐被反思和策略问题所取代。因此，在治疗早期定向问题（线性和循环）的频率为 96%，而中期阶段为 78%，末期阶段为 38%。至于影响问题（反思性和策略性），这些问题随着治疗的进展而增加，使家庭得到新的视角。在评估期间，它们占 4% 的问题，相比之下，中间治疗占 22%，最后阶段占 62%。此模式已在图 7.2 中绘制。案例展示中会进一步举例说明这些提问技术。

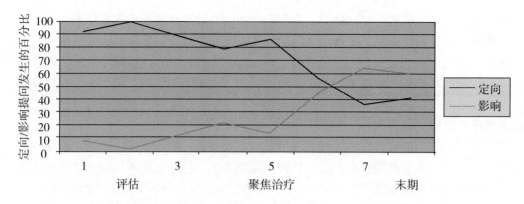

图 7.2 治疗各阶段问题方式的变化。Reprinted with permission from I. Dumont and D.W Kissane, "Techniques for Framing Questions in Conducting Family Meetings in Palliative Care," *Palliative & Supportive Care*, 7（2009）：166. Adapted with permission.

总结在治疗展开中的作用

除了提问技巧，治疗师在家庭治疗中还会使用另一种主要技术：总结性评论。这有助于控制治疗节奏，并确保成员间达成共同的理解并稳步发展，保持所有成员处于治疗的同一时期。用这种方式为整个家庭达成了共识。在治疗师结束治疗项目和转向另一个问题之前，以及每次治疗结束时，总结性评论都是一种适当的方法。这样做不仅可以整合已分享的观点，平衡多种有分歧的意见，并且可以说明如何使家庭同时持有多个观点。

在组织总结性评论时，治疗师最好将家庭作为一个整体来解决问题，如果治疗师提到个别成员的观点，可以通过整合入其他几个人的观点来保持中立。此外，需要注意的是应当避免过分关注消极的一面，应当将消极的一面与家庭优势的一面相结合。这样做，总结非常具有干预性，并起到肯定家庭及其成员的重要作用。

在每次治疗结束时，家庭成员应该仔细听取总结并将关键信息带回家。因此，治疗师应该付出相当大的努力来整合希望，强调他喜欢家庭的哪些方面，强调家庭关系的稳固性是一种资源和达成家庭目标的潜在通路，并建设性地指出在下次治疗前家庭成员可以继续一起努力的方法。正是由于总结评论的重要性，治疗师的责任是保证总结的准确性并突出重点。

通常的做法是邀请家庭成员在会议结束时一起作总结，这样可以澄清家庭成员从讨论中得到了哪些信息，有时会看到某位成员称赞说他从其他人那里听到了令他感激的事情。但如果治疗师在这一阶段结束治疗，那么他就无法使家庭成员获取专业的观点和他多年有价值的经验。家庭成员期望能够从治疗师那里得到反馈。此外，这是一个特殊的机会去肯定什么是有益的，包含所有不安的感受（通常有一些未完成的事情），为未来的发展重新指明方向，并安排重新聚在一起继续讨论这些未完成的事情。

维持家庭治疗安全

在治疗中，如果任何一个家庭成员没有与治疗师建立相对安全的关系，很快，成员中便会有人退出治疗。早期的工作联盟是建立在信任的基础上，随着家庭发现治疗师不仅在努力理解他们，而且要对目前发生的一切投入深切的情感和希望时，治疗联盟就建立起来了。通过这种治疗性的、不批判的立场，治疗师通过与成员的核实来确保他准确地理解了他们的观点。然后，治疗师融合了所有成员的观点，使治疗系统更加完善。

这个过程的核心是跟上家庭的节奏与获得家庭许可的原则。对于回避型的应对方式应当予以尊重，并且认识到处于治疗师的角度可以获得哪些优势。需要很多智慧来敏锐地觉察家庭成员的尴尬情绪和羞耻感，保护成员免受无端批评，识别争端和刻板印象的来源，以及认识到逐步揭示秘密的需要。同样，治疗师也有能力发现喜欢这个家庭的理由，认识到家庭的稳固性，阐述意义的来源，并总结家庭的优势。

遏制冲突是维持安全的一个基本必要条件。虽然治疗师需要了解分歧背后的来源和过程，从而能够展开地看待这些争论，他们承担着识别家庭成员的耐受极限的责任，无法控制冲突将很快导致家庭撤出治疗。新手专业治疗师接受联合治疗模型，将其作为一种手段，利用支持来处理冲突的家庭是有益的。治疗师需要积累经验，知道在什么时候喊"暂停"，如何以精致的中立态度来总结差异，如何将重点聚焦到冲突的过程而不是内容上，以及如何建设性地重新规划日程。总之，他们需要知道当有必要维持参与者合作时，如何成为一个有效的仲裁者。

特定的话题能够用于测试并证明安全性问题，例如在谈论死亡和濒临死亡的时机和能力，讨论关于物质滥用、酗酒、其他药物的使用等事宜的敏感性，对自杀想法或计划的关注，文化敏感性，以及应对厌恶和憎恶的感觉的方式。经验从根本上帮助家庭认识到临床医生已经多次遇到过这些问题。诚实、可靠、体贴、敏感和尊重被证实对于维持家庭安全感至关重要，以便家庭成员不仅可以说出最深的恐惧和担忧而且它们还可以建设性地得以解决。

突出家庭优势作为一个资源

治疗师肯定家庭优势的能力无疑是家庭工作成功的关键所在。家庭的优点不能是虚伪的、假的或自命不凡的，也不应该遗漏任何优点。正如 Steinglass 和 Schuler 在第 4 章展示的那样，聪明的治疗师认可家庭的修复力，而不是找毛病。所有的这些都是建立在治疗师发现这个家庭令人喜爱的部分上的，例如让人尊重的价值观、令人仰慕的成就，以及家庭扮演的重要的角色（尽管这些很容易被当成理所当然）。例如，治疗师可以追溯移民家族发展的故事史和祖先留下的遗产，努力去理解家族传统，对家风、家训保持好奇。从而形成多种途径来帮助确定每个家庭的优势所在，以及确定如何利用这些优势来获益。

治疗师技巧展示案例

Mary，爱尔兰天主教徒，正接受晚期进展性卵巢癌抗肿瘤治疗。她和丈夫Peter 结婚 47 年了。他们一起养育了 3 个女儿和 2 个儿子，他们在父母家里参加家庭治疗（图 7.3）。这家人看起来亲密无间，但 Peter 回避讨论他们面临的困境，而是用幽默来掩饰悲伤。

Mary 是家庭的女主人、子女间的调解人、丈夫的主心骨。Peter 深深陷入了对 Mary 死亡和自己将孤独终老的恐惧之中。当子女们意识到父亲的无助和脆弱，他们都关心如何能帮助他们的父亲渡过难关。Mary 去世前已经进行了 4 次家庭治疗。

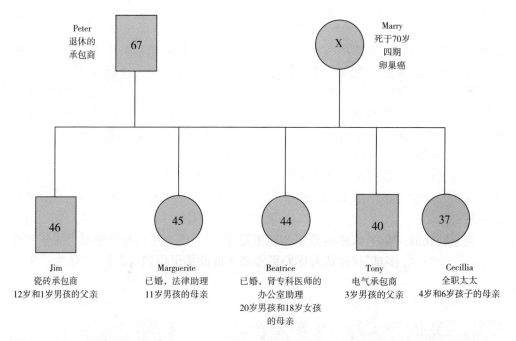

图 7.3 家谱图的临床案例图所示。患者是一名 70 岁的爱尔兰天主教妇女，诊断为 IV 期卵巢癌。Mary 与丈夫 Peter 已经生活了 47 年。会议在家中举行，家庭成员之间关系和睦（Reprinted with I. Dumont，D. W. Kissane. "Techniques for Framing Questions in Conducting Family Meetings in Palliative Care,"Palliative 和 Supportive Care，7（2009：167.）

此后，Peter 变得对他的子女们索求无度，反过来，子女们也为他的众多要求感到负担沉重。接下来的 6 次治疗为家庭成员之间讨论感情、表达沮丧、分担哀伤、承认意见分歧提供了安全港湾。

治疗的早期阶段：明确问题所在

在本次家庭评估过程中，治疗师试图联系每个家庭成员，并鼓励他们参与。定向提问（线性和循环）收集家庭的信息及家庭所关心的问题和对 Mary 疾病的理解。这些定向问题的例子如下。

问 Mary：　"你能谈谈你的病情吗""治疗进展如何""医生说了些什么""身体方面，你感觉如何""你今天过得怎么样"。

问家庭成员："能告诉我你们在干什么吗""你想从这些治疗中得到什么""你们现在最关心的是什么""对你们来说谈论疾病有多难""关于 Mary 的病情，你都告诉了你的伴侣及孩子什么"。

此外，循环式提问加深了对家庭的功能和凝聚力的理解。家庭应对策略明确，困境被定义为家庭问题。循环式提问的例子如下：

问家庭成员："你最担心的是谁""家庭成员里面你跟谁最亲近""你们如何相互关心""你能告诉我你妈妈在家中是什么样的角色吗，那么你爸爸呢，在你看来他们有什么异同""对你妈妈正在做的有何感想"。

问 Peter：　"Mary 在担心什么""孩子们在担心什么"。

治疗的后期阶段：影响问题

随着治疗的进展，治疗师逐渐增加反思问题和策略问题的使用，这些问题使用能促进觉察和改变。家庭在面对疾病时往往关注当前面临的困难。通过询问未来导向的反思问题，治疗师让家庭成员有能力去想象将来可能会是什么样的。当家庭成员在照料临终的母亲时，也应该为她的突然离去做好心理准备。下面的例子说明这种问题模式。

问家庭成员："你对未来的希望和期望是什么""谈论死亡和可能发生的事情有多难""你认为你们都需要从彼此那里得到什么""你认为一年后会和现在有什么不同"。

问 Mary：　"当身体变得越来越糟糕的时候，你的孩子和 Peter 会扮演什么角色""当他们看到你变得更加虚弱时，你觉得会发生什么"。

当一个家庭很难谈论死亡和死亡的过程时，治疗师可以征求他们的许可，如："提前讨论 Mary 可能会离开我们是否有帮助"。提出预期性悲伤的话题被证明是有用的（Rolland，1994），通过询问家庭成员分享他们对死亡临近的担忧。可以帮助家庭成员对 Mary 的死亡做好准备的反思问题的例子，包括以下问题："在这一年中，你们每个人需要考虑哪些事""那个时候谁的生活可能会最受影响""Mary 的病对那些事情会有怎样的影响""考虑到 Mary 的病，Peter 对下一阶段的人生计划有什么期待"。

当 Mary 死后，Peter 感到非常孤独，变得特别依赖他的孩子，子女们也为父亲的多种要求感到负担沉重。Peter 却抱着很高的期望，寻求子女们能像 Mary 那样照顾他。这对他其中一个女儿 Marguerite 来说极具挑战，Peter 对她说，"你告诉过你妈妈，你会照顾好我"，治疗师鼓励 Marguerite 跟父亲直接表达她的切身感受。策略问题帮助 Marguerite 获得新的认识，并改变她对她父亲的态度。

问 Marguerite： "你能告诉你的父亲，有时他的要求过分了吗""是否有方法让你只是听父亲谈话而不让自己承受太多的不好的感受"。

治疗师也挑战了 Peter 对这个问题的理解。

问 Peter： "当你和孩子在一起的时候，你会想到 Mary 可能会这样做事，你是否考虑过孩子们做事的方式可能会与 Mary 不同""你觉得他们感觉怎么样""Peter，除了孩子，你为什么不与其他人交往呢"。

随后的问题对构建家庭的团结，帮助 Peter 和孩子们思考未来不同的人生旅程非常有力。

问 Peter 和子女们："如果 Mary（8 个月前已经去世）现在正参加家庭会议，你们作为一个家庭，她会对你们说些什么""你们认为你们的妈妈需要什么"。

渐渐地，Peter 能够更多地与他的朋友出去走走，而他的孩子们也在他们对他的投入中找到了平衡，因此没有一个人感觉负担过重。和谐的气氛在增加，哀悼之痛在消散。因此，通过使用对 Mary 遗愿的回忆将家庭团结在一起，并肯定了孩子们为了支持他们的父亲所付出的努力。在结束这次治疗时，治疗师总结道：

> 我认为 Mary 今天会为她的家庭感到骄傲和自豪，因为你们的宽容理解和互相关怀。她会感激你们给予 Peter 的支持，以及你们在这件事上的令人惊叹的齐心协力。Peter，Mary 也会对你微笑，称赞你对家人的付出表示感激。听到你说的感谢的话语非常感人，他们会知道你感激他们的努力付出。尽管 Mary 的离去让人感到悲痛，但在悲痛的背后，我感到你们之间的协作是更胜从前，也许这是一个潜在的获益吧。现在你们的哀伤正在渐渐消散，带着对 Mary 的回忆和价值观前行。我很荣幸能在这个过程中与你们分享这些，感谢你们在我们的治疗中所做的一切工作，我对你们未来建设性的生活道路的规划充满信心，再见。

Mary 的家人强调了每一类问题的价值，所有这些问题在治疗过程中都恰到好处。线性问题可以帮助治疗师融入家庭中，并明确他们的担忧所在。循环性问题加深了他们对困境的共同理解。Mary 的存在和贡献也赋予随后的居丧治疗更多的力量。

随着治疗的进展，证实了改变焦点问题（反思问题或策略问题）是有益的。反思问题提升了家庭的认知和行为，以鼓励他们解决问题，培养他们的积极参与和自主意识。在 Mary 去世后，家庭成员也会适度地分担哀伤。策略性问题促使他们可以通过直接的建议来考虑新的方向。当家庭成员紧紧抓住现有的信念而对新的信息和观点视而不见的话，可能会出现困难（Robinson，Carroll 和 Watson，2005）。这个例子也表明家庭的适应和相互支持，在居丧期间非常重要。

尽管承受着丧亲之痛，治疗师应动员家庭的优势和资源创造一个最大限度促进心理调整的环境。多重数据和研究方法可以产生对家庭治疗进程的充分理解（Elliott 和 James，1989）。需要更多的工作来进一步澄清在治疗过程的这一阶段需要什么样的工作以及为什么这样做（例如 client recall，Elliott 和 James，1989；client reactions system，Hill 等 1998）。

Dozier 等（1998）基于循环和线性假设的对比，研究了反应的差异问题。他们发现，循环与反思的问题能够促进融合和治疗联盟。Ryan 和 Carr（2001）证实了这一发现。临床医师在治疗过程中提出问题的技能可能是决定预后的关键因素（Dozier 等，1998，p. 8）。然而，很少有研究来测试这一规律。

结论

大部分培养心理治疗师的当代教育是建立在个体化治疗常见的线性思维方式的基础之上的。调整他们的概念框架，以循环或者系统性方式去评估家庭对临床医生来说是个挑战。本章提供的策略，用来帮助指导这个过程。

传统上，研究人员一直专注于研究发生改变的时刻，治疗师所实施的单向干预措施。极少有研究人员研究治疗师和家庭成员如何通过相互对话模式共同促成改变（Couture，2006）。家庭治疗师认为，这种模式始于非线性、不断循环的过程。当我们把治疗师的干预和家庭的反应放在一起研究时，发现"随着时间的推移，它将很难从社会群体的相互作用中分离出个人行为"（Gale，Dotson，Lindsey 和 Negireddy，1993，引自 Couture，2006，p. 4）。这样做，一个更系统的思维方式更容易通过我们内心的根深蒂固的线性模式和预反思认识论来找到自身的模式。

参考文献

Bateman, A., & Fonagy, P. (Eds.). (2006). *Mentalization based treatment: A practical guide*. Oxford: Oxford University Press.

Beutler, L. E., Williams, R. E., & Wakefield, P. J. (1993). Obstacles to disseminating applied psychological science. *Journal of Applied and Preventive Psychology, 2,* 53–58.

Couture, S. J. (2006). Transcending a differend: Studying therapeutic processes conversationally. *Contemporary Family Therapy, 28,* 285–302.

Dozier, R. M., Hicks, M. W., Cornille, T. A., & Peterson, G. (1998). The effect of Tomm's therapeutic questioning styles on therapeutic alliance: A clinical analog study. *Family Process, 37,* 189–200.

Dumont, I., & Kissane, D.W. (2009). Techniques for framing questions in conducting family meetings in palliative care. *Palliative & Supportive Care, 7,* 163–170.

Elliott, R., & James, E. (1989). Varieties of client experience in psychotherapy: An analysis of the literature. *Clinical Psychology Review, 9,* 443–468.

Fleuridas, C., Nelson, T. S., & Rosenthal, D. M. (1986). The evolution of circular questions: Training family therapists. *Journal of Marital and Family Therapy, 12,* 113–127.

Hill, C. E., Helms, J. E., Spiegel, S. B., & Tichenor, V. (1988). Development of a system for categorizing client reactions to therapist interventions. *Journal of Counseling Psychology, 35,* 27–36.

Johnson, S., & Lebow, J. (2000). The "coming of age" of couple therapy: A decade review. *Journal of Marital and Family Therapy, 26,* 23–38.

Kissane, D. W., & Hooghe, A. (2011). Family therapy for the bereaved. In R. A. Neimeyer, D. L. Harris, H. R. Winokuer, & G. F. Thornton (Eds.), *Grief and bereavement in contemporary society: Bridging research and practice* (pp. 287–302). New York: Routledge.

Kissane, D. W., & Zaider, T. I. (2011). Focused family therapy in palliative care and bereavement. In M. Watson & D. Kissane (Eds.), *Handbook of psychotherapy in cancer care* (pp. 185–197). Chichester, West Sussex: Wiley-Blackwell.

Main, F. O., Boughner, S. R., Mims, G. A., & Schieffer, J. L. (2001). Rolling the dice: An experiential exercise for enhancing interventive questioning skill. *The Family Journal, 9,* 450–454.

Penn, P. (1982). Circular questioning. *Family Process, 21,* 267–280.

Pinsof, W. M., & Wynne, L. C. (2000). Toward progress research: Closing the gap between family therapy practice and research. *Journal of Marital and Family Therapy, 26,* 1–8.

Robinson, W. D., Carroll, J. S., & Watson, W. L. (2005). Shared experience building around the family crucible of cancer. *Families, Systems, & Health, 23,* 131–147.

Rolland, J. S. (1994). *Families, illness, & disability: An integrative treatment model.* New York: Basic Books.

Ryan, D., & Carr, A. (2001). A study of the differential effects of Tomm's questioning styles on therapeutic alliance. *Family Process, 49,* 67–77.

Selvini, M. P., Boscolo, L., Cecchin, G., & Prata G. (1980). Hypothesizing—circularity—neutrality: Three guidelines for the conductor of the session. *Family Process, 19,* 3–12.

Tomm, K. (1987a). Interventive interviewing: Part I. Strategizing as a fourth guideline for the therapist. *Family Process, 26,* 3–13.

Tomm, K. (1987b). Interventive interviewing: Part II. Reflexive questioning as a means to enable self-healing. *Family Process, 26,* 167–183.

Tomm, K. (1988). Interventive interviewing: Part III. Intending to ask lineal, circular, strategic, or reflexive questions. *Family Process, 27,* 1–15.

Weeks, G. R., & Treat, S. R. (2001). *Couples in treatment: Techniques and approaches for effective practice* (2nd ed.). New York: Brunner Routledge.

White, M., & Epston, D. (1990). *Narrative means to therapeutic ends.* New York: Norton.

Winnicott, D. W. (1971). *Playing and reality.* London, Tavistock Publications.

8　家庭哀伤与文化

David W. Kissane，*Bridgette Boucher*，*Francesca Del Gaudio*

尽管人种学关注的是哀伤的生物学基础，但对哀伤的表达形式起到决定作用的是文化——受种族背景、社会传统和行为模式的影响（Klass 和 Chow，2011）。它通常会主导表现的方式，无论是面部表情、风度举止、衣着、习俗，还是行为。所以在对丧亲的人表达理解并提供支持时，文化敏感性是临床工作中一个基本的要素。对临床医生来说，无论是要理解哀悼的哪个文化维度，这通常都是必不可少的。在面对家庭的时候，更是如此——作为特定的社会团体，家庭很可能是文化习俗的主要传承者。

本章我们会对一些主要的文化进行介绍，从家庭的角度出发，去思考那些核心的价值观和传统，这些都是临床医生需要洞悉的。对所涉及的每一种文化来说，我们不可能面面俱到，也不可能囊括所有的主要文化。我们所希望的是能够揭示出家庭的文化对于治疗工作的重要性，能对文化与家庭的历史交织在一起的方式有一个简要的了解。

拉丁美洲文化的价值观

到 2029 年，拉丁裔人口预计会占到美国总人口的约 25%（US Census Bureau，2010；Beta court，Green，Carrillo，和 Ananeh-Firempong，2003）。治疗师需要熟悉拉丁美洲文化的价值观，在治疗中保持文化敏感性。所以必须要了解家庭主义（*familismo*），大男子主义（*machismo*）和玛利亚主义（*marianismo*）的性别角色，以及传统、照护和宗教的力量（Del Gaudio 等，2012）。

家庭主义

拉丁裔对于家庭的忠诚是源远流长的，被称为家庭主义。家庭主义的特点是，家庭内部的绝对团结，这种超乎寻常的奉献精神和亲密度超越了家庭关系中不同的世代和价值观（Marin，1993；Marin 和 Triandis，1985；Sabogal，Marin，Otero-Sabogal，Marin 和 Perez-Stable，1987）。这在很大程度上会使得与家庭相关的事情进展得较为顺利，亲人去世会聚集众多的家庭成员。

虽然婚姻的破裂、分居以及离婚会导致关系的解体，而且所丧失的关系很有可能无法修复。但我们看到有许多例子是，在一方生病或者临终的时候，已经疏远的前任伴侣会回来照顾，比如已经离婚的母亲会帮忙照顾自己女儿的父亲。在这种情况下，大家庭中的祖父母、姑姑姨妈、舅舅伯伯也都会出一份力。

性别角色

大男子主义是指性格中突出的男子气概，对男性的期待是身体强壮、有胆量，能够承担保护和供养自己家庭的责任（de Rios，2001；Falicov，1998；McGoldrick，Preto，Hines 和 Lee，1991；Vega，1990）。这必然会导致对情感表达的回避和对谈论死亡的忌讳。生病的男性可能不会表达自己对于疾病的个人感受；治疗师需要保持极大的敏感度，注意不要在这里引发尴尬。同样地，男性也可能不会在葬礼上表现出悲伤和痛苦，但这一刻板印象并不都准，也有很多拉丁裔的男性会流露出明显的情绪和悲痛。

与之相对的女性角色是玛利亚主义，即女性是自我牺牲的、在宗教上虔诚的，并负责持家和养育孩子（Bean，Perry 和 Bedell，2001）。对于生病之人的照顾大都是以这样的方式进行。所以当家庭照顾者生病的时候，她可能会发现很难找到别人来帮助（Miranda 等，2005）。

传统——家庭一起做的事

有时是因为家庭主义，有时是因为缺乏对性别角色的感知，很多拉丁裔家庭都有着对传统的坚守。对于进行特定的聚餐、某些郊游或聚会，以及几代人一起参加用于庆祝的宗教仪式，这些家庭可能都会有着很强的意愿。如果一个家庭认为亲密是很重要的，那么家庭成员可能还会期望治疗师展现出自己的人格魅力，愿意和他们一起分享（Minuchin，1974）。Bean 及其同事（2001）认为这一潜在的对治疗师的理想化，是一种人格主义，即拉丁美洲文化会对某一家庭成员进行美化。Wycoff 和 Chavez Cameron 强调，在拉丁裔中，子女是由父母共同教养的，这就是为什么他们期望治疗师能够与家庭积极互动，对家庭有归属感并愿意提供指导和支持的另一个原因（Wycoff 和 Chavez Cameron，2001）。在坚持这一传统的情况下，家庭会表现出对于权威极大的尊重，并希望相互得到认可。

宗教

在家人患病或死亡的情况下，充满敬意、惯例地团结在一起，接受上帝的意志可能会成为核心的价值观（de Rios，2001）。在拉丁美洲文化中，年长的家庭成员可能会经常去教堂，并将祈祷作为一种积极的应对方式。家庭可能会非常重视宗教仪式，如敷擦圣油仪式，他们相信这一仪式能够反映出疾病的严肃性。很重要的是，宗教还可以是一种有价值的资源，人们能从对上帝的信任中获得安慰。

另一些时候，宗教可能会阻碍一个人面对疾病的严重性和对死亡进行准备。对上帝仁慈的信任可能会过于强烈，导致对于另一种结果最终会发生的否认。随着家庭工作的进展，这些信念和焦点会有所变化（de Shazer 等，1986）。在家庭成员死亡之后，很多拉丁裔会发现宗教起到了主要的安慰作用，因为他们在谈及所爱的人时，会说他们去往了天堂。

案例

　　Carlos 是一名 52 岁的波多黎各人，很多年前就与妻子离婚了，并和他的两个孩子逐渐疏远。现在，Carlos 身患晚期肺癌，最近刚与女友分手，重新和年迈的母亲及其妹妹一起居住在一所三居室的房子里。临终关怀医院的护士会上门帮他进行疼痛管理。Carlos 曾经有过物质滥用的历史并接受过救济，所以被认为存在风险。护士认为他经常生气，且不配合。

　　治疗师登门拜访了 Carlos 84 岁的母亲，Theresa。她的英语说得不太好，所以她 66 岁的妹妹，Rosa，从旁协助（图 8.1）。两位女士诚心照顾着 Carlos，并强调"他是家人！"。她们对 Carlos 的疾病不是很了解，而且 Carlos 自己也没有欣然去面对即将到来的死亡。Carlos 变得经常愤怒，指责她们照顾不周并且缺乏尊重。她们对 Carlos 的爆发予以回避，并继续努力照顾他。

　　经过几次会谈，治疗师鼓励这个家庭与 Carlos 的孩子取得联系。他的女儿，Alexa，加入进来，参与会谈，并协助照顾 Carlos。然后，Alexa 又带来了她的母亲，Maria，一起提供帮助并加入到家庭会谈中。Carlos 周围的女性姻亲关系网得以加强，增强了交流和相互支持。治疗师注意到，直到生命的终点，Carlos 仍然易怒，难相处，但对于活着的人来说，家庭则显现出优势。尽管 Carlos 与他儿子，Louis 的关系没有复合，但他与 Alexa 取得了和解。Carlos 母亲的核心作用，以及文化中所强调的家庭内部的团结使得 Carlos 在临终时完成了家庭治疗。

美国国会在 1917 通过了法案，使所有波多黎各人自动成为美国公民，而其他拉丁裔族群则没有这一待遇。自此几个世代以来，拉丁裔美国家庭的生活结构都受到了该法案的影响。美国本土和波多黎各之间的人口流动被称为循环式移民（Meléndez，1993）。当人们从一个国家迁移到另一个国家，会导致潜在的家庭环路的断裂，并无法再依靠大家庭提供住宿和经济的支持，需要重新建立社会关系网络。然而，忠于家庭的原则会确保亲戚之间相互帮助。在上面的案例中，Carlos 在生命的最后几个月里回到了波多黎各，这进一步显示出在拉丁美洲文化中，家庭团结、忠诚和幸福的潜在作用。

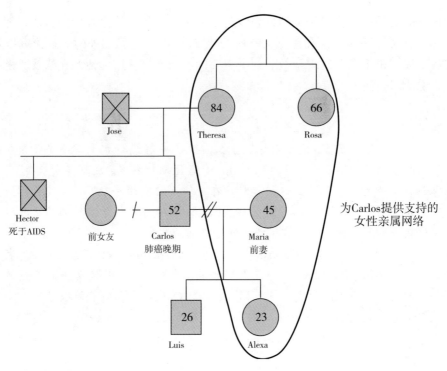

图 8.1 来自波多黎各的一个拉丁裔家庭，在对病人 Carlos 进行照顾的过程中，对家庭的忠诚强化了女性的亲属关系。

亚洲文化价值观

在与有着亚洲文化背景的家庭进行治疗的过程中，一些主题可能会突显出来，包括家族等级、性别不平等、代际间关系的冲突、对羞耻的偏见以及有限的情绪表达（Mondia 等，2011）。为了促进这些家庭的交流并使其从咨询中有所收获，治疗师必须对这些文化价值观的潜在作用有所认识，并知道如何恰当地处理由此引发的紧张气氛。

权力等级

尽管很难一言以蔽之，一般来说中国家庭的家庭结构遵循着一条权威的等级链，从父亲到母亲再到长子，然后一直到最小的孩子（Kim，1985）。在许多中国家庭中，这一权力等级集中体现在对孝道的看重。在一些家庭中，男性主导是很普遍的，特别是在年长的夫妻中，妻子可能会表现得很恭顺（McGoldrick，Giordano 和Preto，2005），但也可能发生冲突，并可能导致家庭暴力和虐待（Chung，Tucker 和Takeuchi，2008）。

文化信念

对一些亚洲家庭来说，家庭凝聚力也会受到另一些问题的削弱。例如，移民而来的父母并不需要像他们的孩子一样，让自己去适应一个新的国家的生活（Tsai-Chae 和 Nagata，2008）。移民会认同那些来自祖国的传统，而二代移民则会接受所移民国家的风俗。当这些撞击在一起，势必会出现冲突。试想，当一名长者坚持按照东方的做法，每天服用草药和灵芝，遵从着道教的理念，用自然的方式来平衡阴阳（Chen，1996），可能就会引发代际之间的误解。另一个信念是关于对疾病的归因，例如特定的行为可能会导致癌症（Ratanakul，2004）。在处理代际间问题的时候，对这些文化信念的了解是至关重要的。

羞耻和对情绪表达的压抑

在面对亚洲文化时，治疗师需要去理解羞耻的概念，及其忌讳当众表达情绪的关系。为了避免在陌生人面前太过情绪化而丢了面子，一些家庭可能会回避家庭会面。例如，在菲律宾文化中，"你好"或羞耻意味着尴尬和对不如别人的恐惧，这对情感分享是一种阻碍（Root，1985；Tiu 和 Seneriches，1995）。这种羞耻感和大男子主义有些相似，菲律宾男性被期望是阳刚且骄傲的（Nadal，2009）。治疗通常是支持 - 表达的形式，这就需要对大男子主义进行适应和尊重。例如，一些母亲会要求他们的儿子在失去亲人的时候不要哭泣，要保持沉默以维持男孩子的阳刚之气，可能会说"他们不是女孩，他们不表达情绪。"

案例

黄女士，一名57岁的单身中国女性，是一名学校辅导员，在被诊断为转移性胃癌之后，她接受了姑息性化疗。她对极端的温度很敏感，感到虚弱，并开始掉头发。她很易怒，并且会向家人爆发情绪，这使得人们要么疏远她，要么对她的严苛提出批评。尽管在家庭会谈的一开始，她对自己的未来持乐观态度，但她很快开始啜泣，因为她觉得自己未能满足哥哥黄平对她的期望。在这个问题上，所有的家庭成员都希望能改善沟通方式，缓解矛盾。

治疗师是一名白人女性，作为一名心理学家，她希望能够平息由沟通不当所带来的冲突。她鼓励家庭成员去探索这一冲突的历史渊源和文化基础，希望以此加强家庭的纽带。

强烈的冲突，和匮乏的凝聚力和沟通，充斥着整个会谈（图 8.2）。争论愈演愈烈是因为家庭成员都希望让别人听自己说，而不是相互倾听；这一模式在黄女士和她姐姐的关系中体现得淋漓尽致。她和姐姐黄艳有着很深的积怨。黄女士的侄女 Emily 和侄子 Vicky，对姑姑们之间的战争置身事外，但他们很想要了解事情的原委。

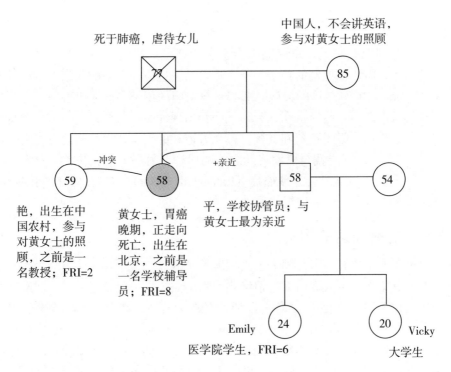

图 8.2 一个来自中国的男权模式家庭，对儿子优待，姐妹之间存在竞争。FRI= 家庭关系指数（Family Relationships Index），最高分为 12。

这对姐妹都很痛恨她们的父亲在养育过程中对她们造成的负面影响。这些影响造成了她们对男性的不信任。她们都没有结过婚，并将此归咎于他们的父亲。她们的父亲在躯体上和情感上都虐待过她们，令她们害怕将来的丈夫也会这样虐待自己。此外，姐妹俩不善于面对失败。小时候，黄女士被告知她的首要任务就是"让所有人都满意"。治疗师工作的焦点在于将家庭中不良的沟通和父亲的影响联系在一起。她让黄女士及其姐姐对此进行探索，并彼此分享各自对父亲的感受，使得她们能够建立一个更加信任和良好的关系。

父亲似乎是权力的中心，会让她们产生后悔和怨恨的感受。他对女儿非常强势，这源于他对儿子的偏爱。他的孩子们相互之间会进行不良的竞争，孩子们牺牲了自我实现以争取父亲的认可。Wang 和 Heppner（2002）指出，所感知到的父母的期待与个人表现之间的任何差异都会产生心理痛苦，包括抑郁和焦虑。在治疗中，黄女士和姐姐对自己父亲的无法取悦以及她们相互之间的竞争倾向，使得沟通障碍一触即发。这个家庭中还存在着代际之间的紧张。Emily 和 Vicky 是祖父母辈移民之后的第二代。他们对于西方的生活方式和信念的认同使得他们难以理解自己父母的感受。家庭成员还会感到羞耻，这反过来会导致对情绪的压抑，他们担心丢脸或被视为软弱。

非裔美国人家庭

在非裔美国人的家庭中，深厚的情感纽带不仅存在于直系亲属之间，还存在于大家庭之间。所以治疗师需要对会谈中可能加入的任何被认为重要的人保持开放。这一文化很看重"死得体面"，所以葬礼会传达出对死者的尊重。非裔美国人通常喜欢很多人聚集在一起。守夜和教堂仪式会反映出非洲哲学和基督教对他们丧祭的影响。在美国南部，在葬礼之前的几天里要"端坐"着接待访客是一个传统。悼词和音乐的安排可能会有意激发出情绪的释放，在遗体告别时敞开棺材也是如此（Carter，2001）。

非裔美国人是非常重视家庭的，所以他们通常会参加因丧亲而举行的家庭会谈。一些未尽之事宜可能会在这种时候得到处理，无论是之前的冲突，还是家庭里的秘密（Boyd-Franklin，2003）。治疗师可以起到促进的作用，鼓励开放的交流、保持好奇心和尊重，并关注到每一个人的需求。这些家庭通常都会想要互相帮助，在如何支持和支持些什么上保持灵活的态度。在哀伤和哀悼的过程中，一般都会将相互支持放在首要的位置（Moore Hines，2004）。

有一些非裔美国人家庭会将与治疗师进行家庭会谈视为被窥探，并且一向很难信任医疗系统（Hines，1999；Shelton 等，2010；Thompson，Valdimarsdottir，Winkel，Jandorf 和 Redd，2004）。他们可能觉得治疗并不是为了他们好。家谱图的绘制工作可能需要延后到治疗师与家庭统一战线以后（Hines，1999）。在非裔美国人中，女性比男性更为虔诚，并且通常会被认为是家庭的力量所在（Boyd-Franklin，2003），在下面的案例中，也是如此（图 8.3）。让这些女性投入到治疗中来可能是让整个家庭融入治疗的捷径。

案例

Beth，一名 56 岁的非裔美国人，是两个女儿的母亲，死于晚期子宫癌。她女儿们之间有时会起冲突，对此她很担心。同时，她还挣扎于是否原谅自己的丈夫，Charlie。他们结婚 35 年。Charlie 始终存在可卡因成瘾的问题，并且多次出轨，还和其中两个女人生下了儿子。虽然存在关系的破裂，但因为基督教的价值观，这家人仍然很努力地团结在一起。因为定期去教堂，所以他们有一大群教友，这些教友就像是大家庭的亲戚一样经常往来。

Beth 从加勒比海移民而来，是六个兄弟姐妹中的老大。Charlie 出生在美国南部腹地的赤贫家庭，并不清楚祖籍在哪。Beth 是一名护士，是家里的女主人，是兄弟姐妹和大家庭间的纽带，对任何上门的人都很热情。为了强调她坚定的信念，Beth 曾说"上帝在看着我们"。与此相反，她的小女儿会谴责母亲的医院在癌症的诊断上耽误了病情。两个女儿，Venus，

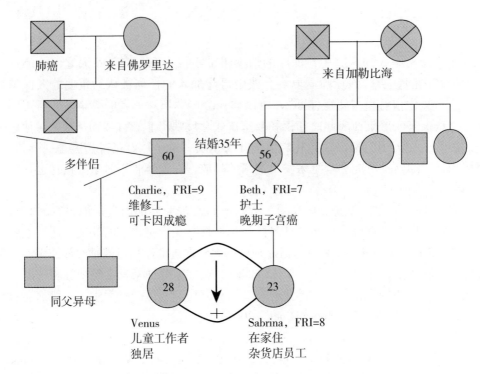

图 8.3　这是一个非裔美国人的家庭，其中母亲，Beth，死于癌症，家庭治疗促进了 Charlie 和他女儿们之间的交流。治疗还缓和了冲突，并强化了姐妹间的相互支持。FRI= 家庭关系指数（Family Relationships Index），最高分为 12。

28 岁，Sabrina，23 岁，关系交恶了很多年。Venus 在儿童保护机构工作，在生活上完全独立于家庭。Sabrina 仍然住在家里，在本地的杂货店打工。她们都同意有效的沟通是她们家里最大的难题。

　　在 Beth 亡故之前，心理学家登门为这个家庭进行了三次会谈。会谈以正视疾病的严重程度为开端，意在与 Beth 进行告别。Charlie，60 岁，是一名维修工，他为自己的"毒品问题"和"过去做的糊涂事"道歉，并因为 Beth 是女儿们宽宏大量的好母亲而表达感激。在 Beth 死亡之后，教堂及其丧葬的仪式使得这个家庭能够与他们的社区分享自己的悲痛。接下来半年中的三次家庭会谈协助他们对未来女儿们与父亲之间的关系进行了定位，并针对忠诚和保护的议题进行了开诚布公的交流。Sabrina 要求 Charlie 在选择带回家的男人方面谨慎一点——不要把自己的女儿当成他朋友可能的"求欢对象"。

　　Sabrina 暂时搬到了 Venus 的公寓里，两人的关系变得更紧密，相互支持也变得更多。治疗师强调，这样做满足了母亲的遗愿。在失去母亲的哀伤得到充分表达的过程中，她们相互帮助，关系更稳固。两个女儿都经常跟父亲通电话，最终 Sabrina 觉得有足够的安全感，可以搬回家里去住。Charlie 也开始与一名来自同一个教区的女性教友约会。对于这个家庭来说，生活开始继续向前发展。

这名女性是很典型的非裔美国人。因为她们会把家庭的需求和利益放在首位，所以哪怕是面对不可饶恕的错误，也能够容忍和原谅（Boyd-Franklin，2003）。在表达自己的价值观以及与所在社区更加广泛的联系上，都能很容易地看出她们精神上的追求（Boyd-Franklin，2003）。在她们讲述关于教堂仪式的内容时，治疗师可以着重强调这些信念的重要价值，这样能够在居丧的时候带去安慰。

在另一个非裔美国人家庭的治疗中，音乐成为这个家庭丧葬仪式中最为核心的一部分。这位 35 岁的年轻女士，和她的丈夫都是专业的爵士演奏家。在她癌症晚期的过程中，她的丈夫只有通过音乐才能表达出自己的悲伤。这些音乐对于她丧亲的母亲来说也是一种深切的安慰。因为女儿的早逝，这位母亲非常悲痛，但她能够从美妙的音乐中获取一些慰藉。这对年轻的夫妇还通过 Facebook 讲述自己的故事，把疾病每个阶段所拍摄的照片分享给他们的朋友。他们还会发布音乐，这为家人和朋友们在居丧的过程中建立了一个支持性的网络。她的母亲登录网络，去感受她女儿的朋友们对其创造性的一生所表达的浓厚情感，这对她很有帮助。在对她女儿的生命和婚姻的意义进行提炼的过程中，她的居丧的痛苦会有一定程度的治愈。

伊斯兰教文化的变奏

在死亡和葬礼方面，穆斯林通常都会遵循自己祖国的宗教教义。临床医生可以考虑邀请阿訇来探望临终的患者，并为患者的家庭提供支持（Abudabbeh，2005）。穆斯林通过表达虔诚的祈祷来接近死亡。祈祷之后，家人会擦洗遗体，并把遗体包裹起来，随后进行土葬，所有仪式通常会在 24 小时之内完成（Jonker，1996）。因为有死后复活的宗教信念，所以火葬是被禁止的。在哀伤中，他们的情绪表达是多种多样的，通常会按照其祖国的传统来进行，从大声恸哭和吟唱挽歌，到禁欲主义所倡导的安静而内敛的哀悼（Jonker，1997）。

根据伊斯兰的传统，宗教教义指出需要在墓地边进行祈祷，祈祷时，死者的男性亲属需要回答五个关于死者信仰的问题，这决定着末日审判时，死者最终是否会复活（Sheikh，1998）。在死后的第三天、第七天和第四十天，死者家人通常会在清真寺进行进一步的祈祷。在周年祭日的时候，会按照传统在坟墓上放置一块石头。儿童可能会被要求回避这些宗教仪式。在传统葬礼上，北非的女性会身着白色的衣服，中东人身着黑色的衣服，土耳其人身着柔和色彩的衣服。年轻人会穿三个月的丧服，而上年纪的人会穿一年（Gardner，1998）。

在葬礼中，穆斯林文化中的这些传统都是以家庭哀悼为中心的（Abudabbeh，2005），是按照很多世纪以来伊斯兰教习俗进行的。葬礼中的悲痛可能会由家庭和社区——乌玛（*Ummah*，穆斯林公社）共同分担。穆斯林的家庭生活可能是族长制的，整个社区由家庭中的权威者直接领导。穆斯林家庭的很多分支都受到了教育、城市化、战争和西方化的影响，然而寻求临床支持的家庭可能仍会遵从这些传统，在等级制的家庭生活中以父亲为尊，应直接询问他们线性问题以明白他们的意见。

海地家庭

亲法的海地共和国是加勒比海第一个独立出来的国家，在1804年获得了奴隶制革命的胜利（Laguerre，1981）。海地与多米尼亚共和国位于同一个岛，海地在该岛的西侧，较小的一边，其人口稠密且非常贫穷。海地人讲法语或克里奥尔语，主要信奉天主教。在长期的政治斗争之后，海地人散落到了所有加勒比海地区以及美国，特别是东海岸。2010年的大地震对海地造成了毁灭性的打击，之后主要依赖于人道主义救援。

海地的文化看重精神、对音乐的挚爱，以及对上帝的坚定信仰（Desrosiers 和 St. Fleurose，2002）。疾病会让他们的大家族团结在一起，他们可能会转而寄希望于祈祷。在下面的案例中，母亲在儿子面临死亡时说"上帝是仁慈的。他可能会给我们带来奇迹！"海地人能够很好地展现出，天主教信念系统在面对癌症死亡时是如何运转的。

案例

Pierre 的广泛转移性肠癌被第一次发现的时候，只有25岁。他患有溃疡性结肠炎许多年，他的症状曾被认为是由结肠炎引起的，这导致癌症诊断的一些延误。尽管接受了化疗，他的癌症最终还是恶化了，在 Pierre 27岁的时候，他的家人认识到他离死亡已经不远了。Pierre 计划要和他的牙买加女友 Martine 结婚，但鉴于治疗的需要，他在婚礼的时机上，与家人发生了冲突。于是，Pierre 和 Martine 背着家里偷偷结了婚。Pierre 与姐姐 Dominique 关系紧密，而 Martine 则对妹妹 Sophie 信任有加（见图8.4）。这是一个典型的年轻癌症患者的家庭，Pierre 的家人都很尽心地照顾他，其中他的母亲是主要的照顾者。

这个家庭很难谈论 Pierre 的癌症，并会回避对悲观结果进行讨论。他的父母把痛苦埋在心里或只对长辈吐露；而他的兄弟姐妹则只会开一些蹩脚的玩笑。Pierre 逐渐变得焦虑，担心自己给其他人造成了负担，并向医护人员表达自己对家庭的愧疚。这促进了家庭会谈的实施。当与心理学家会面的时候，他们所背负的痛苦情绪已经溢于言表了，但出于保护的立场，这家人在挣扎着相互支持的时候会有一种紧张的氛围。Sophie说"我们都分别在风浪里漂流，而不是彼此相互找寻！"Martine补充道"我们只是在凭着感觉摸索，就像是到了一个没有地图的陌生国度。"鼓起了很大的勇气，Pierre让每一个亲人都说一说，他的疾病对他们产生了怎样的影响。Amid泪如雨下，这个家庭在分享眼泪和内心痛苦的时候，开始团结在一起。尽管Martine认为她感到自己不太被Pierre的家庭所欢迎，但她同意了Anna和Placide的提议，将Pierre接回到他们家里去住。

一张病床被重新安置在Pierre的卧室里，而且后续的家庭会谈也得以进行。在发现Martine和Pierre已经结婚了之后，这个家庭将Martine作为儿媳妇接纳了进来。在照顾脆弱的Pierre的过程中，所有人间的关系都变得更紧密。当Pierre走向死亡的时刻，所有家人一起诵读赞美诗并进行了祈祷。

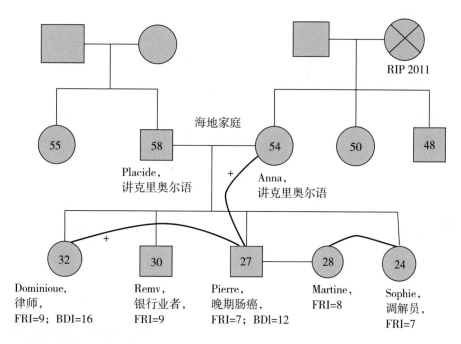

图8.4　这是一个海地家庭，他们的第3个孩子Pierre被诊断为肠癌，这一诊断因为溃疡性结肠炎的干扰而有所延误。Pierre与她牙买加的女友Martine秘密结婚。Pierre的家人希望在他临终的时候能够在家得到照顾，这使得他们与Martine的关系出现了一些紧张。FRI=家庭关系指数（Family Relationships Index），最高分为12；BDI=贝克抑郁量表（简版），正常得分<5。

在家庭会谈的过程中，治疗师通常可以利用他们的美好愿望和相互支持。当会谈的动力指向家庭的宗教传统或信念系统时，对哀伤的分享可以产生积极的作用。总的来说，当家庭能够接受丧失在精神上的意义，如"Pierre的死亡是上帝的旨意"，这会帮助他们随着时间的推移最终获得哀伤的消解。

印度教和印度

印度这一古老的文明国家是非常多元化的。这个国家被种姓制度分为不同的阶层——婆罗门，僧侣贵族；刹帝利，军事贵族和行政贵族；吠舍，自由平民阶层；以及首陀罗，差役或奴仆（Sharma，2004）。超过 80% 的印度人口信奉印度教（India Census，2001）。印度教认为每一种生命都有灵魂（*atman*），会再生或转世，善恶将得到报应，这种轮回周而复始，无始无终。要得解脱必须达到梵我如一的境界，即灵魂与神合而为一（Sharma，2004）。印度教的四部《吠陀经》主要讲述了对神明的信仰；其他的经书，奥义书，则探索了内在自我的思辨。一个人通过学习修行、严格奉行戒律和对神虔诚的信仰，可以转世到更高的等级。

在印度教的世界观中，家庭是占据首要地位的，个人的生活可能要服从于社群的需要（Hodge，2004）。在庞大的家族里，不同支系的亲戚之间可以很容易地走动。兄妹节是用来庆祝手足情谊的，体现了深刻的孝道以及文化所能赋予手足关系的情感（Sonawat，2001）。在庆祝仪式中，姐妹会把丝带系在她们兄弟的手腕上，以表达获得成功和身体健康的祝愿，与之相对，兄弟会对姐妹做出保护她们的承诺。每年一次的节日仪式能够促进家庭纽带的维系。允许包办婚姻是印度文化中潜在的家庭力量的另一个标志。这些古老传统的基础是宗教上对女性的尊重，包括女性的神和将上帝尊为神母（Kurien，2001）。

在面对疾病的时候，印度的传统一般会将家庭视为治愈和支持的来源。人们从家庭中获得教育、养育和社会化，家庭将人们团结在一起。传统上，婆婆是被尊敬的，儿媳需要遵从婆婆的意愿。这类三代同堂的家庭较为普遍。尽管如此，随着社会的变迁，代际间的冲突也会出现，特别是在主导权上的冲突。治疗师需要知道，上千年延续下来的社会等级制度可能会产生的影响，家庭的需求可能会被不容置疑地放在任何个人意愿的前面。

案例

Krishna 是一名 63 岁的银行业者，当被诊断为胰腺癌之后，他向他的姐姐寻求帮助。几年前，他就同妻子离婚了，没有任何子嗣，所以他转而向他的原生家庭寻求支持。他的姐姐，Veena，是一名传统的女性，很爽快地接纳了他。Veena 对于能够照顾弟弟感到很高兴，同时对于她丈夫的热情和她西化的女儿的开放态度感到欣喜。

他们的上一辈是较为困苦的，Veena 和 Krishna 的父亲在孤儿院长大（图 8.5）。他确保让他的孩子们在一年一度的兄妹节这一天能够领会他们作为子女的义务，以及对彼此的忠诚。这使得 Krishna 在遇到困难的时候能够放心地联系自己的姐姐。尽管这家人住在不同的州，并且很少和亲戚联络，文化传统和对家庭生活的期望仍然得以很好地发挥了作用。

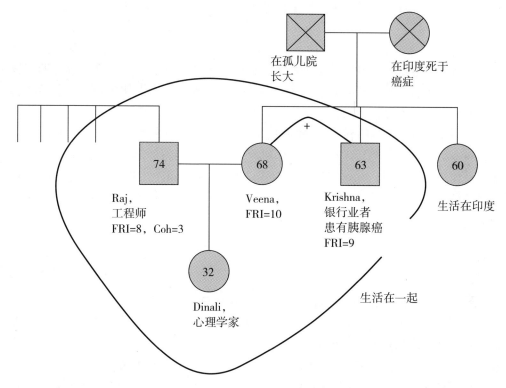

图 8.5 这是一个印度人家庭，文化传统中紧密的兄妹关系使得他们非常忠于自己的家庭。FRI = 家庭关系指数；Coh = 家庭凝聚力。FRI 的最高分为 12；Coh 的最高分为 4。

　　一名成长于西方文化下的治疗师，必须要注意不要预设当代的世俗标准会决定着家庭的行为和态度。这使得治疗的中立性原则变得更加复杂：文化的敏感性需要治疗师去尊重家庭的运转方式，而这些方式不一定在一开始就能被察觉到（Kissane 和 Bloch，2002）。尽管在移民而来的父母想要坚持祖国的旧有文化，而他们的子女想要融入新国家的文化时，经常会发生代际间的冲突。一个明智的治疗师会避免让自己站在任何一边。治疗师可以表示出对于不同传统背后的历史积淀的兴趣，并提出自己的疑惑，询问这个家庭要如何建设性地在彼此之间求同存异。

犹太人的传统

　　犹太教对生命很看重，强调生命的珍贵，在伦理上，对它的追求会带来完全不同的状态（Grollman，1993；Lamm，2000）。一家人会聚集在患病亲属的周围，尽力地探望和帮助。犹太人在与丧亲的家庭进行互动的习俗上有着悠久的历史，这些传统带来了高水平的相互支持（Lamm，2000）。当有人死亡，葬礼结束以后会有"坐七"（sitting shiva）的习俗（七就是指 7 天，根据《创世纪》50：1–14 中所写，Joseph 为自己死去的父亲，Jacob，哀悼了 7 天），即七日服丧期。在这段时间，丧亲者会接受亲戚和朋友的拜访，拜访时除了表达安慰，还会提供有帮助的照顾（Rosen 和 Weltman，2005）。当然，在今天很多遵守"坐七"的家庭只会有两三天或两三个晚上接受他人的探访。这时的探访可以被视为一种尊重的标志，显示出善意和怜悯，并为哀悼营造出一种适当的氛围。

表达哀悼的仪式还包括定期去犹太会堂，为那些更为虔诚的人祈祷诵读（Lamm，2000）。传统上，近亲的哀悼期为 12 个月，这段时间里，哀伤得以逐渐减轻，哀悼也得以完成。在此之后，生活得以继续（Lamm，2000）。周年祭通常会包括对墓碑进行揭幕的仪式。对于一个家庭来说，遵循这些仪式的重要性，不仅是作为引导，还可以使得对丧亲之人进行照顾的过程正常化。

结论

我们对不同的文化均有所说明，这意味着对于居丧的人来说，可以遵从的习俗和传统有很多。但我们绝对不是要对任何文化或者族群进行刻板化的定型，而是要强调对于文化的敏感性。在实际面对每一个家庭的时候，治疗师能够有意识地询问对于这个家庭来说，有哪些重要的步骤和内容（Kissane 等，2006）。

在了解不同文化中的哀悼过程时，我们时常赞叹，从社会学的角度来说，这些仪式是如何对于要做些什么和如何哀悼进行睿智的引导的。只有对每一个族群的文化习俗保持好奇的态度，临床医生才能够请家庭去思考，在遵循任何可能的仪式时，他们能获得的潜在益处是什么。鉴于整个世界在变得越来越世俗，对于宗教仪式的支持能够凸显其对于哀悼过程的帮助（Imber-Black，1992）。此外，通过表达自己对于这些传统的重视和尊重，治疗师采取了一种文化敏感性的立场，这能够加强治疗联盟。文化能够被如此亲密地表达并深入到家庭生活中，对于观察家庭的哀伤来说，这是一个非常重要的透视角度。

延伸阅读

McGoldrick，M.，Giordano，J. 和 Garcia-Preto，N.（Eds.）.（2005）.
Ethnicity and family therapy（3rd ed.）. New York：Guildford Press.
种族和家庭治疗（第三版）. 纽约：Guildford 出版社
此书共有 54 章，对心理卫生保健方面，与文化相关的家庭议题进行了详尽的叙述。
Neimeyer，R. A.，Harris，D. L.，Winokuer，H. R. 和 Thorton，G. F.（Eds.）.（2011）.
Grief and bereavement in contemporary society. New York：Routledge.
当代社会中的悲痛与哀伤。纽约：Routledge

此书是近期出版的国际间合作的产物，强调了当代社会的特点，对哀伤辅导的差异性和共性进行了探讨。

Parkes，C. M.，Laungani，P. 和 Young，B.（Eds.）.（1997）. *Death and bereavement across cultures*. London：Routledge.

不同文化的死亡与哀伤。伦敦：Routledge

这本手册聚焦于世界上的主要宗教，以宗教为窗口，去理解那些影响着死亡过程和哀伤的仪式和信念。

参考文献

Abudabbeh, N. (2005). Arab families. An overview. In M. McGoldrick, J. Giordano, & N. Garcia-Preto (Eds.), *Ethnicity and family therapy* (3rd ed., pp. 423–436). New York: Guilford Press.

Bean, R., Perry, B., & Bedell, T. (2001). Developing culturally competent marriage and family therapists: Guidelines for working with Hispanic families. *Journal of Marital and Family Therapy, 27*, 43–54.

Betacourt, J. R., Green, A. R., Carrillo, J. E., & Ananeh-Firempong, O. (2003). Defining cultural competence: A practical framework for addressing racial/ethnic disparities in health and health care. *Public Health Report, 118*, 293–302.

Boyd-Franklin, N. (2003). *Black families in therapy: Understanding the African American experience* (2nd ed.). New York: Guilford Press.

Carter, J. H. (2001). *Death and dying among African Americans: Cultural characteristics and coping tidbits*. New York: Vantage.

Chen, Y. D. (1996). Conformity with nature: A theory of Chinese American elders' health promotion and illness prevention processes. *Advances in Nursing Science, 19*, 17–26.

Chung, G. H., Tucker, M. B., & Takeuchi, D. (2008). Wives' relative income production and household male dominance: Examining violence among Asian American enduring couples. *Family Relations, 57*, 227–238.

Del Gaudio, F., Hichenberg, S., Eisenberg, M., Kerr, E., Zaider, T. I., & Kissane, D. W. (2012). Latino values in the context of palliative care: Illustrative cases from the family focused grief therapy trial. *American Journal of Hospice and Palliative Medicine, 30*(3), 271–278.

de Rios, M. D. (2001). *Brief psychotherapy with the Latino immigrant client*. New York: Haworth Press.

de Shazer, S., Berg, I. K., Lipchik, E., Nunnally, E., Molnar, A., Gingerich, W., & Weiner-Davis, M. (1986). Brief therapy: Focused solution development. *Family Process, 25*, 207–221.

Desrosiers, A., & St. Fleurose, S. (2002). Treating Haitian patients: Key cultural aspects. *American Journal of Psychotherapy, 56*, 508–522.

Falicov, C. J. (1998). *Latino families in therapy*. New York: Guilford Press.

Gardner, K. (1998). Death, burial and bereavement among Bengali Muslims. *Journal of Ethnic Migration Studies, 24*, 507–521.

Grollman, E. A. (1993). Death in Jewish thought. In K. J. Doka & J. D. Morgan (Eds.), *Death and spirituality* (pp. 21–32). New York: Baywood.

Hines, P. (1999). The family life cycle of African American families living in poverty. In B. Carter & M. McGoldrick (Eds.), *The expanded family life cycle: Individual, family and social perspectives* (3rd ed., pp. 327–345). Boston: Allyn & Bacon.

Ho, M. K., Rasheed, J. M., & Rasheed, M. N. (2004). *Family therapy with ethnic minorities*. Thousand Oaks, CA: Sage.

Hodge, D. R. (2004). Working with Hindu clients in a spiritually sensitive manner. *Social Work,* *49,* 27–38.

Imber-Black, E. (1992). *Rituals for our times.* New York: Harper Collins.

India Census. (2001). Indian population. Retrieved from http://www.hinduism.about.com/population.htm

Jonker, G. (1996). The knife's edge: Muslim burial in the diaspora. *Mortality, 1,* 27–45.

Jonker, G. (1997). The many facets of Islam. In C. M. Parkes, P. Laungani, & B. Young (Eds.), *Death and bereavement across cultures* (pp. 147–165). London: Routledge.

Kim, S. C. (1985). Family therapy for Asian Americans: A strategic structural framework. *Psychotherapy Theory, Research, Practice, Training, 22*(2S), 342–348.

Kissane, D. W., & Bloch, S. (2002). *Family focused grief therapy: A model of family-centred care during palliative care and bereavement.* Buckingham, UK: Open University Press.

Kissane, D. W., McKenzie, M., Bloch, S., Moskowitz, C., McKenzie, D. P., & O'Neill, I. (2006). Family focused grief therapy: A randomized, controlled trial in palliative care and bereavement. *American Journal of Psychiatry, 163,* 1208–1218.

Klass, D., & Chow, A. Y. M. (2011). Culture and ethnicity in experiencing, policing, and handling grief. In R. A. Neimeyer, D. L. Harris, H. R. Winokuer, & G. F. Thornton (Eds.), *Grief and bereavement in contemporary society* (pp. 341–353). New York: Routledge.

Kurien, P. (2001). Religion, ethnicity and politics: Hindu and Muslim Indian immigrants in the United States. *Ethnic and Racial Studies, 24,* 263–293.

Laguerre, M. S. (1981). Haitian Americans. In A. Harwood (Ed.), *Ethnicity and medical care* (pp. 172–210). Cambridge, MA: Harvard University Press.

Lamm, M. (2000). *The Jewish way in death and mourning* (2nd ed.). New York: Jonathon David.

Marin, G. (1993). Influence of acculturation on familialism and self-identification among Hispanics. In M. E. Bernal & G. P. Knight (Eds.), *Ethnic identity* (pp. 181–196). New York: SUNY Press.

Marin, G., & Triandis, H. C. (1985). Allocentrism as an important characteristic of the behavior of Latin Americans and Hispanics. In R. Diaz-Guerrero (Ed.), *Cross-cultural and national studies in social psychology* (pp. 85–104). Amsterdam: North-Holland.

McGoldrick, M., Giordano, J., & Preto, N. (2005). *Ethnicity & family therapy* (3rd ed.). New York: Guilford Press.

McGoldrick, M., Preto, N. G., Hines, P. M., & Lee, E. (1991). Ethnicity and family therapy. In A. Gurman & D. Kniskern (Eds.), *Handbook of family therapy* (Vol. 2, pp. 546–582). New York: Brunner/Mazel.

Meléndez, E. (1993). *Los Que Se Van, Los Que Regresan.* New York: Center for Puerto Rican Studies.

Minuchin, S. (1974). *Families and family therapy.* Cambridge, MA: Harvard University Press.

Miranda, J., Siddique, J., Der-Martirosian, C., & Belin, T. R. (2005). Depression among Latina immigrant mothers separated from their children. *Psychiatric Services, 56,* 717–720.

Mondia, S., Hichenberg, S., Kerr, E., & Kissane, D.W. (2011). The impact of Asian-American value systems on palliative care: Illustrative cases from the Family Focused Grief Therapy trial. *American Journal of Hospice and Palliative Care.* doi: 10.1177/1049909111426281

Moore Hines, P. (2004). Mourning in African-American culture. In F. Walsh & M. McGoldrick (Eds.), *Living beyond loss: Death in the family* (2nd ed., pp. 125–130). New York: W. W. Norton.

Nadal, K. L. (2009). *Filipino American psychology: A handbook of theory, research, and clinical practice.* Bloomington, IN: Authorhouse.

Ratanakul, P. (2004). Buddhism, health and disease. *Eubios Journal of Asian and International Bio-*

ethics, 15, 162–164.

Root, M. P. P. (1985). Guidelines for facilitating therapy with Asian American clients. *Psychotherapy Theory, Research, Practice, Training, 22*(2S), 349–356.

Rosen, E. J., & Weltman, S. F. (2005). Jewish families: An overview. In M. McGoldrick, J. Giordano, & N. Garcia-Preto (Eds.), *Ethnicity and family therapy* (3rd ed., pp. 667–679). New York: Guildford Press.

Sabogal, F., Marin, G., Otero-Sabogal, R., Marin, B. V., & Perez-Stable, E. J. (1987). Hispanic and acculturation: What changes and what doesn't? *Hispanic Journal of Behavioral Sciences, 9,* 397–412.

Sharma, A. P. (2004). *Hinduism redefined.* New Delhi: Vedam Books.

Sheikh, A. (1998). Death and dying: A Muslim perspective. *Journal of the Royal Society of Medicine, 91,* 138–140.

Shelton, R. C., Winkel, G., Davis, S. N., Roberts, N., Valdimarsdottir H., Hall, S. J., & Thompson, H. S. (2010). Validation of the group-based medical mistrust scale among urban black men. *Journal of General Internal Medicine, 25,* 549–555.

Sonawat, R. (2001). Understanding families in India: A reflection of societal change. *Psicologia Teoria e Pesquisa, 17,* 177–186.

Thompson, H. S., Valdimarsdottir, H. B., Winkel, G., Jandorf, L., & Redd, W. (2004). The group-based medical mistrust scale: Psychometric properties and association with breast cancer screening. *Preventive Medicine, 38,* 209–218.

Tiu, A. T., & Seneriches, J. S. (1995). *Depression and other mental health issues: The Filipino American experience.* San Francisco, CA: Jossey-Bass Publishers.

Tsai-Chae, A. H., & Nagata, D. K. (2008). Asian values and perceptions of intergenerational family conflict among Asian American students. *Cultural Diversity and Ethnic Minority Psychology, 14,* 205–214.

U.S. Census Bureau. (2010). Overview of race and Hispanic origin: 2010. Retrieved from http://www.census.gov/newsroom/releases/archives/2010_census/cb11-cn125.html

Vega, W. A. (1990). Hispanic families in the 1980s: A decade of research. *Journal of Marriage and the Family, 52,* 1015–1024.

Wang, L., & Heppner, P. P. (2002). Assessing the impact of parental expectations and psychological distress on Taiwanese college students. *Journal of Counseling Psychology, 30,* 582–608.

Wycoff, S., & Chavez Cameron, S. (2010). The Garcia family: Using a structural systems approach with an alcohol-dependent family. *Family Journal, 8,* 47–57.

9 一份居丧期家庭治疗的报告

一位母亲的去世留给她的家庭的遗产

Su Jin Kim

这个按照十次治疗展开的故事是由一位富有经验的家庭治疗师分享的。这个家庭参与了一个从缓和医疗开始延续到居丧的家庭治疗的随机试验。初始筛选之后，这个家庭被认定为存在一定的病态的（morbid）居丧结局，但是任何功能上的失常都是轻微的。根据 Kissane 的家庭功能分类，他们属于中等功能的家庭（Kissane等，1996）。

尽管这个家庭看似亲密，但是关系却不尽然。在这个家庭中，有一种强烈的存在于女性中的亲缘关系，这个家庭是女主人控制的，丈夫依附于妻子。她的去世给她的伴侣带来了巨大的居丧风险。如果重要的关系继续这样，预防式地处理也很困难。

在这一章，治疗师用一个典型并且相当直接的例子阐述这种问题如何处理。介绍按照每一次的治疗而展开，并附有每次治疗的反思，目的在于启发读者及分享治疗师和同行督导小组的反应。出于保护隐私的原因，所有名字和标识性的特征被更改。

家庭

Nessa，一位 70 岁的祖母，在 2003 年的二月收到了一份Ⅳ期结肠癌的诊断（图9.1）。她被告知，由于癌症的继发性扩散，没有治愈的希望，但是治疗或许可以帮助她最大限度地改善生活质量。她经历了半结肠切除术（切除了包含初始癌症病灶的半边大肠），然后接受化疗。开始的时候，她很乐观，直言不讳地说，Nessa 是一个战士。在化疗后仅仅几个月，她得知她的肿瘤又复发了，但是她继续战斗，经历了 7 次进一步的治疗，包括不同的药物和手术。在一段时间内，这些方法是起作用的。但是三年后，医生告诉她把后事都安排好。化疗给她的生命带来的感染风险大于对癌症进展的抑制。现在治疗的目标是通过有效的症状管理来维持生活质量。

在一次就诊过程中，她的一个女儿 Bella 听说了家庭治疗，并有兴趣参与进去。在第一次治疗之前，我们得知 Nessa 和 Vernon 已经结婚 47 年，并一起养育了 5 个孩子。Nessa 曾经是学校的护士。她的丈夫 Vernon 最早从事制造业，后来在县福利机构做顾问，现退休。这对夫妻希望他们的所有成年子女参与到治疗中。但最后决定他们的伴侣和孩子不参加，否则将有太多的人在房间里。家庭由 Nessa、Vernon、James、Maggie、Bella、Tim 和 Sally 组成。他们被研究的随机化过程定为接受 10 次治疗。

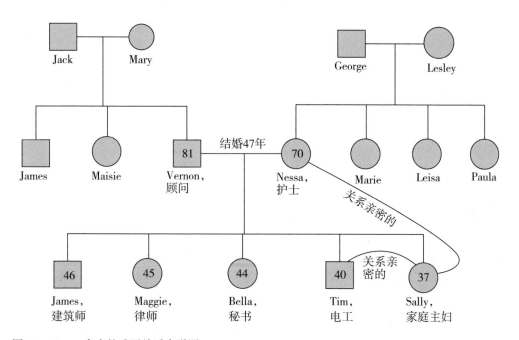

图 9.1　Nessa 家庭的重要关系家谱图

　　为了表述明确，"孩子"一词用于描述 Nessa 和 Vernon 的成年后代。他们的家庭功能得分使用家庭关系指数来测量，每个人给出他们对于家庭关系的认知（表9.1）。这些得分显示两个孩子 Bella 和 Tim 感受到的沟通方面的轻微的不足和一些冲突。这些感知使家庭开始关注居丧期关怀。

第一次治疗 —— 发生在九月

　　治疗在父母的家中进行。Vernon 在家门口迎接治疗师。很明显，Nessa 已经提前让全家人做好准备。她将客厅设计成会面的地方。为每个人找来椅子摆成了一个圆。治疗师介绍她自己，感谢这个家庭在如此困难的时候让她走近他们的生活。然后她开始一点点认识家庭成员。

　　为了加入到家庭中并建立联盟，治疗师询问家庭成员他们的目标以及他们每个人想要从治疗中得到什么。他们一致说"去处理发生在我妈妈身上的事"，非常具有支持性的 Maggie 补充道"为了家庭治疗"，她是"情绪化的"，并且在面对苦难和危机时存在困难。

表 9.1 使用家庭关系指数进行筛选的家庭功能得分（FRI）

家庭成员	年龄	FRI*	凝聚力**	表达力**	冲突解决
Nessa	70	10	4	3	3
Vernon	81	9	4	2	3
James	46	12	4	4	4
Maggie	45	–	–	–	–
Bella	44	8	4	2	2
Tim	40	9	4	3	2
Sally	37	10	4	3	

*FRI 得分，最高 12 分

** 凝聚力、表达力和冲突解决，每项最高分 4 分。FRI 得分是凝聚力、表达力和冲突解决分量表得分的总和。

初始的冲突得分被转换了，所以分量表相加包括了一致方向的评分。Maggie 没有完成 FRI。

　　治疗师询问为什么 Nessa 想要全家都参与。她表明"她曾经总是料理一切事情"，而且现在仍然想要尽可能多地帮助她的家庭。Vernon 一生为了家庭的生计，做过两份工作。Nessa 在前 15 年做家庭主妇，然后去念书后做学校护士。她认为自己是个独立的女性，享受这种有活力的状态和在掌控中的感觉。

　　治疗师探索了 Nessa 生病的故事。Nessa 表达了她想要保持乐观和强大的状态，但是她表示化疗并不奏效，"现在关于抑制癌症并没有什么可做的，让家人坐在一起谈一谈显得非常重要。"Nessa 就事论事的风格和直接令人印象深刻。治疗师问 Nessa 她现在最大的担忧是什么。Nessa 回答："离开他们每个人！"她的悲伤很明显，但是当她主动说出这些话时，Vernon 和孩子们沉默了。治疗师明白当听到这些，他们会多么难过，询问每一个人："你最担心的人是谁？""孩子们一致表示是他们的父亲，Nessa 也认可，"我想确定我离开了他会一切都好。"不同的是，Vernon 表示他担心的是 Nessa，以及她身体上和情绪上发生了什么，他说，"一些日子里我知道她在经历困难时期，我感觉很糟糕。"

　　Nessa 和 Vernon 描述了他们最近在角色上的转变。Vernon 在尝试在家务上做得更多（例如洗衣服、刷盘子、缴帐单、给孩子们打电话），这一角色是 Nessa 一生在做的，但是现在依靠她自己的力量已经很难继续了。

　　转移到家庭动力的探索，治疗师问道，"能想到什么词来描绘你们的母亲？"每个人依次回答，他们称她为"咨询师""岩石""坚强的人"和"有执行力的"，当听到这些时，Nessa 回应"我从未觉得自己是这样的。我就是我而已！"治疗师承认 Nessa 的谦虚，也强调她的强大和领导力，这些让孩子们仰视她。Nessa 欣慰地微笑着。

　　进一步探索家庭的亲密度和同盟情况，治疗师问："你们中的哪些人是最亲密的""谁与谁相处得好"。年龄相近的 Sally 和 Tim，有很强的联结，但是他们马上又说他们的家庭总体是紧密的。他们住得很近，经常互相拜访。每个人似乎都在点头赞同。Nessa 说由于 Sally 和她的孩子住在家里，她会更依赖 Sally，自然地与她分享的也就更多一点。

　　治疗师问："就算家庭非常亲密，时间长了，每个家庭也会有冲突。你们能说一下出现争吵时你们通常如何解决吗？"他们互相好奇地看着。在 Maggie 看来，矛盾是自然而快速地解决的，其余人点头同意。如果分歧升级，Nessa 会说："别说了。"紧张就会因此解决。当被问到是否有分歧并没有快速解决的时候，他们都表示他们是非常和谐的，争执从未延续太长时间。事实上，Nessa 不允许这样。治疗师注意到这是多么令人印象深刻。

　　在治疗中，Sally、Tim 和 James 描述这一点为"保持强大"，说道："当一个人觉得遇到了麻烦，另一个人冲到前面，没有被击垮，所以说我们为彼此而存在。"再一次地，治疗师证实这对于一个家庭是一个优势。

　　在此次治疗接近结束，治疗师总结了一些出现的特质。她描述这个家庭的优势是"你们的亲密、开放、幽默和坦诚。一个显著的特质是你们的家庭的团结及在苦难时候能够坚强。这是非常有帮助的和需要一直记在心里的。"

　　另一个特质是这个家庭在任何悲伤和流泪的时候会沉默和后退。这可以理解为对别人的保护和关照。另一方面，它阻碍了家庭成员直接开放地表达他们的痛苦和恐惧。治疗师使用"既有／又"的技术，询问家庭是否有这两方面的空间。

　　结束之前，治疗师声明会在第二次治疗中，通过家谱图探究家庭的历史，以识别传递在一代代成员中重要的特质，来更好地聚焦在他们一起的工作上。

治疗师对第一次治疗的反思

　　第一次治疗创建了一个温暖而舒适的环境。这个家庭中有一些明显的应对优势，例如以一个家庭整体为咨询的到来而准备好，紧张的时刻用幽默化解，并且体现出很强的凝聚力。Nessa 无疑是一个女主人的角色，把整个家庭带到一起，并且像"胶水"一样将丈夫和孩子连接在一起。整个家庭在伤心和哀伤的感受中挣扎，他们担忧着 Nessa 的病和他们共同的未来。他们看似准备好了谈论这些。为了保护他人，他们的很多悲伤情绪并未表达出来。在这样的场合，这是常见的行为。

　　在第一次治疗的日志上，治疗师写道："我想进一步去探索支持和坚强在这个家庭中的意义。并想知道这对他们每个人来说是什么样子的。我希望探索的问题包括："什么时候是可以哭的？如果家庭成员更开放地释放悲伤和眼泪，会发生什么？如 Maggie，她被评价为'情绪化的一个'。另外，他们如何在居丧期帮助 Vernon？"

第二次治疗——两周后举行

Nessa、Vernon、Maggie、Tim 和 Sally 参加了这次治疗。治疗师以提问他们每个人如何看待第一次治疗的进程开始这次治疗。Nessa 代表全家说，他们每个人必须承认他们往常并不像那样坐着和发言。她很欣慰在第一次治疗时从儿子 James 和 Tim 那里听到更多。兄弟姐妹们注意到 Maggie 可以不失控地来交谈。全家人都希望可以处理得更好，但是他们也不知道具体要怎么做。治疗师强调，他们已经为更开放地讨论可能有些可怕的事情开了个好头。第二次治疗重点放在制作一个家谱图上。记录三代人和他们的婚姻、丧失、生病、亲密度和距离感。

Nessa 和 Vernon 第一次见面是在工作的医院。Nessa 当时留意到 Vernon "显眼的着装和有趣的性格"。Vernon 则是因为 Nessa 会照顾人并且 "一直是好的伙伴" 而与她坠入爱河。他欣赏 Nessa 几十年如一日的有序和努力。

Nessa 的母亲因为肝癌在 70 岁的时候去世，年纪和现在的 Nessa 差不多。而 Vernon 的母亲也是由于癌症去世，淋巴瘤。Vernon 和 Nessa 都是在 18 岁的时候独立并自食其力。Nessa 说，父亲去世的时候，她没有机会说声再见或者哀悼他的死亡。这件事情令她有很多不曾表达过的丧失感。作为家中的老大，Nessa 是原生家庭中母亲一样的人物，照顾着兄弟姐妹。

一个呈现出来的特质是女性以其特有的坚韧克己的性格和将家庭联系在一起的方式在家庭中占有重要位置。家庭开始讨论 Sally 如何继承 Nessa 的希望并轻易地接替了 Nessa 的形象。Nessa 同意与 Sally 交流的方式感到更舒适。事实上，Sally 有意愿与母亲配合这样的角色。当 Nessa 开始描绘她的母亲，她对于母亲从不抱怨以及对母亲在最后的日子里不想要帮助的事实表现得很自豪。Nessa 希望延续她妈妈的榜样作用并在死亡这件事情上保持她的尊严。

治疗的结束，Nessa 转向 Sally 并让她做下一次治疗的计划员。这是 Nessa 以一种象征性的方式告诉家庭成员到了她结束领导者角色的时间，Sally 将接替她。她的女儿们没有公开讨论过，但似乎已经知道了这样的转变，她们欢迎并依旧忠诚地尊敬她们的母亲。在制作家谱图的过程中，治疗师注意到自己在思考着这个家庭的处事方式——"说做就做"——像座右铭一般伴他们度过艰难的日子。他将这点纳入到总结当中。

治疗师对第二次治疗的反思

这次治疗非常生动。每个人都喜欢回忆他们家庭的故事以及思考代际间关于坚强、生病和关系的主题。工作中重要的部分是维持整体的坚强，并帮助家庭其他成员互相表达他们的感受和情绪。Nessa 是家庭的领导，而孩子们希望她分享自己的更多的责任。Nessa 期待女儿们能像她那样接替自己的角色。

第三次治疗——发生在十月

所有人都参加。Nessa 住进医院已经有 5 天了，刚刚回到家。每个人表现得疲惫和担忧。她的衰退是可以看到的。她现在走路和从座位上站起来都有困难。肿胀的腹部和腿造成肢体的不适。Vernon 和他的孩子们尽可能多地帮助她。

讨论聚焦在"与疾病作斗争"的意义上。Nessa 感觉自己在求助的时候是一种"投降"，担心自己会更快地变脆弱。治疗师强调了她的战斗精神，当日子艰难的时候，"度过它，面对它"。Nessa 点头同意。Sally 哭着总结道："妈妈，我们都在与你一起抗争，我是自私的，我不会轻易地放弃你。"全家一致表示认同。

在讨论住院的事情上，Bella 开始哭泣，说当她了解了妈妈最近的住院治疗情况后，第一个反应就是担心妈妈会过世。这个意见被其他人赞同，然后 Vernon、Sally 和 Tim 一起哭泣。

治疗师询问了不同的沟通风格，好奇哪一种会在什么时间最有效。Vernon 证实他有时候很焦虑，想要马上把事情做完，而忽视了孩子们的日程和需求。

治疗师对第三次治疗的反思

在分享他们的情绪压力上，这个家庭有了一个实在的转变。治疗师反馈到这是一个优势，因为可以引发互相的关心和支持。不仅仅是他们在"说做就做"的方法上的务实，他们的团结也体现在他们思考如何最好地支持彼此。这对于 Nessa 目睹 Vernon 和孩子们直接探讨什么对他们是困难的也是很有帮助的。

第四次治疗 —— 发生在十一月

Nessa 身体不大好，没有帮助的情况下已经不能走路了。Sally 说"每个人都能感觉到"，同样她也感到 Nessa 快要离开他们了。整个会谈中，Nessa 呆在沙发上，她的下半身肿得厉害，动作虚弱，但她仍努力参与。

从会谈的开始，可以明显地看出，Nessa 有一件重要的事情，那就是想在她去世前表达她的心愿。她以讨论她的孙辈们开始，例如孙子们会如何理解并感受这件事情。她已经尽她所能找他们聊过了，并给了他们每个人一份礼物用来回忆她。

然后 Nessa 转向 Tim，说道："这对你是困难的。"当 Nessa 开始哭泣，Tim 走过来安慰她。"我会没事的，"他哭着说，"有一天，我一定会没事的。"治疗师婉转地承认了整个家庭面临的压力。他们默许着点头。Tim 说着他如何沮丧："我会以我的方式处理。"他发现自己很容易因为一点原因就对别人生气。Bella 安慰他说这些情绪都是正常的。Sally 举例，说了她的愤怒，然后又说到她的伤心，回忆了她与母亲一起共享的特别的事情。

这次治疗重点放在了 Nessa 对于家庭的遗愿上。治疗师邀请 Nessa 与 Vernon 在孩子面前直接对话，谈论她对他的遗愿。她希望他可以继续做他喜欢的事情，并希望孩子们能在他痛苦的时候支持他。她告诉她的家人她希望他们只在特别的时间去她的墓地，因为继续他们的正常生活是非常重要的。面对死亡，就像面对生活，Nessa 继续指引并劝慰着整个家庭。

治疗师对第四次治疗的反思

感恩节前夕，Sally 给治疗师打电话说 Nessa 去世了。整个家庭聚在 Nessa 的床边。Bella 和 Sally 在那一天打了几通电话来讨论讣告，并打算以给癌症研究捐款来代替花圈。治疗师参加了她的葬礼，表达了对她的尊重，并与每个家庭成员交谈。他们表达了对于上一次治疗的感激，这使他们有勇气对 Nessa 说再见。督导团队对于治疗师目前对这个家庭做的优异的工作表示赞赏。

第五次治疗——发生在十二月末

所有的家庭成员出现在家里。一个空的椅子代表着 Nessa 曾经坐的位置。Vernon 对治疗师表示欢迎并表达了对于家庭会谈的认可。这次治疗用来讨论他们的哀伤。在回顾了她的去世、守夜和葬礼之后，从那个时候开始，孩子们和 Vernon 意识到他们共有的悲伤。他们经常打电话联系和回忆往事。Sally 在失去母亲后比预期更快地感觉到了暴躁。Bella 说她感到妈妈仍在房间。Vernon 每天会点蜡烛并规律性地和她交谈。James 在墓地看到了彩虹，想着"我知道这是妈妈"。

治疗进行到中间的时候，Maggie 情绪失控地哭起来，说到与父亲度过的时间有些太多了。她觉得在每次父亲给她打电话并且要求她做些事情，如缴帐单、做饭，或者仅仅问她晚上要不要过来的时候，她都很内疚。Sally 担心他打电话太频繁。Vernon 表现出有些防御，担心他会失去孩子们。而 Bella 此时则显得很保护父亲，强调父亲在度过一个艰难的时间。

治疗师对第五次治疗的反思

家庭的哀悼结束了，伴随着隐忍的感觉。Vernon 坦白对孩子们有依赖。治疗变成一个安全的空间。在这里大家可以讨论一些其他时候很难开口的话题。孩子们希望有更进一步的治疗，因为他们的哀伤，以及对于充分回应父亲的需求感到难以做到。

第六次治疗——发生在二月

到这次治疗为止，Vernon 一直是大家的中心。从 Bella 开始，她说她的父亲已经尽他所能去应对了，他坚持在房子里做一些活动，和朋友们在一起，并在某些方面努力保持着爱好社交的性格。Sally 很快地提出了不同的观点，她指出 Vernon 持有一些不现实的高的期待。Sally 讲述了她带着父亲、丈夫和孩子一起到佛罗里达。她说这个假期是令人感到紧张的，Vernon 一直提醒 Sally 他是孤独的。尽管会令

Sally 伤心，Vernon 还是到每一个地方都带着 Nessa 的照片，并把照片给很多人看。

James 抱怨他的父亲在 Nessa 以前经常坐的椅子上建造了一个神龛。椅子上面摆着他们妈妈的照片、一些蜡烛、一件毛衣和 Nessa 的拖鞋。神龛每周都在变大。Sally 声明神龛让她感受到悲伤。Vernon 则担心他的孩子们忙于生活，而把他丢下。孩子们不断传递他们爱他的信息，但是 James 认为他父母存在沟通风格的不同，他们的父亲"期待着每件事都会马上完成。"

为了保持讨论的安全性，治疗师探讨了由于每个家庭成员持有不同程度的忧伤而带来的危机。孩子们能清晰地感受到他的父亲痛失母亲的关怀，知道母亲生前做了很多，担心父亲会期待他们来接替。Sally 提出了一个折中的方案。"爸爸，我们不介意去为你做事情，但你不能期待我们每件事在你要求的时间完成。"

Vernon 诉说了他害怕 6 个月之后，"每个人都不会过来了"，他会很孤独。治疗师询问他这种感觉从何而来。"这是我从别人的家庭听到和看到的"他说。孩子们轻笑并对父亲强调，他们不像别的家庭，他们很亲密。他们表示他们的父亲是个容易焦虑的人。

治疗师总结道，Vernon 的孩子们想要把事情做得更好来让他减少孤独感，同时他们证实了他在承受失去了陪伴 47 年的妻子的悲痛。发展一个新阶段的信任需要时间。Vernon 点头同意，并坦言他非常思念 Nessa。

治疗师对第六次治疗的反思

Vernon 的孩子们在对父亲直接表达他们的真实感受时都冒了些风险。尽管有一些紧张的时刻，Vernon 还是知道了孩子们失去母亲的悲痛。他们觉得他的恐惧过大了。

紧张看起来是必然的，因为曾经 Nessa 是缓解者。Vernon 和孩子们都在学着更直接地与对方沟通，这在他们过去的生活中并不常见的。

第七次治疗 —— 发生在三月

在这次治疗之前，治疗师接到了 Sally 和 Bella 的电话。他们都表达了对于家庭现状的担忧。Sally 很担心 Maggie，因为 Maggie 因父亲太多的电话和要求而变得沮丧。Maggie 没能参加这次治疗。同时，在上次治疗后，由于父亲表示治疗变得很"私人化"，Sally 感到父亲觉得自己被责备了。Bella 表示，其他人，特别是 Sally，在这个脆弱的时候，合伙针对父亲。Bella 担心如果他们不支持父亲，那么就证明治疗是有害的。第二天，在治疗的开始，治疗师证实了他们的感受，并鼓励他们提出这些顾虑。Bella 和 Sally 分享了他们的担忧，如果治疗让事情变得更糟，那么它有"煽风点火"的风险的。在治疗中，治疗师向他们保证，有些时候会有一些分歧和紧张的气氛，但他们是家人，他们在一起分享这些比他们单独跟治疗师谈更重要。治疗师表示他相信这个家庭价值观能够让他们处理好这次讨论。

在会谈中，家人们的担忧首先是关于 Maggie 的。她看起来有些应付不来她的工作以及对于承担父亲权利的代理人的责任显得焦虑。这个家庭的防御性在这次治疗中表现得非常显著。

治疗师观察到无论何时，当争议发生时，这个家庭会以一致性的语言，例如"这不是一件大事"或"我们都还好，我们会一起努力"来为这件事情定性。治疗师担心这些问题是否真的被深入地探索过。这个家庭看起来更愿意忘记还没有得到解决的事情。家庭居丧治疗还需要付出更多的努力。

治疗师对第七次治疗的反思

对于治疗师这是一次令人不安的治疗。她承受了这个家庭的痛苦，家庭看起来到了紧急关头。矛盾的情绪在一些没有准备好解决办法的家庭成员中滋长。在仅剩三次治疗的情况下，看起来，治疗师关注家庭对于冲突的回避是明智之举，其目的是鼓励更多积极的解决办法。这要求从"就这么做吧"的态度到更有创造性的转变。或许要给予这样一个家庭真正有价值的治疗和真诚的联系，更多开放式的沟通是必要的。

第八次治疗——发生在四月

这次治疗关注点在孩子们与 Vernon 的沟通以及 Vernon 的一些不切实际的、孩子们无法达到的期望。治疗师很感兴趣这个家庭如何处理受伤害的感觉。所有人都直观地同意他们不会与伤害他们的人直接地交谈这个事实。治疗师注意到这会让他们更直接地面对彼此变得困难。在过去，出现这种情况他们会和 Nessa 交流，Nessa 在幕后做工作。每个人都回忆 Nessa 曾经一直是个调停者。他们想念她具有缓解性的意见。Sally 试图充当这个角色，但是效果有限。

为了支持 Vernon，治疗师承认与被伤害的感觉相处的艰难。Vernon 说道，有些时候别人感到被伤害了，而他并不是有意的。现在没有 Nessa 纠正他，很容易就忽略了别人的情感。Vernon 意识到在那些时候他需要道歉。这个家庭的基调被点亮，他们搜集到了新的观点。其他的家庭成员们举出了一些从复杂的感受中逃离的例子。沉默以及继续这样下去的代价已经显而易见了。

治疗师肯定了家庭成员们为了寻找依赖于更开放更真实的沟通的方式所做的努力。她对存在于这个家庭中的爱和相互的关心方面表示乐观，并鼓励他们对于到底发生了什么进行直接的沟通。

治疗师对第八次治疗的反思

Vernon 和孩子们继续打造一个新的互相沟通的基础，更多地包容彼此的不同，回应 Vernon 实质性的需求以解决一些难题。孩子们对在他们哀伤的时间段寻找与父亲沟通更好的方式继续保持积极态度。这样就能实现 Nessa 的心愿，即找到解决方法而非停留在冲突中。

第九次治疗——发生在六月

家庭成员们报告他们比以前更多地梦到了 Nessa，这让他们感到不解。夏天时光是 Nessa 生前最喜欢的季节，这也使现在更令人感到悲伤。家庭传统包括他们会例行地到他们的夏季房子暂住。他们回忆起在夏季 Nessa 喜欢在车里唱歌。

这次治疗最重要的一点是探索孩子与父亲之间持续的紧张氛围。所有人都支持 Maggie 公开地表达她被父亲伤害的感受。Maggie 和 Vernon 争执起来，他们都显得很生气和沮丧。最后，Maggie 走出了房间。Sally 起身安慰 Maggie，让她坚持她的交谈，Maggie 这样做了。

在孩子们和父亲之间有一些更深的冲突，就是他们在交流上的重要的沟通困难。治疗师问每一个人："如果 Nessa 在这里，她会对你们所有人说什么？"这个问题似乎使整个家庭震惊了。他们回答她有可能说"闭嘴吧"，治疗师好奇 Nessa 是否会训斥一些细微的自我中心的行为，然后质疑这个家庭如何继承她的价值观，并且相亲相爱地走下去。

这次治疗以一个崭新的承诺而结束。每个人都慷慨地继承了 Nessa 曾经在房间的话，离彼此的心更近，正如他们一直寻找的一个有建设性意义的互相的沟通方式。治疗师强调这样的方向帮助 Nessa 的价值观和遗愿成真，这比治疗本身更有意义。他们计划着三个月后在最后一次治疗上见面。

治疗师对第九次治疗的反思

尽管最近父亲和孩子间的气氛有些紧张，但这个家庭对于团结在一起并保持亲密非常有信心。孩子们似乎逐渐接受了 Vernon "可能永远不会改变"，但他们在这次治疗中很少谈及这个事实。但更为重要的是，他们意识到他们为了彼此和父亲而做出的承诺——家庭忠诚是首要的，正如 Nessa 或许希望的。Maggie 似乎更敢于表达自己的愤怒和被伤害的感受。Sally 和其他人对于 Maggie 的两难境地表示理解——她既希望满足母亲的遗愿而照顾好父亲，同时又因为父亲的言语而感到被伤害和愤怒。Vernon 的观点和评论来得很像个惊喜，也带来了希望。

第十次治疗——发生在十月

距离上次治疗已经三个月了，这次治疗是最后一次了。治疗师首先与 Vernon 和 Maggie 确认，在过去的这几个月当中，家中发生了什么。

家里看起来还不错，尽管家庭动力并没有太大的改变，但他们都能更好地应对，特别是在处理对于父亲的照顾上。他的财产和经济状况比之前情况好了。Maggie 在治疗中提到，父亲比以前更合作了，抱怨少了，确实成为了更好的人。兄弟姐妹们也一直在积极地互相帮助，对此 Vernon 表示同意。

家庭讨论没有 Nessa 的夏天将如何难以度过。下个月将是 Nessa 去世整一年。Sally、Bella 和 Maggie 考虑如何纪念 Nessa 去世一周年并组织感恩节活动。假期通常是由 Nessa 组织并在父母的家中庆祝。

母亲去世后，孩子们不得不更多地照料父亲，这似乎留给孩子们很少的空间处理自己的悲伤。治疗师了解这些感受，并询问关于感恩节的具体计划事项，这样也会避免一个人承担过多的压力。一家人讨论了有关去看 Nessa 墓地的感受。Sally 好奇家里人会不会愿意去加利福尼亚。Tim 谈论了扫墓的风俗，Vernon 表达了想要在 Nessa 去世一周年的时候去墓地的愿望。当被问道这个时候 Nessa 会说什么的时候，他们一致答道："不要停止你们的生活，继续你要做的事。"

治疗师提醒大家这是最后一次治疗，是这 11 个月一起工作的结束。在这十次的治疗中，他们做得十分优秀。整个家庭保持在一起的一致性和联结感非常令人钦佩。他们能够意识到为了保持相互之间的支持而分享他们的哀伤的重要性。尽管在 Vernon 和孩子中间有一些冲突，他们也在寻求解决办法而不是让问题更严重。Vernon 继续报告着一些焦虑、睡眠困难和持续的哀伤。持续的支持证明对他有帮助。这次治疗以治疗师和家庭成员间的拥抱而结束，治疗师也把一些美好祝福传递给一家人。

治疗结束时治疗师反思

这个家庭被证实是有凝聚力的，并将继续亲密着，以及相互保护着。起初这个家庭定义他们自己不需要治疗，但是希望有一个空间一起探讨他们的丧失、伤心、记忆和家庭冲突。

在会谈中达成一致的目标是提高家庭中的分享。在治疗结束的时候，尽管家庭中仍旧有些冲突，但明显的观点是这些冲突变得更易管理。家庭成员意识到通过有效的沟通，他们能保留大体上一致的价值观，即满足家庭成员们的需求而避免任何人过度承担。他们接纳了父亲的需求。他们聚集到一起保留了母亲的爱，并对他们的团队充满信心，并致力于互相帮助。总体来说，治疗师为这个家庭的成就感到开心。

讨论

这一章的内容旨在通过展示家庭焦点哀伤治疗是如何从开始到结束来帮助一个家庭的，来展示家庭焦点哀伤治疗的方法是如何进行的。正如在同伴小组的督导部分讨论的，常规反思的使用帮助读者能够观察到家庭成员中的挑战和困难，以及治疗师是如何尝试应对的。

这里呈现的病人和家庭大部分来源于平日的工作。患者在前四次治疗中的出席是这个模型中值得注意的部分。她的感知和担忧被包含为工作目标的一部分，她同意进行关于死亡的讨论，并帮助她的家人跟她道别。治疗师用一种在居丧治疗中十分有效的方法来认识并了解她的临终状况。

　　这是一种针对危机家庭的预防性关怀模式。这些危机家庭由缓和医疗中的一个简单的筛查来确定的。这个连续的治疗由缓和医疗阶段开始，延伸至居丧阶段，鉴于它的有效性，这种方式是在同一时间能帮助到许多人的上佳选择。这一切的前提是：对于丧亲的人来说，家庭是支持的首要来源。将家庭整合为资源不仅从可行性，且从策略性上，都是一种很好的治疗模式。

参考文献

Kissane, D. W., Bloch, S., Dowe, D. L., Snyder, R. D., Onghena, P., McKenzie, D. P., & Wallace, C. S. (1996). The Melbourne Family Grief Study, I: Perceptions of family functioning in bereavement. *American Journal of Psychiatry, 153,* 650–658.

第三部分

特殊情况下的家庭哀伤治疗

治疗都需要调整，以适应发生死亡的具体情况，如是否死于创伤、自杀，或是另一种形式的模糊的丧失。同样，临床工作者应当考虑死亡发生在生命周期的哪个阶段——是否在围生期或儿童死亡，或父母一方的死亡。对于老年人在居丧反应中的独特需求，也应当给予关注。

10 创伤丧失情况下的家庭治疗

Darcy Harris，*Stephanie Rabenstein*

关于创伤和哀伤的多数文献聚焦于如何照顾暴露于创伤或死亡的个人。这些描述中，很多提到美国《精神障碍诊断和统计手册》[DSM，美国精神病学会（APA），2000] 中"创伤后应激障碍"（post-traumatic stress disorder，PTSD）诊断标准中列入的症状。在本章中，我们希望拓展定义创伤的方式，从而拓宽从个体取向到家庭系统共享的经验。我们以探索界定创伤丧失的特点开始，随后回顾在家庭背景下处理创伤的文献，继而描述与发生创伤的家庭一起工作时治疗上的一些考虑。

创伤丧失

10 岁的 Danny，由儿科急诊转诊到儿童和青少年精神卫生照顾中心的门诊，他到急诊就诊是因为呼吸问题和胸痛。在分诊过程中，急诊工作人员得知，Danny 的父亲 Tom，肾移植接受者，6 个月前突然去世了。那天，当只有 Danny 和 13 岁的姐姐 Maggie 在家陪着 Tom 时，Tom 失去了意识，在厕所的门后跌倒。当时，Maggie 力图挤进厕所里去，Danny 跑到邻居家求助。邻居叫了救护车，并通知了他们正在上班的妈妈，Sylvie。一天后，Tom 在医院里去世了。

在首诊时，我（S.R.）见到了 Danny 以及他的妈妈和姐姐（图 10.1）。由于 Danny 和 Maggie 一起坐在沙发上，Maggie 每隔一段时间就想要拉拉 Danny 的手。但 Danny 始终呈被动状态，好像没有觉察姐姐就在那里。Sylvie 坐在旁边的一把椅子上。在访谈过程中，Danny 和 Maggie 泪流满面。当 Danny 回答问题时，他声音颤抖，小到几乎听不见。Sylvie 也是满含热泪，清晰地讲述了 Tom 健康逐渐恶化的7 年，他处于肾移植等候名单中的时光，以及移植后健康好转的 5 年。然而，在他去世前的 9 个月，Tom 的身体又开始变坏。私下里，Sylvie 夫妇在 Tom 病情发现之初就已经非正式分居了，他们分住不同的房间，但她认为孩子们没有意识到这一家庭变故的原因。

什么是创伤丧失

对创伤事件的一个常见定义是，发生超出大多数人正常生活经历或期待之外的事情（Walsh，2006）。虽然这一描述肯定有些帮助，但我们相信，某种体验是否构成创伤，是以体验者的感知与解释为中心的。创伤丧失，可以是家庭成员死于

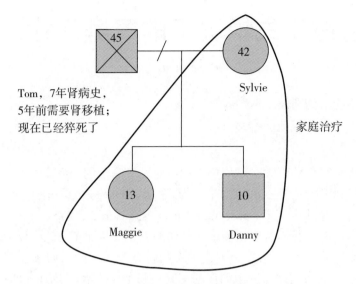

图 10.1　Danny 的家系图。Danny 因胸痛和呼吸困难到急诊就诊，这些症状可以追溯到亲历父亲猝死的事件。

非命，但也可以是显著减损当事人安全感的任何丧失，或是足以撑大一个人内心承受边界的任何丧失。它让人感到世界是如此的不堪，以至于让人体验到深刻的无意义、无助、无能和痛苦（Carlson 和 Dalenberg，2000；Janoff-Bulman，1992；Kauffman，2002）。创伤的关键特点存在于给个体造成威胁，或是对根植于依恋系统中的人，让他觉得不能保护依赖此依恋系统中的受害者，也不能避免伤害的发生。重要的是，危险不仅局限于有可能通过死亡让人失去物理上的存在；还可以包括让人感到失去心理上和情绪上的完整性。在临床操作中，我们仔细倾听求助者描述他们的体验，让他们不仅告诉我们在他们身上发生了什么故事，而且，更重要的是，他们如何感知和解释所发生的这个（些）事件。

虽然夭折、突然的或暴力的死亡是最常被引用的创伤源，来自其他意外事件的体验也可以成为创伤源，这种事件包括躯体伤害或致残事件、自然灾害、突然失踪、绑架、关系解体、失去工作、逃难、移民，以及涉及性、情感或躯体的虐待事件（Walsh，2007）。在此，区分如何使用不同术语也是重要的，即区分创伤丧失、创伤死亡和创伤哀伤。

- 创伤丧失：关于这个世界应当如何运转，人应当如何做，以及有关自我的核心看法的"根本假设"遭到粉碎的任何丧失（Janoff-Bulman，1992；Kauffman，2002）。创伤丧失的常见例子包括死于暴力、夭折或猝死，涉及长时间痛苦的事件（特别是当试图减缓痛苦的努力无效时）；导致模糊理解或羞耻的丧失；不断积累的丧失体验；诱发对以前创伤事件记忆的经历（Walsh，

2007；Webb，2004）。创伤丧失不一定涉及另外一个人的死亡。某些求助者经历了非死亡相关的创伤丧失，有时候会将自己的感受描述为"死去"的是他们"内心"的某些东西，而不是某个人（Harris，2010）。这样的丧失可能是象征性的，或者被体验为安全感或保障感的下降，造成对未来的焦虑，使自己不能信任别人或别人不能信任自己（Webb，2004）。创伤程度与个人"根本假设"遭受挑战的深度有关，与造成的无意义感的深度有关。丧失体验还可能包括不只是单一、有限事件的情况。关于非限定丧失和长期悲伤的文献描述了持续的、看不到尽头的情况（Boss，Roos 和 Harris，2011；Schultz 和 Harris，2011）。它弥漫着持续存在的不确定感、脆弱感和需要保持警觉的感觉。

- 创伤死亡：指的是发生极端或恐怖事件（如涉及暴力、破坏，以及肢体残缺或类似结果的群体灾难）后发生的居丧（Chapple，Swift 和 Ziebland，2011）。这种情况下的死亡在居丧过程中引起创伤症状。治疗师必须通过仔细倾听幸存者的感知和反应，弄清是否有家庭成员波及，弄清个体或其家庭所经历的这一事件是否真的属于创伤丧失。

- 创伤哀伤：有时也称"丧失的创伤"，与中心人物分离，伴有痛苦升高和后续困难（Weisaeth 和 Eitinger，1993）。这里描述的创伤是指丧失本身给个人或家庭带来的冲击，而不强调丧失发生的过程。失去主要依恋人物会导致脆弱感升高和安全感下降。

在讨论儿童对创伤丧失反应的文献中，Cohen、Mannarino 和 Deblinger（2012）的定义为，孩子生活中重要的人死亡，在孩子感受为创伤性的背景下造成的童年期创伤哀伤。对去世的记忆会诱发压倒性的创伤反应，进而使得儿童不能减轻正常哀伤。在连续谱的远端，这种困境如果不能得到治疗，会促发抑郁、物质滥用、自杀尝试、精神科住院治疗以及关系困难（American Academy of Child and Adolescent Psychiatry，2010）。

与此相似，对成年人的研究中，Holland 和 Neimeyer（2011）发现，两种不同情况下，如何体验哀痛是有所不同的。这里的两种不同情况指围绕丧失的事件是特别具有创伤性的（创伤痛苦）vs. 丧失本身就是诱发刺激（分离痛苦）。而且，重要的是要注意到：①创伤痛苦可以与分离痛苦并存；②两者的描述中都包含显著的不安，都可以被体验为对个体或家庭完整性的威胁；③治疗的焦点应当停留在丧失是如何被体验和被解释的。

家庭角度的价值

作为难民，Ramirez 一家被所在社区社工转诊到门诊，进行创伤评估和治疗。这个家庭的成员包括：7 岁的 Luisa、11 岁的 Carlos、13 岁的 Janina，还有他们的妈妈 Maria（图 10.2），在转诊时，他们一家是新到这个地区的。3 年前，他们的家园被一伙匪徒暴力袭击，匪徒抓走了 Juan，孩子们的父亲和 Maria 的丈夫，把他抓到仓库处决了。虽然告诉家人别跟过来，Maria 在丈夫倒下的时候，还是跑到他身边。Maria 不知道，孩子们也跟着她。为保护他们，这个家庭被重新安置在另一个社区。

在最初的评估中，整个家庭开始只是安静、紧张地坐着，渐渐地他们放松下来，也能笑一笑了。治疗师让孩子们画他们一家，作为布置给他们的作业。当治疗师问 Maria 她丈夫的名字时，她主动说 Janina 和父亲很亲密，小时候（3 岁左右）她叫爸爸"Juan"而不是爸爸。说到这个的时候，Janina 看了看妈妈，再次露出微笑。看到如此情景，治疗师问道："Janina，你能讲讲些你父亲的事情吗？"这时，Janina 的脸色变得凝重，身体也僵直了；她低下头，头发遮住了她的脸。Carlos 停下手里的画，抬起头，盯着他姐姐的脸。但她没有反应，他也似乎不动了。他们的妈妈，Maria，开始抽泣，她坐着前后晃动身体。最小的 Luisa，看着家人，停顿了一下，故意回到画画的状态，眼里并没有泪。出自本能的情绪笼罩着这个家庭，可怕的记忆阻断了能放松分享故事的气氛。看来他们需要某种更间接、渐进的方法，如借助于艺术手段和游戏。我们随后会回到 Ramirez 一家的故事。

历史回顾

用家庭系统方法来治疗创伤，始于第二次世界大战刚刚结束之后（Hill，1949）并且在越战老兵返回美国后得以继续（Walsh，2007）。有多种家庭治疗模式曾经用于创伤丧失的治疗（Coulter，2011），包括家庭成员之一曾暴露于创伤，而且这一经历影响了整个家庭系统（Dinshtein，Dekel 和 Polliack，2011；Ein-Dor，Doron，

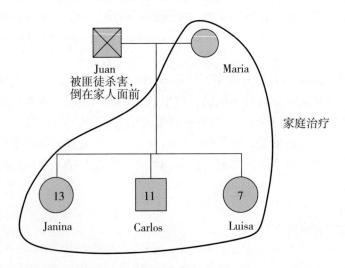

图 10.2 Ramirez 的家系图。他们的父亲因为谋杀而死亡。

Mikulincer，Solomon 和 Shaver，2010；Monson，Taft 和 Fredman，2009）。实际上，个人经历创伤事件会深刻地影响家庭，而家庭也能够缓和这类事件的冲击。出于更进一步的兴趣，Cohen、Mannarino 和 Deblinger（2012）发表了针对儿童的、聚焦于创伤的认知行为治疗，在这方面，研究发现将家长纳入对孩子的治疗，会减轻孩子和家长双方的症状。上述研究者强调，解除家长的痛苦，同样也能缓和孩子的痛苦。

Catherall（2004）和 Figley（1998）描述了经历战争、灾难、暴力和虐待后家庭内的关系应激。Barnes（2005）和 Matsakis（2004）记录了当遭受创伤的成员需要家人随后提供支持时，对家庭造成的冲击。家庭成员经常是那个"隐蔽的创伤受害者"，因为他们没有直接暴露于创伤，可能被看做保护因素，而实际上，他们分担着直接接触者传递给他们的无力感、无助感和被威胁的感觉（Briere 和 Scott，2006）。由于家庭内存在相互关系，具有关爱作用，一个有支持的家庭能够缓和创伤的某些影响，但出乎意料地，其他家庭成员也恰恰由于分享不幸的故事而遭受创伤（Carlson 和 Dalenberg，2000；Coulter，2011；Ozer，Best，Lipsey，和 Weiss，2003）。

依恋关系作为支持资源

依恋系统的作用在于让我们在世界上保有安全感和保障感。依恋通常在原生家庭关系中自幼（婴儿期和儿童早期）培养起来。当我们成熟后，亲密关系会强化原有依恋模式，在此基础上我们建立发展出对世界、他人和自我的感知和模型，而这些可能会终生稳定不变（Janoff-Bulman，1992）。依恋系统的核心通常是家庭，它构成了个人引领自己应对改变、丧失和转型的基础。典型情况下，依恋系统存在于意识觉察水平之下；大多数人没有觉察到它的重要性，直到感到威胁，激活了依恋行为并激发了当事人的动机去寻求亲近关系，接触有密切支持的人（Webb，2004）。例如，当北美的成年人被问到，2001 年得知 911 事件时，他们做了什么，大多数人回答他们立即和所爱的人取得联系，即使他们所爱的人与正在蔓延的事件没有直接关系。这时，和生活中关键的人取得联系的欲望，是感到威胁、在个人安全方面产生恐惧，从而出现依恋行为被激活反应的实例。

受伤者能够从他人那里找到的舒适、安慰和安全程度，决定对创伤影响的缓解作用有多大（Walsh，2007；Webb，2004）。正是这种遇到创伤而反映出的对依恋系统的激活，揭示出通过利用支持所能达到的治疗潜力。当然，还会出现悖论现象：虽然脆弱感可以增强寻求亲近的行为以及与依恋人物亲密接触的需求，但另一方面，信任他人可能是有困难的，尤其是当某人（亲密关系）正是引起创伤的人时（Ein-Dor 等，2010）。功能状况不好的家庭，往往有紊乱的依恋模式，其家庭行为类型往往是奇怪的、回避的或不一致的，这样的情况会导致创伤难以解决或家庭内丧失感（Liotti，2004）。

最近的研究发现，如果治疗师鼓励家庭继续与逝者的联系，而不是一味要求他们放下，往往更有利于缓解哀伤。这种持续结合理论揭示了通过仪式、记忆、故事、行动和物品找到各种方法保持"联系"的重要性（Klass，Nickman 和 Silverman，1996；Stroebe，Schut 和 Boerner，2010）。这种与逝者的联结可以在面临巨大痛苦与迷茫的时候，把家庭成员聚拢在一起。Walsh（2007）提出，家庭成员需要"（一起）从创伤中创造意义，从各种视角看待创伤，并对其体验进行加工……最终形成体现集体认同和生命旅途的历史新篇章"（p. 210）。

继发创伤

那些和经受创伤的人关系最为密切者，在与创伤者互动和倾听他们的故事过程中，对于分担相关情绪并没有免疫力，也会出现无助感、无力感。实际上，目前DSM-5 诊断标准对 PTSD 提出的修订包括：

暴露于真实的下列 3 种情境或被这 3 种情境威胁：①死亡；②严重损伤；③性侵犯。其过程为下列方式中的一种或多种。

1. 自己直接经历了创伤事件。
2. 亲身目睹创伤事件发生在他人身上。
3. 获悉创伤事件发生在亲人或密友身上；实际发生或面临威胁的事件必须是暴力的或属于意外事故。
4. 反复经历或极端地暴露于创伤事件令人厌恶的细节（如第一批去收集人体残骸的反应人员；反复暴露于儿童虐待细节的警员）；这里说的暴露不适用于通过电子媒体、电视、影视或图片的暴露，除非这种暴露是出于工作需要（APA，2012）。

所提出的这些修改提示如何应对创伤丧失家庭可能会产生巨大的影响。受创伤儿童的父母自己可能因为目睹他们深爱的孩子痛苦挣扎以及因为意识到孩子暴露于惨境而遭受创伤。因此，家庭成员患 PTSD 的危险可能会增高。

根据 Briere 和 Scott（2006）的研究，群体支持是决定创伤对个人影响大小最重要的因素之一。对于大多数个人而言，家庭是首要的支持来源。通过这一途径与家庭合作，为治疗师创造机会来支持家人，由此继发创伤的危险被降低到最低限度。在治疗中，帮助家庭成员间彼此相互支持，为那些需要讨论创伤事件的人创造一个安全的避难所，提供有帮助的方法整合各种体验。

创伤丧失的体验可能将明显的哀伤反应与强烈的焦虑感、过敏、退缩、嫉妒、言语虐待、愤怒及破坏行为混为一体。受创伤的人可能看上去与外界很大程度上失去了联系，也可能找不到他的家人。有时，他可能看上去行为方式很奇怪，例如存在闪回或极度明显的惊跳反应。如果患者表现出并存与丧失相关的回避症状，常规的日常活动，如和朋友一起出访或参与家庭活动或照顾孩子的功能受损，那么情况就变得更复杂和困难（Dekel 和 Monson，2010）。情绪麻木会降低一个人对孩子及私密伴侣的依恋。生存在生理激发增高状态下，出现易激惹和愤怒会在亲密关系中使张力增高、压力增大；由于害怕惹恼他们所爱的遭受创伤的家庭成员，家人报告他们如同"在鸡蛋壳上行走"。从战争和武装冲突地区退役的军人回家后，家人常有这样的反应（Dekel 和 Monson，2010；EinDor 等，2010；Milliken，Auchterlonie 和 Hoge，2007；Monson 等，2009）。

将孩子纳入治疗过程中

当创伤丧失涉及儿童时，以家庭为基础的方法经常是理想的选择，即使如此，不太有经验的治疗师可能会害怕将儿童纳入治疗环节中。但是，由于孩子经常用行动把家庭系统中的压力展现出来，如果单独处理存在这种反应的孩子，其治疗中会发生分歧，除非同时重视其背后的家庭动力情况。孩子的反应可能与家长及其他亲人的应激密切相关，而且大多数孩子在感到不确定或有压力时，依赖于从父母身上找到安全感和保障感（Webb，2004）。Lund、Zimmerman 和 Haddock（2002）提出，家庭治疗师不愿意将儿童纳入治疗工作可能是因为：①治疗师不适应在治疗中处理儿童的反应或者没有接受过做儿童工作的训练；②治疗师担心同时处理不同心理发展阶段的儿童有困难；③在家庭治疗圈子里，现有儿童为导向的治疗凤毛麟角；④治疗师担心将儿童暴露于成年人的问题或将儿童看成治疗中让人分心的因素；⑤只有零散的文献提供了在家庭治疗中纳入年幼儿童的案例和描述。虽然父母可以明智地选择保护他们年幼的孩子，但青春期的孩子一般已经适合被纳入家庭会议。

创伤丧失，既影响父母给孩子提供恰当照顾的能力、稳定家庭的能力，也是孩子应对能力中的阻碍。家庭内的反应可能包括父母间冲突增加、家庭瓦解，以及风格迥异的不同反应或哀伤方式上的不同步所带来的压力，这些都可能给孩子带来负面影响（Cohen 等，2012）。虽然孩子们可能并没有直接暴露于创伤事件或以创伤方式经历丧失，但当他们暴露于经历应对困难的父母时，出现焦虑、消沉、社交损害以及继发创伤的危险是增加的（Bernardon 和 PerniceDuca，2010；Brown，2005；Pynoos，Steinberg 和 Goenjian，1996）。如果父母本人沉浸于自己的反应之中，可能没有觉察到孩子们处于应激之中，未能注意到他们的症状。系统化导向的干预，目标锁定在建设性地稳定和重组家庭系统，在创造安全的环境给父母和孩子的体验提供支持时，有望能够给儿童带来最佳的结局（Bernardon 和 Pernice-Duca，2010；Cohen，Mannarino 和 Deblinger，2006；Pernicano，2010；Tarrier，Sommefield 和 Pilgrim，1999）。

各种临床关注点

哀伤与创伤的交叉点

　　与创伤有重叠的丧失体验会诱发认知、情绪或生理方面的闪回。当个人脆弱感、无力感或无助感增高时，会发生这样的情况。在这样的情况下，急性应激的体征、强烈焦虑、惊恐或愤怒情绪会使患者能力受损。在疾病谱的另一端，这种患者也可以经历认知和情绪的麻木，回避诱发创伤的人物、地点或任何其他线索。而且，暴露于创伤线索而内心挣扎的人经常报告有应激症状和高警觉性；睡眠、集中注意和调节情绪有困难，如生气和发怒难以控制；对刺激有夸张的惊跳反应（Cohen等，2012；Coulter，2011；Nader，1997；Pernicano，2010；Rynearson，2010；Simpson，1997）。当创伤伴有显著的丧失，这种交叉引起不同凡响的反应。虽然典型的居丧反应交叉存在一些对创伤的反应，哀痛倾向于将个人拖入沉浸于丧失的需求中，表现为常描述的寻寻觅觅、朝思暮想、渴望追忆，以及寻求丧失的意义和共享记忆（Holland 和 Neimeyer，2011；Nader，1997）。

　　传统的哀伤治疗和支持，会涉及主动回忆逝者、谈论记忆、分享感受和深入哀痛，这样，如果重叠存在创伤，会引发情绪冲击。虽然回避刺激看上去有保护作用，但它也妨碍了患者通过这些正常的哀痛反应整合丧失。实际上，它会强化丧失留下的依恋伤口。正如对年轻的 Janina 那个病例的研究所展示的，回忆所爱的人，即使是幸福的回忆，也有导致再体验创伤的潜在可能（Nader，1997）。对很多患者来说，这是一个不可逾越的障碍，随着治疗的脚步小心前行是（解决问题的）关键。处理有孩子经历创伤哀痛的家庭，治疗师必须认识到何时创伤出现，并有把握将治疗进行得足够和缓，不要让孩子受到冲击，而同时还需要保持触及每个人的哀伤（Cohen 等，2012；Nader，2008）。做这样的临床判断要有足够的智慧和敏感性。

　　当哀痛和创伤症状都存在时，最初的治疗焦点应当是：在更多聚焦哀伤的干预开始前，找到一种能包含创伤及相关焦虑的方法（Nader，1997；Rynearson 和 Salloum，2011）。

在家庭背景上建立安全感

　　鉴于创伤伴有脆弱感水平增高和需要安全感，治疗设置上需要提供一个"容受器"，在那里，家庭成员和治疗师都感到安全，家人之间彼此相处感到安全。这种对安全的关注不仅针对创伤事件，也针对家庭如何处理其关于丧失的感受，处理关于自己和彼此互动的感受。关于安全的概念包括以下 3 个主要领域。

　　1. 身体和环境安全，包括受到保护，免于外界的威胁或进一步伤害。
　　2. 家庭系统内的安全，包括家庭成员如何处理发生的情况，彼此尊重地进行交流；还包括如果家庭曾经是创伤源（如性虐待或家庭内暴力）时，治疗师如何促进治疗。这包含了对任何人来说都存在的心理安全问题，即某一成员存在害怕、羞耻或担忧，一旦他敞开心扉分享感受会有潜在的负面结果，因此不能投入。

3. 对于潜在的诱因或冲击，与个人内心容忍阈值有关的安全。一旦诱发或发生会再次体验创伤，带来伤害。

当某个家庭成员的反应有可能使其他亲人变得不稳定时，治疗师要负起责任，通过以下方式创造安全的气氛：①就用什么方法、可以用到什么程度，以及以多快的速度展开，提出明确的界限；②解释各次治疗如何进行的基本规则；③如果有家庭成员开始感到不安，用清晰的手段帮助受困者解脱出来；④为更脆弱的成员建立更加有礼貌的安排。治疗师可以提供几次小组治疗，另外组织几次夫妻治疗，并应当仔细考虑谁会因听到什么而受益。治疗师对家庭平衡的改变给予肯定和明确其背景结构，同时将家庭成员各自不同的反应正常化。

Nader（1997）描述了由于父母不在或由于父母自己有症状不能为孩子提供支持的儿童在应对创伤上的困难。Cohen 等（2006）提出："当父母的症状妨碍了他在感情上给孩子提供支持，或判断上出现问题，治疗师相信他们无法对孩子提供恰当的呵护，父母本人需要转诊进行专门针对自己的问题的治疗"（p.36）。

家庭复原力和现实

对于"经历创伤的家庭"，Walsh（2007）在他的著作中提出，治疗应当聚焦于"（一种）多系统、复原力导向的方法，认识到重要创伤的广泛影响，设身处地地理解极端体验下的痛苦，注意利用亲属网的波及效应，并致力于强化家庭和社区，从而使家庭成为最佳康复的资源"（p.207）。

虽然复原力水平可能各有不同，但即使是瓦解的家庭，也会展示出许多能力和应对技能。对治疗师而言，这里强调的重点是认识到积极的属性，包括认识到，即使家庭看上去明显丧失功能，仍在努力应对一种非常困难的经历。Calhoun 和 Tedeschi（2006）清楚地展示出，在参与者经历了各种类型的创伤之后，他们仍能发展出新的力量、未开发的潜能、创造性的表达和创新性的解决办法。家庭有着巨大的潜能来调和与转变其反应方式。

干预策略

评估

评估是家庭治疗中进行强有力临床干预的基础（表10.1）。治疗师发现无论何时都应尽可能将家庭作为整体而进行工作，这样做很有价值，如同格言所示：总体总是大于局部。这点对处于创伤和哀伤的家庭尤其重要。家庭成员开始对丧失进行连贯的叙述，借此每个成员的体验成为家庭中共享故事的一部分，尤其是当亲历所爱的家人突然死亡时。当可怕的事发生后，治疗可以结合亚组和个体的形式，例如在某个孩子被发现是痛苦的时，只针对家长、只针对某个孩子或者家长和孩子一起治疗（Lehmann 和 Rabenstein，2002）。评估中，治疗师将家庭作为整体看待，能了解系统是否被丧失所压垮，或者是否一些人在积极处理着哀伤，而其他人却被创伤"冻结"了。对一位精明的治疗师而言，觉察到正在玩耍的小男孩停下来，爬到哭泣着的父亲膝上，与倾听母亲讲述长子在上学路上怎样被撞死的故事，对于理解这个家庭来说一样重要。

当存在已知或者可疑创伤性丧失或哀痛时，进行仔细而全面的家庭评估很重要，其理由如下：

1. 当家庭中有 6 岁以下非常年幼的儿童时，治疗师的工作必须很小心。幼童发育中的应对策略可能会受到创伤性丧失的影响，如果死者是父母之一时尤其应注意（National Child Traumatic Stress Network，2012）。

2. 遭受创伤的照顾者／家长不能应对自身的伤痛，这将给孩子造成痛苦。就不同年龄的孩子而言，这些家长／照顾者甚至会忽视儿童该成长阶段关键的情绪或者身体需求（Cohen 等，2006；Hennighausen 和 Lyons-Ruth，2007）。

3. 家庭中的虐待会造成家庭成员的孤立，并且令共有的故事碎片化。当存在犯罪指控时，法律系统禁止家庭成员互相交谈，会使这种情况持续难以改善。家庭暴力计划中的危机处理服务和成年人精神健康服务通常是分别针对成年人和儿童进行工作。这种情况下，整个家庭可能将永远不能在一起谈论造成丧失的事件（Lehmann 和 Rabenstein，2002）。

表 10.1　针对有儿童的创伤家庭的评估问题

与儿童的访谈可以从引导其谈论他们对事件的理解开始，并开始识别他们在情绪上对这一主题的耐受性。由此也能认识到他们所处角色的重要性和家庭中的故事。

儿童：

- 你认为你和家人今天到这里来是为什么？

- 关于你的家庭为什么来此，你的（家长／照顾者）会怎么讲？

- 我知道，你家里发生了些糟糕的事，可能谈论都是很困难的，关于所发生的，你可以告诉我一点吗？

- 你可以画一张画，画出发生了什么吗？

- 你可以在沙盘／娃娃屋里，用玩具来演示发生了什么吗？

家长／照顾者：

- 当着所有家人的面，你能用一个舒服的方式告诉我，为什么你们今天来到这里？

- 你能画张画／用玩具演示所发生的事吗？

- 对于家人，你最担心的是什么？

- 今天的谈话中，需要怎么做，你觉得对你的家庭会有帮助？

那些描述出家庭力量的评估问题

儿童：

- 对你最有帮助是：

  ◦ 和警察谈话？

  ◦ 参加葬礼？

  ◦ 回到学校？

- 谁帮助了你？他们做了什么令你感到好受些？

- 当感到悲伤、愤怒、迷惑或者惧怕时，你怎么做来帮助自己？请画张画或者用玩具演示给我看。你对自己能做到这些感到吃惊吗？

- 当你想到（×）时，会有帮助？

- 家人做过什么事，有助于你们作为一家人应对（困难）？

家长/照顾者：

- 什么曾帮助你们作为一家人来应对（家人的死亡/这个事件）？

- 你做过什么帮助你熬过来了，这种事发生之前你连想都不曾想到过的？

- 你从家庭中看到了什么力量对每个人都有帮助？

- 通过这一切，你发现了自己家的什么特点/能力，这以前你是不知道的？

- 对你而言，最正面的、出乎意料的是什么？

- 是什么维持着你继续生活下去，甚至当你感到耗竭，或者感到一无所有时？

家庭治疗为家庭成员提供了一个讨论会，这里可以听到其他每个人对事件的观点和感受，纠正误解，并且有连贯的叙事。通过对所发生创伤的理解，生成更深层的智慧，使得家庭得以共同前进。

家庭系统内创伤性丧失的结构布局

任何事件内部都有着复杂的交互影响，随着当事人与创伤距离的远近、他赋予（创伤）什么样意义，以及亲密关系在其中起了什么样的作用而有所变化，这引导我们发展出 3 种结构布局，实践证明这一理论框架在创伤丧失后考虑开始家庭治疗时有帮助（表 10.2）。在评估和治疗过程中，以下定义给我们提供了指导。

表 10.2　评估家庭中的创伤性哀痛

结构布局	定义	注意事项	评估选择
遭受创伤的家庭	所有的家庭成员都亲历了某个亲人的突然、可怕的死亡过程。	家庭成员中，儿童和青春期的孩子可以被视为易感者（脆弱的成员）；应当评估成年人对自身哀伤和创伤的处理能力。	首先听听家长（不带孩子）的故事要点。弄清家长在处理创伤和哀痛的同时，对孩子的需求适当回应的能力。或者整个家庭参与，目的是联结家庭成员，并且评估个人和集体对创伤性哀伤故事的耐受性。
父母遭受创伤的家庭	父母经历了创伤性丧失，但孩子没有	如果家庭动力已经变了，孩子可能不知道原因。暴露可能给孩子造成伤害或因接触相关资料造成继发创伤。	可以首先单独会见家长，或者整个家庭一起会见，因为受到伤害的家长可能不知道孩子已经觉察到家长的痛苦。与整个家庭见面，能提供言语和非言语的信息，这些信息与角色、联盟有关，并且关于发生了什么和为什么发生，可以共享每个成员的故事。
孩子遭受创伤的家庭	孩子经历了创伤，但是父母无创伤。	家长有继发创伤的风险。家长可能有能力协调孩子，也可能做不到。	与家庭成员一起；临床治疗者和家长的步调应配合孩子的需求。

1. 遭受创伤的家庭　这些家庭集体经历了创伤性丧失的第一现场。Ramirez 家就是这样的例子（图 10.2）。Maria 和孩子们，与作为丈夫和父亲的 Juan，有着积极正向的关系。他们目击了他被谋杀，同时他们自身也被持枪者所威胁，而且身体被反弹的子弹所伤。

2. 孩子遭受创伤的家庭　孩子们亲历的丧失，家长们可能也直接经历了（也可能没有），但他们并没有出现复杂的创伤。当 Tom 倒下时，Sylvie 并不在现场（图 10.1），但她对孩子们当时无法接近在浴室门后的父亲而出现的害怕和惊恐非常担心和忧虑。当治疗师单独会见 Sylvie 时，她表明 Tom 知道自己即将离世，虽然那时他并没有和她挑明，淡出她的生活也是他准备接受临近的死亡的方式。对婚姻破裂的哀伤，在某种程度上使得 Sylvie 对丈夫的死亡有所准备。但是，她对眼看着孩子们痛苦缺乏准备，并且感到无力保护和安慰他们。在这样的情形下，她经历着某种继发性创伤（Briere 和 Scott，2006）。

　　在另一个例子中，在一位同学突然死于脑膜炎后，8 岁的 Shannon 伤痛过度。数周后，Shannon 总在哭泣，不敢去睡觉，也不想去上学。当与母亲分开时，她表现得心烦意乱；她对身体的状况过分关注，固执地拒绝参加葬礼或者谈论这位朋友。同时，Shannon 的母亲 Michelle 报告自己感到悲伤和焦虑，睡眠有问题，并且在 Shannon 咳嗽、打喷嚏或者抱怨疼痛时表现过度警觉。Michelle 告诉治疗师："我感觉自己快发疯了，我从未表现得这样过度保护，我不知道为什么自己总是这么不安"。她需要专业的帮助，解决自己因不能缓解 Shannon 持续而严重的痛苦而感到的困惑。Michelle 获益于短程干预，聚焦于理解她自身的间接压力，这样她能够在 Shannon 的哀伤治疗过程中，满足孩子在生活规律和培育方面的必要需求。这些案例研究强调对遭受创伤孩子的家长进行评估和支持，因为我们可能会对家长进行错误的假设，认为未曾亲历过创伤事件的家长有情感力量，能够呵护和支持他们的创伤性哀伤中的孩子们。

3. 父母遭受创伤的家庭　家长经历了创伤性丧失，但是孩子们未经历丧失。在一个案例中，一位做陆军军医的父亲从阿富汗奉调回国，他被噩梦困扰，梦见他所在部队的士兵阵亡或者受重伤。在夜里他的喊叫或者呻吟，能把家里人都弄醒。白天，他表现得郁郁寡欢、心不在焉，不再是妻子和少年儿子记忆中的那个男人的样子。他的痛苦影响了整个家庭的动力。

临床工作者的视角

由于痛苦有感染力，继发创伤对于听到这些叙述的治疗师也具有潜在危害（Ben-Porat 和 Itzhaky，2009；Figley，1995；McCann 和 Pearlman，1990）。进行治疗工作的培训聚焦于改变，而改变是困难得以解决的基石。治疗师当然也有自己对世界、对自我和对自己工作的预设观念，通常情况下这也是促成治疗师帮助他人缓解痛苦愿望的自身因素。然而，出现问题时，例如当苦难持续，或不公平情况持续存在而不能得到纠正时，所有良好的意愿和培训可能看起来都无能为力。

在非常糟糕的情况下，治疗师要面对患者受残害、受虐待、遭遇不公和违法等问题。治疗师可能会认同受害者立场、认同患者的无力感。Gerhart 和 McCollum（2007）提出，虽然所有好的治疗师都有帮助患者的愿望，治疗师也必须理解，生活中总有难以避免的痛苦："在患者探寻无痛苦生活的乌托邦时，当他们着手努力改变那些无法改变的（命运）时，往往吸引我们加入他们一起去追寻"（p. 215）。

接受苦难作为生活中正常的一部分，可能在家庭治疗中占有非常有价值的位置。正念的养成和建立在同情基础上的操作，可以开启来自苦难的生长力量。Gellar 和 Greenberg（2002）推荐"与其同在"的态度，而不是"怎么做来应对"。临床工作者可以培养完全呈现、投入和协调的能力。有治疗作用的呈现，还为治疗关系状态增加了心灵停泊之感，这中间包括治疗师信任自己所感受到的和所表达的体验。随着与患者接触，治疗师尽可能接近患者的体验，而同时保持自我存在感，感到自己仍是分离而完整的（Gellar 和 Greenberg，2002）。

采用正念觉悟的治疗师，在治疗中反应为完全呈现和恰当神入，而不是急于跳开这一步去重构那些可能让家庭感到被压垮的内容。

结论

与经历了创伤丧失的家庭一起工作的治疗师必须理解，个人对创伤丧失的体验是根植于其家庭系统的，也受到其家庭政治背景和家庭结构的塑造。治疗师还必须善于理解关系动力学和儿童特殊的心理发展因素。而且，治疗师必须能够认识创伤症状学，对哀痛与创伤同时存在情况下的表现有敏感性。最后，治疗师需要了解如何在治疗环境下创造安全感，应当精通有关创伤和哀痛两方面的文献与新发现。

注

1. 本章给出的案例研究中，场景和名称已经改变和调整，以保护来访者的身份、机密和隐私。

参考文献

American Academy of Child and Adolescent Psychiatry. (2010). Practice parameter for the assessment and treatment of children and adolescents with posttraumatic stress disorder. *Journal of the American Academy of Child and Adolescent Psychiatry, 49*(4), 414–430.

American Psychiatric Association. (2000). *Diagnostic and statistical manual of mental disorders* (4th ed. rev). Washington, DC: Author.

American Psychiatric Association. (2012). *DSM-V development: Proposed changes to G 03, posttraumatic stress disorder.* Retrieved from http://www.dsm5.org/ProposedRevision/Pages/proposedrevision.aspx?rid = 165

Barnes, M. F. (2005). When a child is traumatized or physically injured: The secondary trauma of parents. In D. R. Catherall (Ed.), *Specific stressors: Interventions with couples and families* (pp. 73–90). New York: Brunner-Routledge.

Ben-Porat, A., & Itzhaky, H. (2009). Implications of treating family violence for the therapist: Secondary traumatization, vicarious traumatization, and growth. *Journal of Family Violence, 24,* 507–515.

Bernardon, S., & Pernice-Duca, F. (2010). A family systems perspective to recovery from posttraumatic stress in children. *Family Journal: Counseling and Therapy for Couples and Families, 18*(4), 349–357.

Boss, P., Roos, S., & Harris, D. (2011). Grief in the midst of ambiguity and uncertainty: An exploration of ambiguous loss and chronic sorrow. In R. Neimeyer, D. Harris, H. Winokuer, & G. Thornton (Eds.), *Grief and bereavement in contemporary society: Bridging research and practice* (pp. 163–176). New York: Routledge.

Briere, J., & Scott, C. (2006). *Principles of trauma therapy: A guide to symptoms, evaluation, and treatment.* London: Sage.

Brown, E. J. (2005). Efficacious treatment of stress disorder in children and adolescents. *Pediatric Annals, 34,* 139–146.

Calhoun, L. G., & Tedeschi, R. G. (2006). The foundations of posttraumatic growth: An expanded framework. In L. G. Calhoun & R. G. Tedeschi (Eds.), *Handbook of posttraumatic growth: Research and practice* (pp. 1–23). Mahwah, NJ: Lawrence Erlbaum Associates.

Carlson, E., & Dalenberg, C. (2000). A conceptual framework for the impact of traumatic experiences. *Trauma, Violence, and Abuse, 1*, 4–28.

Catherall, D. R. (2004). *Handbook of stress, trauma, and the family.* New York: Brunner-Routledge.

Chapple, A., Swift, C., & Ziebland, S. (2011). The role of spirituality and religion for those bereaved due to a traumatic death. *Mortality, 16*(1), 1–19.

Cohen, J. A., Mannarino, A. P., & Deblinger, E. (2006). *Treating trauma and traumatic grief in children and adolescents.* New York: Guildford Press.

Cohen, J. A., Mannarino, A. P., & Deblinger, E. (2012). *Trauma-focused CBT for children and adolescents: Treatment applications.* New York: Guildford Press.

Coulter, S. (2011). Systemic psychotherapy as an intervention for post-traumatic stress responses: An introduction, theoretical rationale and overview of developments in an emerging field of interest. *Journal of Family Therapy, 41*(3), 502–519.

Dekel, R., & Monson, C. (2010). Military-related post-traumatic stress disorder and family relations: Current knowledge and future directions. *Aggression and Violent Behavior, 15*, 303–309.

Dinshtein, Y., Dekel, R., & Polliak, M. (2011). Secondary traumatization among adult children of PTSD veterans: The role of mother–child relationships. *Journal of Family Social Work, 14*(2), 109–124.

Ein-Dor, T., Doron, G., Mikulincer, M., Solomon, Z., & Shaver, P. (2010). Together in pain: Attachment-related dyadic processes and posttraumatic stress disorder. *Journal of Counseling Psychology, 57*(3), 317–327.

Figley, C. R. (1995). Compassion fatigue as a secondary traumatic stress disorder: An overview. In C. R. Figley (Ed.), *Compassion fatigue: Coping with secondary traumatic stress disorder in those who treat the traumatized* (pp. 1–20). New York: Brunner-Mazel.

Figley, C. R. (1998). *The traumatology of grieving.* Philadelphia: Brunner/Mazel.

Gellar, S. M., & Greenberg, L. S. (2002). Therapeutic presence: Therapists' experience of present in the therapeutic encounter. *Person-Centered and Experiential Psychotherapies, 1*(1/2), 71–86.

Gerhart, D. R., & McCollum, E. E. (2007). Engaging suffering: Towards a mindful re-visioning of family therapy practice. *Journal of Marital and Family Therapy, 33*(2), 214–226.

Harris, D. (2010). Introduction. In D. Harris (Ed.), *Counting our losses: Reflecting on change, loss, and transition in everyday life* (pp. xi–xviii). New York: Springer.

Hennighausen, K., & Lyons-Ruth, K. (2007). Disorganization of attachment strategies in infancy and childhood. In R. E. Tremblay, R. G. Barr, & R. Peters (Eds.), *Encyclopedia on early childhood development* [online]. Montreal, Quebec, Canada: Centre of Excellence for Early Childhood Development. Retrieved from http://www.child-encyclopedia.com/documents/Hennighausen-yonsRuthANGxp_rev.pdf

Hill, R. (1949). *Families under stress.* New York: Harper.

Holland, J., & Neimeyer, R. (2011). Separation distress and traumatic distress in prolonged grief: The role of cause of death and relationship to the deceased. *Journal of Psychopathology and Behavioral Assessment, 33*, 254–263.

Janoff-Bulman, R. (1992). *Shattered assumptions: Towards a new psychology of trauma.* New York: Free Press.

Kauffman, J. K. (2002). Safety and the assumptive world. In J. Kauffman (Ed.), *Loss of the assumptive world: A theory of traumatic loss* (pp. 205–212). New York: Routledge.

Klass, D., Nickman, S., & Silverman, P. R. (1996). *Continuing bonds: New understandings of grief.* Washington, DC: Taylor & Francis.

Lehmann, P., & Rabenstein, S. (2002). Children expose to traumatic violence: The role of impact, assessment, and treatment. In A. R. Roberts (Ed.), *Handbook of domestic violence intervention strategies* (pp. 343–364). New York: Oxford.

Liotti, G. (2004). Trauma, dissociation, and disorganization: Three strands of a single braid. *Psy-

chotherapy: Theory, Research, Practice, Training, 41(4), 472–486.

Lund, L. T., Zimmerman, T. S., & Haddock, S. A. (2002). The theory, structure, and techniques for the inclusion of children in family therapy: A literature review. *Journal of Marital and Family Therapy, 28*(4), 445–454.

Matsakis, A. (2004). Trauma and its impact on families. In D. R. Catherall (Ed.), *Handbook of stress, trauma, and the family* (pp. 12–26). New York: Brunner-Routledge.

McCann, L., & Pearlman, L. A. (1990). Vicarious traumatization: A framework for understanding the psychological effects of working with victims. *Journal of Traumatic Stress, 3,* 131–149.

Milliken, C. S., Auchterlonie, J. L., & Hoge, C. W. (2007). Longitudinal assessment of mental health problems among active and reserve component soldiers returning from the Iraq war. *JAMA, 298,* 2141–2148.

Monson, C., Taft, C., & Fredman, S. (2009). Military related PTSD and intimate relationships: From description to theory-driven research and intervention development. *Clinical Psychology Review, 29,* 707–714.

Nader, K. D. (1997). Childhood traumatic loss: The intersection of trauma and grief. In C. Figley (Ed.), *Death and trauma: The traumatology of grieving* (pp. 17–41). New York: Brunner-Mazel.

Nader, K. D. (2008). *Understanding and assessing trauma in children and adolescents: Measures, methods, and youth in context.* New York: Routledge.

National Child Traumatic Stress Network. (2012). *Understanding child traumatic stress.* Retrieved from http://www.nctsnet.org

Ozer, E. J., Best, S. R., Lipsey, T. L., & Weiss, D. S. (2003). Predictors of posttraumatic stress disorder and symptoms in adults: A meta-analysis. *Psychological Bulletin, 129,* 52–73.

Pernicano, P. (2010). *Family-focused trauma interventions.* Plymouth, UK: Jason Aronson.

Pynoos, R. S., Steinberg, A. M., & Goenjian, A. (1996). Traumatic stress in childhood and adolescence: Recent developments and current controversies. In B. A. van der Kolk & A. C. McFarlane (Eds.), *Traumatic stress* (pp. 331–358). New York: Guildford Press.

Rynearson, E. K. (2010). The clergy, the clinician, and the narrative of violent death. *Pastoral Psy-*

Rynearson, E. K., & Salloum, A. (2011). Restorative retelling: Revisiting the narrative of violent death. In R. Neimeyer, D. Harris, H. Winokuer, & G. Thornton (Eds.), *Grief and bereavement in contemporary society: Bridging research and practice* (pp. 177–188). New York: Routledge.

Schultz, C., & Harris, D. (2011). Giving voice to nonfinite loss and grief in bereavement. In R. Neimeyer, D. Harris, H. Winokuer, & G. Thornton (Eds.), *Grief and bereavement in contemporary society: Bridging research and practice* (pp. 235–248). New York: Routledge.

Simpson, M. A. (1997). Traumatic bereavements and death-related PTSD. In C. Figley (Ed.), *Death and trauma: The traumatology of grieving* (pp. 3–16). New York: Brunner-Mazel.

Stroebe, M., Schut, H., & Boerner, K. (2010). Continuing bonds in adaptation to bereavement: Toward theoretical integration. *Clinical Psychology Review, 30,* 259–268.

Tarrier, N., Sommerfield, C., & Pilgrim, H. (1999). Relatives' expressed emotion and PTSD treatment outcomes. *Psychological Medicine, 29,* 801–811.

Walsh, F. R. (2006). *Strengthening family resilience* (2nd ed.). New York: Guildford Press.

Walsh, F. R. (2007). Traumatic loss and major disasters: Strengthening family and community resilience. *Family Process, 46*(2), 207–227.

Webb, N. B. (2004). The impact of traumatic stress and loss on families. In N. B. Webb (Ed.), *Mass trauma and violence: Helping families and children cope* (pp. 3–22). New York: Guildford Press.

Weisaeth, L., & Eitinger, L. (1993). Posttraumatic stress phenomena: Common themes across wars, disasters, and traumatic events. In J. P. Wilson & B. Raphael (Eds.), *International handbook of traumatic stress syndromes* (pp. 69–77). New York: Plenum Press.

11 自杀后的家庭治疗

Diana C. Sands，*Julian L. North*

当一个被爱的人死于自杀后，令人不安的余波将立即蔓延至大家庭、他们的工作圈以及社交圈。家庭成员的自杀可能导致震惊、创伤，以及一系列强烈的哀伤反应，不可避免地改变了家庭原本设想的世界（Janoff-Bullman，1992）。这些有关"生命应该是什么样子"的信念与想法都接受着挑战与重组，并且永远地改变了家庭中亲属的、沟通的、意义建构的过程（Kaslow 和 Gilman，2004；Sands，Jordan 和 Neimeyer，2011）。对这些自杀而死的亲友来说，不同于其他的死亡形式，死者看起来宁愿选择死亡也不愿留下来和所爱的人在一起。那些家庭成员选择自杀的自主意图在许多层面上侵犯了那些充满了困难的关怀与信任的亲属纽带，这使得努力很困难，也使得适应性哀伤复杂化了（Neimeyer 和 Sands，2011；Sands 等，2011）。死亡，一个概念上的难题，也变得更加令人费解。

本章通过案例与个案资料的讨论来回顾自杀后家庭成员面临的挑战以及家庭治疗相关临床应用的讨论。对于这些因自杀而丧亲者，当他们深思、回顾、重构、修复治疗中的家庭的哀伤叙事时，家庭治疗聚焦于创造安全感，使家庭成员保持中立地倾听，为彼此提供情感上的安慰与支持。

自杀、哀伤与创伤

自杀是一种可怕的死亡方式，它涉及这个方式中独特的死亡姿态，这对幸存者是个挑战。死者身体的伤害和状态（无论是被看见或是想象）、死亡的突发性、令人震惊性、剧烈性、自主性都成为了创伤的危险因素，使得哀伤更为复杂，增加了幸存者自杀的观念，甚至自杀的可能性（Brent，Moritz，Bridge，Perper 和 Canobbio，1996；Currier，Holland 和 Neimeyer，2006；Jordan，2011；Kim 等，2005；Mitchell，Kim，Prigerson 和 Mortimer，2005；Runeson 和 Asberg，2003）。自杀现场就是一个犯罪现场，坐着看、握着、抚摸着死者的微型死亡仪式是不被允许的。个人以及家庭可能会感觉备受打击，他们对此经历保持沉默是因为没有解决办法，但无节制的创伤侵蚀着彼此的信任以及家庭中的沟通。Rynearson（2001）发现在死者自杀行为与死者居丧者关怀行为之间的不可调和性，使得讲述那个死亡故事变得困难，产生了"一种结构上的死局，从根本上使得重述故事复杂化了"（p.21）。

事实上，死者孤独又暴力的结局挑战了家庭的意义建构的努力。Currier 等（2006）发现在无法理解自杀死亡与包括自杀观念的哀伤并发症之间有着重要的联系。这些和其他问题都涉及与死者适应不良性关系的发展（Sands，2009；Sands 等，2011）。Klass（1999，2006）把死者亲属对死者的丧失后依恋感叫做"哀伤者与死者间延续的纽带"，并指出这个纽带可以是适应性的，也可以是非适应性的。

Boerner 和 Heckhausen（2003）概念化了这个延续纽带或者说和死者关系的发展，作为一个变化的过程，它包括了脱离活着的人，并与一个形象的精神代表重新连接。Neimeyer、Baldwin 和 Gillies（2006）发现当哀伤者对死者有很高的丧失后依恋感以及很低的意义建构感时，居丧综合征的风险增加了。受到挑战的家庭系统中的信任、妥协的沟通、意义建构的困难、创伤、关系的修复问题往往使与死者适应性关系的发展更加复杂化（Hedtke 和 Winslade，2004；Walter，1996）。

自杀、哀伤与家庭治疗

家庭治疗将家庭成员概念化为通过无数复杂系统过程交织在一起的模式（包括长期的和两代之间的）（Nadeau，1998；Walsh 和 McGoldrick，1995）。家庭治疗有利于加强家庭的凝聚力、支持问题的解决，以及解构负面的叙事和无用的信念（Cerel，Jordan 和 Duberstein，2008；Jordan，2011；Kaslow，Samples，Rhodes 和 Gantt，2011；Linn-Gust，2010；Nadeau，1998）。

治疗从早期目标开始去了解自杀的故事及其对所有相关者的影响。通过阐明这个死亡的故事，了解死者是谁、他的优势和成就，以及所有的挣扎和疾病，去寻求一个平衡的观点。以同样的方式，家庭历史、其关怀和信任的模式，以及分离和寻求独立的挑战，提供了对悲剧所发生家庭的背景的洞察。寻求家庭的许可而重述疾病和丧失的故事有助于明确一个日程表，以便更深入地了解发生的一切。随着时间的过去，一个没有明说的见解可能可以帮助一些人重构这个故事。当然，居丧者的经历、他们的反应、看法和处理方式都需要被描绘出来。如何评估家庭的初步路线图可能需要两三次会谈，并最终引导出治疗师的总结：家庭处于什么地步、什么问题仍然存在、什么是继续治疗工作的目标，以及治疗师认为治疗将如何去帮助所有牵连其中的人。

每个家庭以及每个家庭成员将以自己独特的方式表达他们的哀悼。父母的自杀对于彼此之间相互关心、信任的家庭系统是特别重大的打击，而一个孩子的自杀可以伤害父母对维持健康关系和保证儿童安全能力的自信（Demi 和 Howell，1991；Parrish 和 Tunkle，2005）。哀伤过程受到诸如死者先前存在的家庭关系、角色、职能和意义的模式等因素的影响。治疗师还应考虑先前的条件、环境和死亡的方式、与死者存在的特定关系，以及之前的沟通模式（Sands 等，2011）。同样相关的是家庭的生命周期阶段、其他的家庭压力因素和家庭经历、信念和以不同方式应对压力事件的忍耐力（Kaslow 等，2011；Nadeau，1998）。

虽然家庭治疗包括多种理论集合，统一的原则是支持由各种要素构成的家庭系统的适应性过程（Boscolo，Cecchin，Hoffman 和 Penn，1987；Walsh 和 McGoldrick，1995）。与关注个体内在经验的个体治疗不同的是，家庭治疗主要关注家庭系统中人与人之间的关系。家庭治疗不需要每个成员都参加；通常，会谈包括组合和亚组中的各种成员，加上个体会谈和包括社交和同龄伙伴成员的大家庭。例如，如果父母其中一个自杀，孩子们将只与健在的父母参加一些、而不是所有的会谈。

家庭居丧计划的评估结合儿童看护人的部分计划能减少哀伤的不利影响（Sandler 等，2008）。在参加家庭治疗时，参与成员也可以登陆资料丰富的网站。他们可以一起或分别选择参加成年人、年轻人或儿童居丧组。为满足他们的个人需求，治疗师应该与家人讨论决定辅导会谈的次数。家庭治疗应该在包括重要哀悼纪念日的一段时间内持续进行。

让我们通过案例研究说明这一过程。以下概要基于案例记录，会谈总结提供了背景信息、讨论记录和会谈摘录。虽然每个家庭都不同，需要针对其特殊情况进行治疗，但这 10 个会谈回顾发现了以家庭为中心的方法的益处。

案例

Jill 为她 17 岁的继女 Sophie 寻求哀伤辅导，Sophie 的母亲 Cindy 因自杀而死。两个月前，Cindy 试图通过服药过量而自杀，因而住院治疗。随后，Cindy 在她父母的家中静养，进一步的尝试导致她因自杀而死亡。

在她母亲第一次自杀未遂之后，Sophie 被安置于她的亲生父亲 Paul 和她父亲的重组家庭中：他的妻子 Jill 和弟弟妹妹——8 岁的 Phoebe 和 6 岁的 Mark。这个临时居住的安排对 Sophie 来说是一个重大的变化，自从她 4 岁时父母离异，她便与她的母亲一起生活，与她的父亲和父亲的重组家庭只有很少的接触。然而，随着 Sophie 母亲的死亡，这种新生活的安排变成永久性的了。

会谈 1 和 2：约定、安慰和家庭关怀

Paul 和 Jill 参加了最初的会谈，为使 Sophie 适应而重点关注 Cindy 的死亡和家庭的实际变化（图 11.1），他们还回顾了与 Sophie 进入家庭后相关的情感变化、Sophie 的哀伤以及疏远的父女关系。由于故事是由治疗师引出，有关个人和家庭意义建构的信息变得更加清晰。很明显，Jill 非常喜欢和关心 Sophie。同样显而易见的问题是 Paul 前妻的"幽灵"，Cindy，通过 Sophie 和她的哀伤被带到 Paul 的新家庭。虽然 Paul 说他对 Cindy 的死亡感到悲伤，但他补充说，当他们结婚时他们还是"孩子"，与 Cindy 的生活是"接踵而至的戏剧"。他确认"Jill 是我生命的挚爱"，Jill 也指出，他们很幸运地拥有一个"好的婚姻"。

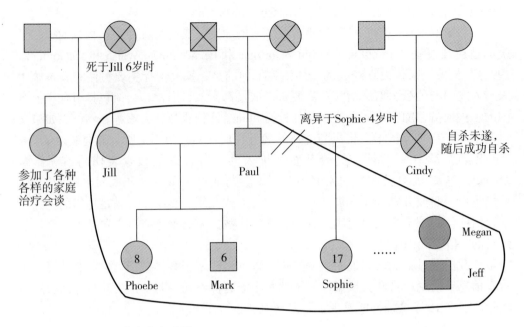

图 11.1 自杀后的组合家庭家系图。

在第 2 次会谈时，重点关注于人们哀悼的不同方式。Paul 谈到了他的父母，他们都已经去世了。Jill 说当她只有 16 岁时，她的母亲死于与癌症长期的斗争，对她来说，和她的妹妹分担她的哀伤是很重要的。Jill 担心 Sophie 将哀伤"封闭起来"。Sophie 解释说，她"不喜欢谈论妈妈。所有的感受混杂在一起，感觉像大量的东西卡在里面"。她经常说，她试着"不去想妈妈已经死了"，同时感到"疲倦以及难受"。

Jill 和 Paul 都担心他们不知道如何用合适的方式谈论它。Jill 承认"告诉孩子以及与学校谈论此事很困难"，Sophie 补充说，她"不知道如何和朋友们谈及妈妈"。治疗师为了帮助大家知道如何去谈论它而建议整个家庭，包括 Sophie 的两个同父异母的兄弟姐妹，来参加下一次会谈，看一部电影让孩子们讨论因自杀而失去了至亲的情况。第 2 次会谈以"蝴蝶的故事"结束（详见"第 3 次会谈摘录"部分），通过蝴蝶生命周期的隐喻强调哀伤是一种随着时间的推移而展开的适应性应对过程，而不是可以简单地处于"固定"的状态。

第 1、2 次会谈的讨论

初次会谈对于治疗师吸引家庭参与是很重要的，可以建立信任、安全感和安慰，并引出他们对关注事件的理解。家庭身份的决定因素正接受着挑战，通过给予现有的家庭关怀系统以安慰和支持来减少焦虑是极其重要的。虽然自杀发生在离这个家庭较远的地方，而 Cindy 也从未和这个家庭生活在一起过，她的死亡却通过 Sophie 确实地存在于这个家庭中。当他们与死亡的自我意志交锋时，这个家庭就在

"试穿鞋子"（Sands，2009）。与这些事情交锋需要勇气。家庭通常在接受这可怕的现实以及这种死亡方式的寓意中周旋。治疗师注意到 Sophie 的沉默寡言，并邀请她在下次会谈时带上她妈妈的照片。虽然治疗师承认疼痛和困难的存在，但治疗仍在寻求自我关怀、家庭关怀和共同支持的帮助。

对于有孩子又丧偶的父母来说有许多实际和财政的问题需要协商和解决。一个母亲说，找到足够的时间去爱她的孩子们，"补偿他们缺失的父爱"是配偶自杀以来最困难的挑战，也是一个情感的和实践上需要费时解决的问题（Sands，2008）。在 Sophie 的家庭中，问题涉及共享卧室却有着不同的上床时间，以及对整个家庭忠诚关系的冲突。

如家系图这样的工具（Walsh 和 McGoldrick，1995；图 11.1）可以帮助家庭更好地了解其系统，并以强调家庭的优势和家庭成员的关注来收集可以帮助彼此积极联结的信息（O'Brian 和 Bruggen，1985）。例如，通过一个以家庭为中心的、系统性的视角来要求每个家庭成员将家庭作为一个整体来支持，对其中的变化进行协商，去理解 Sophie 的哀伤和在此家庭中的存在。治疗师的态度是尊重的、好奇的、多角度的、与所有成员保持一致的，以便促进家庭的进程以及将新的信息带进家庭系统中，增进每个人的理解和选择。疑问奠定了家庭咨询的基石，以使用循环和其他样式的问题来刺激和增加家庭内的沟通（MacKinnon，1988）。这个过程为家庭成员提供了有关情绪和行为反应、意义建构、沟通模式、角色认知和家庭规则的相关信息，通常称为"差异性信息"。例如，治疗师可以让 Jill 对 Paul 和 Sophie 之间关系进行评价："你为什么认为 Sophie 看起来很难过时，爸爸会离开她的房间？①是因为爸爸认为 Sophie 更想一个人待着？②或者是因为爸爸担心他不能很好地安慰Sophie？③或者是 Sophie 的难过唤起了他难过的感觉，还是别的什么？"这示例了什么可以称为他人取向、强迫选择、三元化问题，并旨在激发其思考和讨论。

为了探索哀伤的不同方式，治疗师可以讨论家庭成员使用面具来处理哀伤的想法。例如说，"我很忙"的面具或"我很生气"的面具，两者都可能有让人离开的效果（Sands，2013）。

在第 2 次会谈中，治疗师着重于不知道如何谈论自杀的问题，邀请家人们观看心理教育电影——《自杀遗孤的红色巧克力大象》，旨在让孩子们加入家庭的哀伤会谈（Sands，2010）。分担哀伤是一个关系过程，Sophie 的家庭需要通过安慰、教育和支持来以有用的方式回应。治疗师希望这部电影将提高家庭成员之间彼此支持和对自杀问题进行沟通的能力。

第 3 次会谈的摘录——以心理教育调动彼此的关怀、信任和沟通

整个家庭都来了。Phoebe 和 Mark 因被包括在内而感到很兴奋、很高兴。他们对于治疗中发生的事情很好奇，并十分喜欢他们的"新"大姐。每个家庭成员选择了一个木偶：Paul 选了一条狗；Jill 选了一个有许愿棒的仙女；Sophie 选了一

只乌龟；Phoebe 选了一只兔子；Mark 选了一个可以从毛毛虫变成茧，并将破茧成蝶的木偶。每个人都评论了自己的木偶。Jill 说她希望她有让事情变得更好的许愿棒；Sophie 谈到想要钻进她的乌龟壳并待在那里，Phoebe 说兔子是柔软而又可爱的；Mark 回忆起他们的母亲分享给 Sophie 的蝴蝶故事，并说："你不能只是让哀伤的感觉消失。"通过使用循环的、二元和三位一体的问题，治疗师探寻了每个木偶的品质。每个家庭成员都作出了贡献：例如，Paul 说狗可以大声吠叫，保护家人安全，免受坏人的伤害，它们忠诚并总是爱着你。使用相同的循环提问方法让家庭成员们思考 Sophie 躲在她的龟壳里会怎样。Mark 自愿回答说："这将是安全却黑暗的"。Phoebe 补充道："你可能会感到孤独"。Sophie 看起来有些伤心，Phoebe 以靠近 Sophie 的方式来作为回应。

在播放完关于自杀哀伤的教育片 DVD 后，治疗师让 Phoebe 坐到 Sophie 旁边去拥抱她，而 Mark 则坐在地板上靠着他的母亲。Sophie 显然很不高兴，谈及电影中的一个评论。"我认为他们可能责怪我的爸爸……但他们不知道完整的故事……他们不能评判他"（Sands，2010，p.17）。Sophie 说她感到人们在评判她的母亲。当 Jill 和 Paul 在默默消化这些信息时，她看着他们。Mark 想分享他在 DVD 中所关注到的，一个男孩说："但如果我失去了我的妈妈……我就不得不自己照顾自己"（Sands，2010，p.18）。Mark 想要 Sophie 知道，"你可以住在我们家里，分享我们的妈妈。"Paul 补充说，"Sophie，你和我们永远有一个家！"Jill 点点头表示一致，当她抱着她的儿子的时候，眼泪盈满了她的眼眶。Paul 看着地板，说他注意到在 DVD 中孩子们有多少关于葬礼的谈论，Sophie 的母亲因为距离远而没有葬礼，而 Cindy 年迈的父母也因身体不适而"无法举办一个葬礼"。治疗师推荐了一个方法，让家人们帮助 Sophie 举行一个她母亲的纪念仪式。

会议结束时，治疗师在地板中间放置了一个心形的枕头，并评论了这个家庭拥有多少爱，以及家庭的心脏有多么强大。然后邀请他们每个人都在这个家庭的心上放置一些特别的东西来帮助它成长，维持它的坚强。Phoebe 把她"真正好的怀抱"放进了家庭的心里，Sophie 说从她的海龟壳里出来能感到多一点安全感。其他人尊重她需要在自己的时间范围内退缩。会议在家人们关怀、理解和增进联结的氛围中结束了。Sophie 决定邀请几个她最好的朋友参加下一次的会谈。

第 3 次会谈的讨论

木偶是一种吸引人的、减少焦虑的方式，同时还提供了关于家庭关系的信息，例如 Sophie 和 Phoebe 之间的联结。戏剧治疗和表达性的艺术练习可以敏感地引入到家庭环境中。例如，"谈话棒"（详见 Sands，2010，p.28）可以帮助家庭成员谈论那些难以启齿的事情（Hooghe，Neimeyer 和 Rober，2011）。心理教育 DVD 可以增加家庭对自杀后哀伤的理解，提供不同的方式来思考和谈论其哀伤体验。正如 Sophie 分享了她的一些哀伤，家人们以同情和关怀来回应她。Sophie 做了一个重要的声明，她不想让任何人对她母亲了结了自己生命的事做评价。治疗师假定了家庭核心的正向内涵的成长和加强，这将支持带动家庭的关怀和彼此的信任。

　　纪念仪式的计划是非常重要的。在自杀居丧中，通常死亡的性质和环境阻止了常规的仪式。为了使他们认识到加强家庭关系的好处，在本次会谈与下次会谈之间，治疗师还布置了让 Paul 和 Sophie 进行对话的"家庭作业"。

第 4、5 次会谈：关系网络和家庭生命周期

　　第 4 次会谈重点加入了 Sophie 的同龄关系网络的支持。Sophie 邀请她的男朋友 Jeff 和她最好的朋友 Megan 参与其中。治疗师使用创造性的艺术品干预与视觉提示，以帮助年轻人识别他们关系网络中的复原力（Sands，2013）。例如，Sophie 得到了支持去和她从来没有见过的祖父母打电话。治疗师教导 Sophie 如何与她的同伴谈论她的哀伤。这有助于 Sophie 考虑她选择分享关于她母亲的信息。

　　Paul、Jill 和 Sophie 参加了第 5 次会谈，重点讨论了家庭生命周期，对 Sophie 和她继妹妹和继弟弟之间的发展差异进行了公开讨论。治疗师给了 Sophie 就如何与 Jill 以及她的父亲对更适合她年龄的规矩和限制进行协商的指导。这为将来更容易地解决差异性的问题建立起了一个过渡。

第 6、7 次会谈：关系修复和沟通

　　随着 Sophie 更加信任家庭，她透露了她母亲谈到想要死的频率。Sophie 过去定期地从学校回到家里，发现她的母亲躺在床上。Sophie 感到有责任并会留在家里照顾她。重要的是，她母亲的精神障碍并没有被正式确诊，这也不是 Sophie 所能理解的。精神障碍通常是通过家庭内管理的方法解决。

　　在家庭核心隐喻的基础上，Sophie 和她的父亲探讨了如果他们告诉所信任的人他们心中所受的伤害的话会发生什么。然后他们采取了初步尝试，过程中的步骤也因此显示了关系修复和原谅的开始。

第 8 次会谈摘录：信任、创伤和关系修复的内容

　　治疗师邀请 Sophie 和她的父亲选择一种让他们觉得放松、舒适的有色布料。柔软的粉色布料让 Sophie 想起她小时候床上的一条毛毯。她用它将自己裹起来，并解释说这物品让她想起了她和她母亲的爱。她的父亲选择了一条深蓝色的，这让他想起他可以在静静流淌的江河里，像鱼一样。Sophie 身体的轮廓被治疗师绘制到一张大纸上，随着 Sophie 故事的展开，她的父亲和治疗师在纸上添加了词汇、图画和符号，以此来将她的体验具象化地表现出来（详见 Neimeyer 和 Sands，2011；Sands，2012）。Sophie 回忆说，最后一次她和她的母亲谈话时，Sophie 仍然对她感到不满，在挂电话的时候也没有说"我爱你"，这是 Sophie 深深的遗憾。然后她的父亲在她的身上画了一颗心，插入一句话"我非常爱你，妈妈。"治疗师引导 Sophie 关

注她身体的反应。她说："我的身体好像都被锯成了碎片！"她回忆起她从学校回家，发现她母亲过度服药的那天，"她不会醒来了……我当时感到害怕，我尖叫着摇晃着她，让妈妈醒过来，我全身颤抖……我以为她已经死了。"晃动的线条捕捉了 Sophie 的身体反应，惊声尖叫也体现在身体的轮廓上。Sophie 停下来并使用自我放松的方法来减少焦虑。

Sophie 解释说，她母亲自杀的那一天和母亲早些时候自杀的尝试"都混在一起"。她摇了摇头并补充说："我只是不能相信妈妈会这样做。"Sophie 提及了一个在胃部黑色的、沉重的团块。当治疗师探询那东西像什么的时候，Sophie 的伤痛和愤怒都涌了出来，激起她说："我对妈妈很生气。"Sophie 抽泣着："也许她真的不爱我吗？"当 Sophie 分享了她更多的感受时，她在想："如果我和妈妈在一起，也许我可以阻止它的发生。"治疗师柔和地质疑了这些无用的念头。Sophie 的父亲回应了他对 Cindy 之死的内疚："我对所发生的事情感到非常糟糕……我总得为此做些什么。"最后，他用手臂环抱住 Sophie 并摇摇她，说："妈妈这么做了，其他人什么也做不了……你无论做什么都无法阻止它，Sophie。"父亲和女儿在一起哭泣。停顿了很长时间后，Sophie 问："我想知道妈妈是否知道我多么想念她？"这个问题之后是一个漫长的停顿，Sophie 的感觉在发生转变。她追忆起在商场里播放的她母亲最爱的歌曲——Cher 歌唱的《我相信爱》。Sophie 认为这是她母亲传递给她爱的方式。治疗师将"我相信爱"写在画纸上，她的父亲用粉红颜料在 Sophie 的身体上画了一条毯子，说道："这是妈妈对你的爱，Sophie。"

Sophie 和她父亲之前的会谈探索了复原力，也被教授了自我放松和有效的方法去减少压力，例如处理卡片的使用（Granello，2010；Levine，1997）。在这次会谈中，一个"固定"的策略即利用有色布料来建立对自己内心感受的信任。被称为"身体的信任"的干预得到了研究的支持，使用叙述和关注身体的方法，以促进创伤性感觉的、情感的和认知的资料整合，从而帮助了适应性的意义重构（Neimeyer 和 Sands，2011；Ogden，Minton 和 Pain，2006；Sands，2012）。Sophie 与她母亲关系的延续饱受了内疚、责备和遗弃的问题。这些进一步加重了关于她母亲的行为以及她的母亲没有得到 Sophie 的帮助孤身而亡的想法。这些问题使哀伤过程复杂化，并发展出一种同她母亲的更具有培育性、适应性的关系（Sands 等，2011）。

Sophie 的陈述使得自杀事件所产生的矛盾想法更为明显，从而质疑她母亲自杀的意图。她对 Sophie 的爱、Sophie 对她母亲的愤怒，以及无力拯救她的内疚和自责，这种五味杂陈的感受对意义建构造成了巨大的困难。在会谈期间，治疗师为了促使 Sophie 去反思，问道："你在哪里得到一个人可以保证另一个人活着的想法""所有那些妈妈不舒服的时候，谁在照顾你，Sophie"。她母亲死亡的创伤与她过去照顾和关心她母亲的经验密切相关。

第 8 次会谈的讨论

这是 Sophie 和她父亲的重要会谈,为创伤解构和关系修复提供了机会,同时也有助于适应性地整合死亡的现实。Moules、Simonson、Prins、Angus 和 Bell 将与死者发展关系的过程描述成"向后回顾,但同时确保向前生活"(2004,p.99)。治疗师力求父亲和女儿与死者发展出适应性的关系,并加强了父亲和女儿之间的关系,所以最终 Cindy 在家庭中将成为一个更加善良的存在。这些在第 9 次会谈上进行了进一步探讨,在此不详细叙述。

第 10 次会谈:纪念和成长

家庭报告说仪式在一个河域公园举行了。Sophie 裹着她母亲的蓝色长巾披肩,这是她的祖父母寄给她的。当谈到她母亲的一生时,家人和朋友们倾听着。Sophie 找到了一个地方将她母亲安全地放在心里。Paul 说了几句关于 Cindy 以及 Sophie 是家里的礼物的话。Sophie 演唱了《我相信爱》,而家人和朋友则把花瓣洒进河里。家人们在一起读祷告词为 Cindy 的生命祈祷。

后续的会谈继续鼓励家庭的成长,促进他们可以用一生去重塑哀悼的共同理解。Sands 等(2011)指出,治愈性叙事包括一系列有助于重建家庭安全和信任的主题。

在用一个治疗师对自杀居丧者家庭的工作阐明了其复杂性后,现在让我们思考进一步的理论来更好地解释所有发生的事情。

家庭关怀和信任系统

家庭成员将爱、关怀、信任和亲密的关系纽带所共同建构的、含蓄以及明确的期望定义为家庭设想的世界,这塑造了他们安全感、凝聚力和稳定感的基础。我们把这一套特定的想法和信念称为家庭关怀和信任系统(FCTS)(Sands,2008)。一个被爱的人会结束他的生命,导致这些信念从根源上受到了创伤,留下家人们去质疑他们将彼此当做家人的体验(Attig,2002;Cerel 等,2008;Neimeyer 等,2002)。这些集中在一起的问题迫使家庭成员去探究 FCTS 为什么和怎样没能保证他们的安全。对于一些家庭成员而言,这个过程开始于警察在死亡现场的提问(Aguirre 和 Slater,2010;Parrish 和 Tunkle,2005)。Linn-Gust(2001)指出"父母对家庭成员的安全感到害怕;兄弟姐妹也悄悄地担心'他们也会死自杀'"(p.120)。家庭成员通常关心的是自杀是一个理性还是非理性的选择,虽然这样也几乎没有减轻死者所遭受痛苦的可怕认知(Shneidman,2001)。

许多家庭中因自杀而丧亲者发现这种对亲属的关怀、信任和家庭亲密度的打击让人十分地痛苦,也阻碍了他们调动自身自然资源的能力、复原能力和应对能力。

一个被爱的成员如此极端地、出人意料地离开这个家庭，激起家庭成员们质疑他们能否提供更好的关怀来避免自杀的发生（Jordan，2011；LinnGust，2001，2010；Parrish 和 Tunkle，2005）。几乎不可避免地，家庭的一种内疚感和责任感出现了。在"三重模式的自杀居丧"中（Sands，2009；Sands，2011），Sands 解释了这个探究过程包括"穿着死者的鞋走"，确定治疗是怎样促进家庭的修复和恢复，以及通过叙事重构过程帮助其发展出与死者适应性的关系（Neimeyer 和 Sands，2011；Sands，2009；Sands 等，2011）。

当自杀发生时，这个家庭单位通常是在紧张时期安慰和关心家庭成员们的主要来源，也经常在履行这些职能时受到危害。一个丧亲的姐姐回忆说："家里的每个人都环顾四周，并责备着他们自己或家里的其他人"（Sands，2008）。一个居丧的母亲哀叹道："我将一直寻找我能做的事情去拯救他"（Sands，2008）。这些负罪感和责任感的反应，或许意味着责备和羞愧的原因，侵蚀了 FCTS 并孤立了家庭成员们（Neimeyer 和 Sands，2011；Neimeyer 等，2002）。Linn-Gust（2001）指出家庭成员们彼此疏远，"试图使自己免于遭受内疚感和自责感的折磨"（p.121）。Nadeau(1998) 观察到当家人们将这死亡认定为可以预防的，他们的能量易于在这个问题上耗尽，也往往危害了适应性的家庭哀伤进程。

当自杀引出了心理健康问题时，家庭不仅试图了解这个选择是理性的还是非理性的，还试图了解这次的死亡是如何以及为什么发生在这个特定的时刻（Rappaport，2009）。同时，作为不幸的家庭成员们还在探究他们在这次死亡中的角色，他们也质疑这违背了 FCTS 中我们关心的人不会将生命置于危险之中的假设。

自杀可以被构建为信任的危害，家庭成员们努力在被他们所爱之人背叛、拒绝、抛弃的体验中寻找意义（DePrince 和 Freyd，2002；Rynearson，2001；Sands 和 Tennant，2010；Wertheimer，1991）。这可以总结在一个居丧儿童的问题里，"他为什么要这样对我们？"（Sands，2010，p.14）。信任和关怀的家庭基本观念所受的创伤性打击，与顽固的负性哀伤影响、家庭的崩溃、意义建构过程的破碎、受损的家庭沟通和社会历程有关（Cerel 等，2008；Janoff Bullman，1992；Lohan 和 Murphy，2002；Murphy，1996；Neimeyer，2000；Riches 和 Dawson，2000）。

自杀后的家庭沟通和社会历程

FCTS 是通过家庭成员们对意义建构的沟通来发展和维持的。公开的叙述和隐藏的家庭自我烙印——内疚感、责任感和自责感——进一步加剧了大家庭、朋友网络和社区中真实的或感知到的负面回应。毫无疑问地，这些网络也将许多的家庭成员们描述为安慰和支持的主要来源（McMenamy，Jordan 和 Mitchell，2008）。无论如何，居丧的家属们可能将不一致或茫然的反应解释为责备和拒绝，从而感到羞愧、内疚和被大家庭和社区责备的感觉（Barlow 和 Morrison，2002；McMenamy 等，2008）。有研究在这些受曲解的、减少的和沉默的家庭沟通问题上注意到了流动效应（Cerel 等，2008；Kaslow 等，2011）。Feigelman、Gorman 和 Jordan（2009）发现，那些因自杀而丧生的人经历了三种关键的特征模式：①"沉默之墙"；②"关怀兴趣的缺乏"；③"无用的建议"（p.603）。经研究证实，尽管教育增加了社会关于自杀的认识，但对自杀的耻辱感和消极态度仍在社区内外持续存在，从而增加了因自杀而居丧的强度和复杂性（Barlow 和 Morrison，2002；Cerel 等，2008；Feigelman 等，2009；Jordan，2011；McMenamy 等，2008）。

Hedtke 和 Winslade（2004）写过关于语言所处的社会 - 文化语境，解释了哀伤的语言充满了历史和社会文化的叙述。关于自杀的社会评论通常是负面的，这就抑制了哀伤的表达和恰当的反应。自杀者的"关于涉及幸存者的明确社会规范的缺失"（Feigelman 等，2009，p.606），可以限制人们对提供支持的信心（Doka，2002）。Range（1998）评论说，"当人们误解了居丧的体验时，他们支持性的尝试可能是不合适的或者有害的"（p.215），从而导致那些居丧者减少了社交互动。被感知的社区耻辱感往往会减少家庭的求助行为（Aguirre 和 Slater，2010；Cerel 等，2008；Jordan，2001，2011；Provini，Everett 和 Pfeffer，2000）。一个因父亲自杀的居丧儿童表达了她对社区谴责的认识："我宁愿他死于心脏病发作，因为它比自杀更容易被理解……他这样做让我在别人面前感到有些难堪"（Sands，2010，p.16）。这种社会谴责也可以导致居丧者不开口谈论其死亡情形（Range，1998）。Walsh 和 McGoldrick（1995）注意到了当谈话有关自杀时人们安静下来，这对 FCTS 有着不利的影响。

家庭成员也可能对社会所不能接受的哀伤反应如安慰、愤怒、责任感或信任的背叛和被遗弃的问题，感到不适与混乱。此外，侵入性死亡创伤的描述可能在有关死者濒死时所遭受的痛苦、死亡是否迅速地发生或他们在濒死时是否改变主意的关注点的伪装下显露。鉴于这些话题的困难性，沟通随之减少，留下了沉重的沉默。家庭成员们也设法保护他人避免听到这些谈话（Kaslow 和 Gilman，2004），有时害怕谈论自杀可能将自杀的想法植入另一个人（Linn Gust，2001）。这些信念增加了家庭中的压力和高警觉性（Linn-Gust，2001）。例如，一个因自杀而居丧的女儿评论道："我一直在思考自杀……并担心我的姐妹们一定也在想它……但我却不能问她们"（Sands，2008）。

家庭评估和文化思考

对于那些因自杀而居丧的人们来说，值得用评估筛查去辨别任何复杂的哀伤风险（也称为长期的哀伤障碍）、创伤综合征、自杀思维，以及其他的精神健康问题（Jordan，2008，2011；Kaslow 和 Gilman，2004；Parrish 和 Tunkle，2005）。事后干预提供了各种各样的服务、支持、信息以及选择，它是一种支持居丧者的自杀事件后的干预。鉴于家庭的社会文化、宗教或精神信仰、沟通方式或其他复杂的家庭关系，家庭治疗可能不是一个舒适的体验。例如说，当涉及精神健康问题时，个人咨询可能更受偏爱（Jordan，2008，2011；Linn-Gust，2010）。此外，McMenamy等（2008）指出了不同服务的适用范围，并警告不要用"一刀切"的办法（p.385）。Kissane 和 Lichtenthal（2008）建议对具有低凝聚性和低表达性，或高冲突性的家庭进行长期治疗。

评估还可以确认家庭的社会 - 文化、宗教和精神层面，它使得联结家庭与相适应的宗教和文化社区的资源变得有价值。例如，澳大利亚有大量的移民和难民家庭对累积的哀伤、创伤和耗尽的关系系统和资源呈现出特别的关注。一些澳大利亚土著人群和托雷斯海峡岛民有反对说死者的名字或谈论家庭哀伤的文化禁忌，特别是当死因是自杀时。此外，警方为死因调查拍摄死者照片又增加了一层痛苦。重要的是，Wingard（2001）已经注意到作为殖民化的结果，澳大利亚原住民社区中累积的代际的和未被了解的历史性哀伤和创伤是怎样使家庭和社区的哀伤过程陷入持续的沉默中。

家庭治疗如何帮助自杀居丧的家庭？

当自杀发生时，家庭成员可能会体验到失去介入感和控制感，这种感受还常常在医疗、警察和死因调查过程中加强。属于死者的个人物品被拿去调查，警察和死者的家人、朋友面谈，并且葬礼不得不等待法医完成尸检程序后再举行（Rynearson，2001）。对于那些需要在死后 24 小时以内下葬的宗教团体而言，这可能更加让人感到痛苦不安。

家庭治疗可以为家庭提供解决一系列复杂问题的支持，包括遗弃、内疚感、责任、责备、耻辱、自尊的降低、愤怒、关系退缩和强烈的对死亡意义的探求（Jordan，2001；Linn-Gust，2001；Neimeyer 和 Sands，2011；Wertheimer，1991）。在 FCTS 中，用光穿过水晶棱镜，并观察光如何折射成几种颜色的观念有助于解释每个家庭成员对治愈、恢复和重塑所作贡献的价值。

心理教育可以通过提供一种沟通哀伤感受的语言使家庭正常化和增加对哀伤的理解（Kaslow 等，2011）。此外，心理教育还可以通过给予家庭对话、治疗师介绍的例子和隐喻故事、创意性戏剧活动、表达性艺术干预、小册子、书籍、DVD 和电影进行（Sands，2013）。使用视觉图像、制订方案、戏剧治疗、表达性艺术品、诗歌、故事、杂志和书法等恢复复原力的干预措施可用于促进对个人和家庭复原力的风格、资源和过去应对策略的探索和识别（Sands，2013）。治疗可以鼓励家庭成员获得大家庭和社交网络系统中的资源，从而减少他们的孤立感，并帮助其预防自杀（Aguirre 和 Slater，2010）。治疗师可以教授家庭成员如何以增加恰当反应可能性的方式，与其他人交流他们的哀伤。

家庭地图式干预可以在直系亲属和大家庭两者中采用对家庭成员反应的选择性理解（Sands，2013）。实际解决问题的战略是至关重要的，并且以解决为重点的、促进应对实际和情绪问题的复原力的方案可以帮助家庭应对自杀（de Castro 和 Guterman，2008）。治疗可以帮助家庭发展反思、认知、情感和行为功能，以促进灵活、开放的沟通来挑战并解构外部和内部的消极叙事。研究证实了以家庭为基础的行为认知方案对那些自杀居丧者，用以减少不适性的哀伤反应和预防复杂性哀伤的可能性特别有效（de Groot，Neeleman，van der Meer 和 Burger，2010）。

家人们经常从一个固定的角度讲述创伤的故事。治疗可以帮助他们获得选择性的解释来深化理解。当创伤的情感体验更为强烈时，治疗师应教家人们如何安慰、抚慰彼此，促进更大的相互支持（Levine，1997；Totton，2003）。在几个家庭成员看来，治疗师可能使用了几个代表性的系统将躯体的、感觉的和认知的反应最终融入了一个更完整的画面（Neimeyer 和 Sands，2011；Totton，2003）。叙事方法适用于那些治疗师帮助将资料重构有意义的叙述的家庭（de Castro 和 Guterman，2008；Neimeyer，2000；Sands 等，2011；Walter，1996）。当与死者的关系已经有冲突、疏远或矛盾时，丧亲者可能需要帮助以通过哀伤辅导来修复这种关系（Neimeyer 和 Sands，2011；Sands 等，2011）。该治疗过程涉及解构与死亡相关的创伤，并发展出一个帮助家庭开始整合丧失的叙事（Neimeyer 和 Sands，2011；Sands，2012），包括潜在的创伤后成长（Calhoun 和 Tedeschi，2006；Sands 等，2011）。通过这种复述所发生的变革性转变被称为"脱鞋"（Sands 和 Tennant，2010；Sands 等，2011）。对许多人来说，成长伴随着关系的修复以及信任与爱的能力的恢复，让家人们有一个叙述过程去纪念死者的人生。纪念日的仪式可以做到这一点。

总结

随着家庭成员们假设的信念和他们亲属的关怀、信任和亲密系统的基础受到了挑战和打击，因自杀而失去家庭成员可能会使他们进入到未知的领域。整个家族经常感到内疚和责任感、高警觉性和加重的焦虑，他们彼此以妥协地给予和接受安慰、分享哀伤的方式退缩。他们努力地赋予这自我意志的死亡以意义，同时了解到家庭中信任和关心的失败感是可以消失的。家庭的身份认同感可能会不可逆转地改变。这些挑战性的问题相互影响，并在复杂性方面呈指数级增长。它们经常导致消极意义建构的死亡叙述，这进一步损害了信任和沟通，损害了家庭和死者发展出适应性关系的过程。当家庭成员被这些特别复杂的哀伤过程所需的变化所左右时，家庭治疗可以为他们提供安全感、安慰和支持。

参考文献

Aguirre, R. T., & Slater, H. (2010). Suicide postvention as suicide prevention: Improvement and expansion in the United States. *Death Studies, 34,* 529–540.

Attig, T. (2002). Questionable assumptions about assumptive worlds. In J. Kauffman (Ed.), *Loss of the assumptive world: A theory of traumatic loss* (pp. 55–68). New York: Brunner-Routledge.

Barlow, C., & Morrison, H. (2002). Survivors of suicide: Emerging counseling strategies. *Journal of Psychosocial Nursing and Mental Health, 40,* 28–40.

Boerner, K., & Heckhausen, J. (2003). To have and have not: Adaptive bereavement by transforming mental ties to the deceased. *Death Studies, 27,* 199–226.

Boscolo, L., Cecchin, G., Hoffman, L., & Penn, P. (1987). *Milan systemic family therapy: Conversations in theory and practice.* New York: Basic Books.

Brent, D. A., Moritz, G., Bridge, J., Perper, J., & Canobbio, R. (1996). Long term impact of exposure to suicide: A three-year controlled follow-up. *Journal of American Academy of Child and Adolescent Psychiatry, 35,* 646–653.

Calhoun, L., & Tedeschi, R. G. (Eds.). (2006). *Handbook of posttraumatic growth.* Mahwah, NJ: Lawrence Erlbaum.

Cerel, J., Jordan, J. R., & Duberstein, P. R. (2008). The impact of suicide on the family. *Crisis, 29,* 38–44.

Currier, J. M., Holland, J. M., & Neimeyer, R. A. (2006). Sense-making, grief, and the experience of violent loss: Toward a mediational model. *Death Studies, 30,* 403–428.

de Castro, S., & Guterman, J. T. (2008). Solution-focused therapy for families coping with suicide. *Journal of Marital and Family Therapy, 34,* 93–106.

de Groot, M., Neeleman, J., van der Meer, K., & Burger, H. (2010). The effectiveness of family-based cognitive-behavior grief therapy to prevent complicated grief in relatives of suicide victims: The mediating role of suicide ideation. *Suicide and Life-Threatening Behavior, 40,* 425–437.

Demi, A. S., & Howell, C. (1991). Hiding and healing. *Archives of Psychiatry and Nursing, 5,* 350–356.

DePrince, A. P., & Freyd, J. J. (2002). The harm of trauma: Pathological fear, shattered assumptions or betrayal? In J. Kauffman (Ed.), *Loss of the assumptive world* (pp. 71–82). New York: Taylor and Francis.

Doka, K. J. (2002). How could God? Loss and the spiritual assumptive world. In J. Kauffman (Ed.), *Loss of the assumptive world: A theory of traumatic loss* (pp. 49–54). New York: Brunner-Routledge.

Feigelman, W., Gorman, B. S., & Jordan, J. R. (2009). Stigmatization and suicide bereavement. *Death Studies, 33,* 591–608.

Granello, D. H. (2010). A suicide crisis intervention model with 25 practical strategies for implementation. *Journal of Mental Health Counseling, 32,* 218–235.

Hedtke, L., & Winslade, J. (2004). *Re-membering lives: Conversations with the dying and the bereaved.* Amityville, NY: Baywood.

Hooghe, A., Neimeyer, R. A., & Rober, P. (2011). The complexity of couple communication in bereavement: An illustrative case study. *Death Studies, 35,* 905–934.

Janoff-Bullman, R. (1992). *Shattered assumptions: Towards a new psychology of trauma.* New York: The Free Press.

Jordan, J. R. (2001). Is suicide bereavement different? A reassessment of the literature. *Suicide and Life-Threatening Behavior, 31,* 91–102.

Jordan, J. R. (2008). Bereavement after suicide. *Psychiatric Annals, 38,* 679–685.

Jordan, J. R. (2011). The principles of grief counseling with adult survivors. In J. R. Jordan & J. L. McIntosh (Eds.), *Grief after suicide* (pp. 179–223). New York: Routledge.

Kaslow, N. J., & Gilman, A. S. (2004). Recommendations for family interventions following a suicide. *Professional Psychology: Research and Practice, 35,* 240–247.

Kaslow, N. J., Samples, T. C., Rhodes, M., & Gantt, S. (2011). A family-oriented and culturally sensitive postvention approach with suicide survivors. In J. R. Jordan & J. L. McIntosh (Eds.), *Grief after suicide* (pp. 301–323). New York: Routledge.

Kim, C. D., Seguin, M., Therrien, N., Riopel, G., Chawky, N., Lesage, A. D., & Turecki, G. (2005). Familial aggregation of suicidal behavior: A family study of male suicide completers from the general population. *American Journal of Psychiatry, 162,* 1017–1019.

Kissane, D. W., & Lichtenthal, W. G. (2008). Family focused grief therapy: From palliative care into bereavement. In M. S. Stroebe, R. O. Hansson, H. Schut, & W. Stroebe (Eds.), *Handbook of bereavement research and practice: Advances in theory and intervention* (pp. 485–510). Washington, DC: American Psychological Association.

Klass, D. (1999). *The spiritual lives of bereaved parents.* Philadelphia, PA: Brunner/Mazel.

Klass, D. (2006). Continuing conversation about continuing bonds. *Death Studies, 30,* 843–858.

Levine, P. A. (1997). *Waking the tiger healing trauma – The innate capacity to transform overwhelming experiences.* Berkeley, CA: North Atlantic Books.

Linn-Gust, M. (2001). *Do they have bad days in heaven? Surviving the suicide loss of a sibling.* Albuquerque, NM: Chellehead Works.

Linn-Gust, M. (2010). *Rocky roads: The journeys of families through suicide grief.* Albuquerque, NM: Chellehead Works.

Lohan, J. A., & Murphy, S. A. (2002). Family functioning and family typology after an adolescent or young adult's sudden violent death. *Journal of Family Nursing, 8,* 32–49.

MacKinnon, L. (1988). Openings: Using questions therapeutically. *Dulwich Centre Newsletter,* Winter, 15–18.

McMenamy, J. M., Jordan J. R., & Mitchell A. M. (2008). What do suicide survivors tell us they need? Results of a pilot study. *Suicide and Life-Threatening Behavior, 38,* 375–389.

Mitchell, A. M., Kim, M., Prigerson, H. G., & Mortimer, M. K. (2005). Complicated grief and suicidal ideation in adult survivors of suicide. *Suicide and Life-Threatening Behavior, 35,* 498–506.

Moules, N. J., Simonson, K., Prins, M., Angus, P., & Bell, J. M. (2004). Making room for grief: Walking backwards and living forward. *Nursing Inquiry, 11,* 99–107.

Murphy, S. A. (1996). Parent bereavement stress and preventive intervention following the violent deaths of adolescent or young adult children. *Death Studies, 20,* 441–452.

Nadeau, J. W. (1998). *Families making sense of death.* Thousand Oaks, CA: Sage.

Neimeyer R. A. (2000). Searching for the meaning of meaning: Grief therapy and the process of reconstruction. *Death Studies, 24,* 541–558.

Neimeyer, R. A., Baldwin, S. A., & Gillies, J. (2006). Continuing bonds and reconstructing meaning: Mitigating complications in bereavement. *Death Studies, 30,* 715–738.

Neimeyer, R. A., Botello, L., Herrero, O., Pacheco, M., Figueras, S., & Werner-Wilder, L. A. (2002). The meaning of your absence: Traumatic loss and narrative reconstruction. In J. Kauffman (Ed.), *Loss of the assumptive world: A theory of traumatic loss* (pp. 31–47). New York: Brunner-Routledge.

Neimeyer, R. A., & Sands, D. C. (2011). Meaning reconstruction and bereavement: From principles to practice. In R. A. Neimeyer, D. L. Harris, H. R. Winokuer, & G. F. Thornton (Eds.), *Grief and bereavement in contemporary society: Bridging research and practice* (pp. 9–22). New York: Routledge.

O'Brien, C., & Bruggen, P. (1985). Our personal and professional lives: Learning positive connotation and circular questioning, *Family Process, 24,* 311–322.

Ogden, P., Minton, K., & Pain, C. (2006). *Trauma and the body: A sensorimotor approach to psychotherapy.* New York: W. W. Norton.

Parrish, M., & Tunkle, J. (2005). Clinical challenges following an adolescent's death by suicide: Bereavement issues faced by family, friends, schools, and clinicians. *Clinical Social Work Journal, 33,* 81–102.

Provini, C., Everett, J., & Pfeffer, C. (2000). Adults mourning suicide: Self-reported concerns about bereavement, needs for assistance, and help-seeking behavior. *Death Studies, 24,* 1–19.

Range, L. (1998). When a loss is due to suicide: Unique aspects of bereavement. In J. H. Harvey (Ed.), *Perspectives of loss: A sourcebook* (pp. 213–220). Philadelphia, PA: Brunner/Mazel.

Rappaport, N. (2009). *In her wake: A child psychiatrist explores the mystery of her mother's suicide.* Basic Books: New York.

Riches, G., & Dawson, P. (2000). *An intimate loneliness: Supporting bereaved parents and siblings.* Buckingham, UK: Open University Press.

Runeson, B., & Asberg, M. (2003). Family history of suicide among suicide victims. *American Journal of Psychiatry, 160,* 1525–1526.

Rynearson, E. K. (2001). *Retelling violent death.* Philadelphia, PA: Brunner-Routledge.

Sandler, I. N., Wolchik, S. A., Ayers, T. S., Tein, J. Y., Coxe, S., & Chow, W. (2008). Linking theory and intervention to promote resilience in parentally bereaved. In M. S. Stroebe, R. O. Hansson, H. Schut, & W. Stroebe (Eds.), *Handbook of bereavement research and practice: Advances in theory and intervention* (pp. 531–550). Washington, DC: American Psychological Association.

Sands, D., & Tennant, M. (2010). Transformative learning in the context of suicide bereavement. *Adult Education Quarterly, 60,* 99–121.

Sands, D. C. (2008). *A study of suicide grief: Meaning making and the griever's relational world.* Unpublished doctoral thesis, University of Technology, Sydney, Australia. Retrieved from http://utsescholarship.lib.uts.edu.au/iresearch/scholarship-works/handle2100/777

Sands, D. C. (2009). A tripartite model of suicide grief: Meaning-making and the relationship with the deceased. *Grief Matters: The Australian Journal of Grief and Bereavement, 12,* 10–17.

Sands, D. C. (2010). *Red chocolate elephants: For children bereaved by suicide.* Sydney, Australia: Karridale.

Sands, D. C. (2012). The body of trust. In R. A. Neimeyer (Ed.), *Grief therapy: Creative strategies for counseling the bereaved.* New York: Routledge.

Sands, D. C. (2013). Restoring the heartbeat of hope following suicide. In B. Thompson & R. A. Neimeyer (Eds.), *Grief and the expressive arts: Practices for creating meaning.* New York: Routledge.

Sands, D. C., Jordan, J. R., & Neimeyer, R. A. (2011). The meanings of suicide: A narrative approach to healing. In J. R. Jordan & J. L. McIntosh (Eds.), *Grief after suicide* (pp. 249–282). New York: Routledge.

Shneidman, E. S. (2001). Introduction. In E. S. Shneidman (Ed.), *Comprehending suicide: Landmarks in 20th-century suicidology* (pp. 3–9). Washington, DC: American Psychological Association.

Totton, N. (2003). *Body psychotherapy: An introduction.* Philadelphia, PA: Open University Press.

Walsh, F., & McGoldrick, M. (1995). Loss and the family: A systematic perspective. In F. Walsh & M. McGoldrick (Eds.), *Living beyond loss: Death in the family* (pp. 1–29). New York: W. W. Norton.

Walter, T. (1996). A new model of grief: Bereavement and biography. *Mortality, 1*, 7–25.

Wertheimer, A. (1991). *A special scar: The experiences of people bereaved by suicide.* London: Routledge.

Wingard, B. (2001). Grief: Remember, reflect, reveal. In B. Wingard & J. Lester (Eds.), *Telling our stories in ways that make us stronger* (pp. 45–55). Adelaide, South Australia: Dulwich Centre Publications.

12 模糊丧失的未解决的哀伤的家庭治疗

Pauline Boss，*Carla M. Dahl*

家庭常常都会经历一种无法解决的丧失，叫做"模糊丧失"。他们本身没有过错，但他们的哀伤过程被冻结，一直得不到解决，有时会跟随他们一生。这种特殊的丧失最初是 Boss 发现的，他通过对身体或精神上失去成员的家庭进行研究发现的，后来将这种特殊的丧失介绍给家庭治疗师（Boss，1999，2006；Boss 和 Greenberg，1984）和公众（Boss，2011）。在本章我们将回顾对家庭治疗师而言模糊丧失的概念，确定其对家庭系统的影响，并展示广泛应用的治疗和干预指南。最后，我们关注治疗师本人，因为，为了能有效帮助遭遇模糊丧失的家庭，我们作为治疗师必须首先增强我们自身对不确定性的容忍度。

模糊丧失的性质

模糊丧失是家庭尚不清楚的丧失。没有对丧失的官方确认，也没有什么支持的仪式，因此也没有解决或结束的可能性。在两种类型的模糊丧失中，第一种是家庭成员在身体上失踪，但保持心理上存在：失踪的家庭成员下落不明，生死的状态没有明确证据。例如 2001 年 9 月 11 日的恐怖袭击事件，近 3 000 人消失了，许多人未见尸体。今天，在世界各地，依旧有人因为恐怖主义袭击、战争或是海难失踪。在第二种模糊丧失中，家庭成员在心理上缺席，但在身体上仍然存在。如患有阿尔茨海默病或其他痴呆、昏迷、创伤性脑损伤、孤独症、抑郁症或其他慢性精神疾病和成瘾的家庭成员（图 12.1）。

这两种类型的模糊丧失可能在一个家庭同时发生——例如，一个女人同时因为海难中失踪的丈夫和患有痴呆症的母亲而受到折磨（Boss 和 Carnes，2012）。在本章中，我们会用这两种例子来阐述模糊丧失对家庭造成的无休止的悲伤。

将模糊丧失与未解决的哀伤联系起来

无论是身体上还是心理上的模糊丧失，通常家庭都不会安排为居丧者提供安慰和支持的仪式。他们没有社区的支持，孤独地遭受痛苦。那些与失去的人紧密相连的人被夹在中间，他们的哀伤被阻断，因为人们"可能"会说："没有人死啊"。故而他们的哀伤因为丧失持续无法确定而一直得不到解决。

模糊丧失
两种类型

没说再见就离开	说了再见却没走
躯体缺失	躯体还在
伴有	伴有
心理还在	心理缺失

家人只是生理上缺失，但在精神层面上还存在，没有尸体可以埋葬，也没有确认的结局。

如，战争和恐怖袭击、失踪和绑架、天灾人祸、海上失踪，以及更常见的情况——以迁居、离婚或是收养离开

躯体层面依旧存在，但是意识和记忆都丧失了。

如，阿尔茨海默病等痴呆症、抑郁、孤独症、上瘾以及更常见的情况——无法释怀的哀伤、思乡

图 12.1　两种模糊丧失的类型

为什么要做家庭治疗？

　　由于模糊丧失是一种人际关系的损失，家庭治疗就成为一种选择。虽然可能有个体的症状，但并不是某个个体的障碍。问题是系统性的；家庭中的每个人都会在某种程度上受到影响。虽然系统观点在有家庭成员去世时也是有效的，但是经历模糊丧失的家庭要面对更多的失去、迷茫和误解，甚至还会与社会隔离。个体治疗当然可以帮助正在承受模糊丧失的人，但是通过基于家庭或社区的治疗和干预，最容易实现持久复原力的建立。这是因为那些患有模糊丧失的患者需要与家人、同伴或朋友——换句话说，他们所爱的人或能够有联系的人进行关系治疗或干预，因此他们不会感到孤独。理想的治疗是在家庭和社会系统内加深联系的体验，因为这些关系在治疗结束后还会继续。作为家庭治疗师，我们的任务是为家庭成员搭建平台，以加强新的和持久的人际关系。相较于配偶、兄弟姐妹、其他亲戚、朋友和邻居，治疗师在家庭中的角色是暂时的。

　　未解决的模糊丧失的波纹效应会使家庭系统和在其中的个体被禁锢。家庭作为一个团队不知道该做什么或做出什么决定。他们不能永久地调整家庭构造，因为丧失可能不是永久的；失去的人员可能会恢复或返回。家庭成员可能要过早地独立应对失去的人员，考虑他们死亡；或者另一个极端情况，他们甚至可以否认出了问题。但这些作法都没有用。带着这样的丧失，生活会一直徘徊在中间地带。治疗目标是使家庭系统再次进入正轨，尽管模糊状态会一直持续。

在没有明确的事实信息的情况下，每个个体的看法不同是很自然的。但为了整个家庭系统的正常运转，应当求同存异，这样他们才能作为一个团队向不确定的未来前进。对于所爱之人发生了什么，他们可能永远达不成一致，但对于如何前进，他们需要达成一致，而不是让这些谜一般的事分裂他们的家庭。

当为丧失贴上标签之后，我们作为家庭治疗师的第一项任务是防止家庭出现裂痕或崩坏。我们要尽早告诉家庭成员们："你所经历的是模糊丧失——最困难的丧失之一，因为缺乏信息，家庭成员可能对发生的事情不能达成一致。你们现在对目前的情况看法不一是可以接受的。"我们在一次会议期间会多次重复这句话，因为这给了家庭成员可以意见不一致的许可。神奇的是，这句话可以使得家庭镇静下来。

当我们把他们在如何看待他们的丧失和未来该做什么的意见有分歧正常化时，我们降低了家庭的冲突，并增加了他们对他人不同的看法的容忍度。通过早期阻止家庭分裂，我们强化了家庭的自然复原力——这是必要的，因为很可能他们的丧失状态即使不是持续一生，也将长时间保持不明确。

心理层面的家庭

有时候，集合起一个人的生物学上的家庭来进行治疗是不可能的，所以对我们来说，家庭的定义不限于法律或生物方面（Boss，1992，1999，2006；Dahl 和 Boss，2005）。由于就业、迁徙、移民或分裂等因素导致的高流动性，人们需要一个"心理家庭"———一群志同道合的人，他们共同分享历史和未来。他们通常有着类似的经历。例如，假设我们正在对陷入昏迷的孩子的父母，或是被绑架的孩子的父母做治疗，我们必须及早确定"谁是心理家庭成员"，以便引导他们的支持系统进入治疗中。该系统可以是大家族亲戚，但通常他会是朋友、邻居、同事或崇拜者，甚至宠物。或者它也可以是象征性的，像一个神或祖先的存在。当人们要求治疗时，我们要求他们把所有他们认为会是"心理家庭成员"的人带到身边。我们来帮助来访者确认谁应该是他们的家庭成员是不现实的。

模糊丧失对家庭系统的影响

当我们所爱之人经历模糊丧失时，模糊的、不完整的信息阻止了家庭正面应对和哀伤的过程。决定被延迟，哀伤被冻结，冲突爆发，关系处于僵持的局面。家庭的传统庆祝和仪式可能会被取消，因为在失踪的亲人缺席的情况下享受生活让家庭成员感到内疚，或对玩乐失去兴趣。代际之间的冲突可能会增加，因为他们对于失去的人是否是永远地失去了不能达成统一的意见。在混乱中，有效的沟通减少，当有人站在任何一方时，三角关系可能出现。

虽然影响是系统性的，但每个单独个体也可能发展出个别症状。抑郁、焦虑、矛盾心理、内疚、物质滥用、自杀意念、疏于自我照顾以及与压力有关的疾病在模糊丧失的情况下很常见。然而，诊断手册认为病理性的反应可能是个体面对异常类型的丧失的正常反应。当心理上的意义受阻时，通常也会出现行为适应不良。大多数情况下，随着模糊丧失而来的是普遍的悲伤。

为了帮助确定丧失的程度，我们要求家属在他人面前告诉我们他们对于丧失的看法。通常，除了失踪的人员，他们还列出了以下几点。

- 失去了我所爱之人。
- 失去对我和他的未来的确定性。
- 失去对我和所爱之人的生命的控制。
- 失去了所爱之人和我的梦想。
- 失去了为我的家人带来美好未来的希望。
- 丢失了我的身份：如果我丈夫失踪，我还是妻子吗？如果我像父母一样照顾我患有痴呆症的父母，我还是一个儿子或者女儿吗？

一旦我们确定了这种无形的丧失和关系的不确定性，我们就开始理解其影响的复杂性了。

虽然失去亲人后悲伤是不可避免的，但抑郁不是。一些专业人士倾向于"适应障碍"或"人际关系问题"这些更良性的诊断，而不是使用"抑郁症"这个词。最重要的是，我们不应该对家庭成员进行病态化的诊断，因为这种情况不是他们的错。如果必须给出临床抑郁症的诊断，应该向患者解释说明。并不是所有人都对这种诊断感到消极，但是大多数人都厌恶被贴上"病"的标签，这使得他们感到自己很弱，从而侵蚀了他们的信心。

在代际之间，模糊丧失留下的悲伤让人刻骨铭心。很多居丧中的人带着模糊丧失遗留的问题，这可能是由于政治种族灭绝、海啸、地震、飞机失事、海难，当然还有战争（在战争中很多士兵失踪）。Diane Campbell 是一名飞行员的妻子，她的丈夫在 1969 年越南战争期间失踪，她写道："哀悼了人生中所有的伤心事，但唯独 Clyde 的死我没有哀悼。没有一个确切消息来确定 Clyde 真的死了，哀悼他就好像是我背叛了他，是我自己给他判了死刑"（D. Campbell，personal communication，2012.9.26）。

43 年以后，她收到他死亡的证据后写道：

一旦死亡证明到来，对他死亡的哀悼接踵而至，但更温和、更无害……不，确切地说应该是仁慈，比我过去那么多年来经历的都要更加仁慈。于我而言，并不是缺乏哀悼的能力，而是没有哀悼的自由和权力，直到事情水落石出。而有些人永远都得不到他们的确切的证据，我对此感同身受。

当我知道没有看得见摸得着的直接证据，如 DNA，证明这些遗骸遗物是我丈夫，我的怀疑慢慢消失，直到最后在埋葬时，对于失去一生挚爱的人该有的"正常"的悲伤才开始袭来。这 43 年来哀伤一直存在，但我相信，模糊丧失的发生会引发自我分裂的哀伤。过往的生活中，我身体中的一部分一直在守候，等着他回家，而另一部分确定地知道他不会回来，因此我知道活着的美好，因为这是我的期望。我们希望在生与死之间什么都没有，要么是活着，要么就是死去了。（D. Campbell，personal communication，September 26，2012）

像 Diane 那样，那些遭受模糊丧失的人仍然可以有好的生活。他们教会我们，我们作为专业人士必须有更多的耐心来应对这种独特的丧失。模糊丧失本身使哀伤复杂化。特别是躯体模糊丧失，当没有尸体可以埋葬的时候，怀疑就是持续的。随着后代继续与下落不明的遗体斗争，焦虑可能伴随终身甚至更长的时间，后代们会继续因为这些不明的事情而饱受折磨。这就是为什么支持性哀伤治疗不充分的原因。

我们需要的，替代传统哀伤治疗的方法需要增加以下特点：①一个家庭在死亡证据出现之前就可以尽情哀伤的自由；②家庭（和治疗师）的忍耐力能够简单地保留这些模糊的部分。在一个重视解决方案的文化中，这两者都不容易实现，但我们必须努力实现这些目标，在任何文化中，模糊丧失都会产生让人痛苦的后果。

矛盾的思考

对于带着模糊丧失生活的家庭来说，同时拥有两个相反的想法成为有复原力的必要工具。以下是"双向"思维的例子。

- 我爱的人既在身边也走了。
- 我可以留下来也可以选择放手。
- 拥抱矛盾，而不是与之相抵触——痛并快乐着。
- 我是在遭受丧失，但也发现了新的向前的生活机会。

一旦我们为家庭提供了一两个范例，他们就可以快速识别自己。因此，"双向"思维成为整个治疗过程中家庭和治疗师的核心工具。

模糊丧失家庭治疗的六项主要指导原则

我们首先解释为什么我们提出治疗模糊丧失的指导原则，而不是具体治疗策略的手册。首先，经历模糊丧失的家庭来自不同的文化和信仰系统，因此具体的策略不会普遍适用。其次，我们参与模糊丧失工作的成员来自不同的学科，目标不同，所以我们每个人都需要适应我们的学科和专业工作，同时还要根据家庭的文化、发展阶段和丧失类型来修改治疗方案。因此，我们不是按规定设立策略，而是提供易于适应每个家庭治疗的指导方针。这些指导方针是在实验研究、临床经验和现场测试的基础上制定的（详见 Boss，1999，2004，2006；Boss，Beaulieu，Wieling，Turner 和 LaCruz，2003）。治疗师不应该按部就班地，像使用食谱那样直线式地使用指导原则，而应灵活地根据专家意见和家庭需求来灵活地使用。

1. 寻找意义

经历模糊丧失的家庭可能无法理解丧失，但复原力要求他们必须在这种丧失中找到意义。命名这个问题是寻找意义的一部分，正如与其他正在经历模糊丧失的家庭成员交谈、评估精神资源、练习家庭仪式，以及接受矛盾的双向事实时。让家人开始注意到矛盾的时候，很有效力的一系列问答是：你失去了什么？你还有什么？你获得了什么？由于孤立、保密、殉难或者对发现新意义的阻碍的指责，人与人之间建立新的人际关系就变得重要起来。因此，基于家庭和社区的治疗方法是帮助模糊丧失家庭找到新的意义的理想选择（见 Boss，2006，第 4 章）。

2. 掌控要适度

在重视征服和控制的文化中，家庭更想要接受封闭式的答案，他们要么直接否认失去，要么直接当做这个人已经死了。第二个指导方针就是要缓和这种控制欲及相应的对绝对确定性的渴望。完美主义（相信一个人可以而且应该做一切）和被动（相信一个人也可以且应该什么都不做）是这种掌控欲的极端体现。治疗师必须为家庭指出过去和现在有弹性的地方，尽管有模糊和不确定存在，家人们也能生活得很好。家庭中如果有人能意识到"人们不会总是控制事情的发生，所以，应该通过控制来权衡自己的接受能力"这一事实，那这将会很有帮助。虽然复原力强的人总能找到办法掌控他们大部分的生活，但他们也知道事情并不会总是按照他们的想法发展，世界并不总是一个公平和安全的地方。家庭从倾听自己家庭的复原故事中获得力量，并且知道在好人的和勤奋的人身上也会发生不好的事情（见 Boss，2006，第 5 章）。

虽然在大多数情况下掌控力度要适中，但有时家庭成员的掌握力度必须增加，而不是降低。例如，在女性地位、力量相对较低的地方，失去丈夫的妻子（寡妇）可能需要更多的权力或者说掌控力（而不是更少），才能维持正常的社会功能（Robins，2010，2013）。

3. 身份的重建

随着家庭重新界定其支持系统（包括前面所述的"心理家庭"），他们很可能会发现有必要重新商量家庭成员的角色和边界。确认家庭系统有支持性的成员，并与其保持紧密联系，这将为个人及其人际关系发展新的认同感提供重要的帮助。确定家庭中"有谁"和"谁做什么"为随时都会发生变化的模糊丧失家庭提供了稳定性。与寻找意义相同，隔离和不联系阻碍了这一重要的重建任务。所以，不出所料，这样的家庭也会认为身份转变是一种异常现象，即便脱离模糊丧失者，他人的角色和经验随着时间都是可塑的（见 Boss，2006，第 6 章）。

4. 正常的矛盾

不知道所爱之人的生死，产生矛盾很正常。家庭对于丧失和模糊丧失的复杂情绪越开放包容，他们就越有可能将经验整合到他们的家庭故事中。例如，严重痴呆症导致的模糊丧失，家庭成员会希望这种痛苦的经历赶紧结束。但很快他们就会感到内疚，并希望他们的亲人继续活着。对模糊丧失不熟悉或不适应的人听到这种矛盾可能会觉得混乱，但与家庭治疗专业人士一起参与其中可能对居丧者最有效。Bowlby（1980）写道，失去亲人是人类遭受的最痛苦的经历之一，很少有人不同意。但是，当他写到关于居丧期矛盾心理的复杂性以及为降低这种焦虑而激发出的压力，他并没有提到模糊丧失。模糊丧失确实增加了人类的矛盾心理——但究其原因是社会学上的而不是精神病学上的（见 Boss，2006 年，第 7 章）。

5. 修复依恋关系

家庭成员，例如痴呆父母的成年子女或孩子离家出走的父母报告依恋关系的困惑，因为他们不知道如何与失去的人建立关系。他们的联系还在吗？父母说他们不再有情感、社会和认知上的关系。配偶说他们不再拥有像曾经那样的亲密关系。正如他们所知，依恋关系消失了。他们仍然会体验到一些关怀，让他们对这种关系感到迷惑。一个人必须理解"双向"矛盾：我的亲人既在身边也是离开的。

期待或渴望"结束"不如与模糊丧失的人维持持续的内在关系有用，维持的同时不妨大胆尝试一下在新的事业和关系上投入情感能量。我们不鼓励切断联系：在亲人下落不明的时候，忘记（甚至更糟，背叛）亲人会让人感到恐慌。当他们想要重新开始一段关系时，这种担忧会抑制他们投入自己的情感。（见 Boss，2006，第 8 章）。

6. 发现希望

尽管模糊丧失有持续存在的特性，但仍然有可能（也是重要的）寻找、发现和维持希望的途径。一些家庭学会用幽默（包括嘲笑荒谬的能力）帮助他们处理模糊丧失的无意义。一些家庭成员发现，做些正义的工作可以带来希望，特别是在与丧失有关的领域工作时。其他人发现，更新和深化自己的精神资源，可以使他们自己能够更舒适地容忍模糊，甚至庆祝悖论的存在。了解"希望并不会结束痛苦，但能让他们带着未解决的痛苦继续前行"，这对家庭来说是无比珍贵的资源。它给予了他们相信"否极泰来"的信心。

以上简要说明了 6 条指南，这 6 条指南使治疗核心得以具体化：尽管模糊丧失存在，也要寻找希望和意义感（更多细节见 Boss，2006）。有了这些指南，我们就可以系统地开展工作，去挑战"未解决的哀伤是病态的"的想法。人们知道，如果其他人和他们的感受是一样的，他们的未处理、未解决的哀伤就没有那么异常。正是这个原因，传统的哀伤疗法对模糊丧失并不会有效。代替传统疗法，我们建议用先前讨论的指南来促进辩证思维，谁也没有错，但哀伤将仍然无法解决。

治疗师技术

因为家庭和家庭不同，每个家庭遭遇的模糊丧失也不尽相同，所以我们在治疗开始时通过提问来更多地了解每个家庭对丧失、文化的认知及其相互作用的过程。传统的哀伤治疗聚焦于哀伤，我们则专注于"哀伤无能"。表 12.1 列出了在评估这些家庭时被证明是有用的一系列问题。

表 12.1　家庭治疗过程中对模糊丧失要询问的问题

对家庭感知的问题

1. 这种境遇对你来说意味着什么？你如何看看待这种丧失？
2. 家里人对这个失去的成员有不同意见吗？
3. 你还保留着逝者什么遗物吗？
4. 在这种境遇中你失去的是什么（例如，失去了家庭的梦想和计划，失去了对世界公平正义的信任等）？

有关家庭角色的问题

1. 在这次丧失中你失去了哪些家庭角色和任务？
2. 你又重新获得了什么角色和任务？
3. 你如何应对这些改变？有什么能帮助你吗？
4. 你如何看待你现在的家庭角色？
5. 对这些变化你有什么感受？有什么能帮助你吗？

有关家庭规则的问题

1. 你的家庭对待丧失、哀伤、模糊的原则是什么？现在有变化吗？
2. 在你应对丧失时，你的家庭对待种族、宗教、性别、等级、年龄的原则有没有给你带来更大的压力？
3. 你的家庭中有没有规定谁具体要做什么事？这种情况有所改变吗？
4. 你的家庭有没有联合起来指责一个成员或把工作都交给他？

有关家庭仪式的问题

1. 在这次模糊丧失前你们都有过什么家庭仪式？
2. 现在呢？
3. 你会如何重新规划你家的仪式和庆典来适应现在这种境遇？
（注意：这在模糊丧失治疗初期是个探索家庭的好主题）

有关社区支持的问题

1. 现在你将谁视为社区中的支持系统？
2. 有没有新认识的人像家人般的对你？
3. 你所在社区会为你提供精神的、娱乐的、休息的和信息的支持吗？

除了治疗师提问关键问题来探索家庭对模糊丧失的反应外，其他一些指导性原则也将有助于治疗师与这些家庭达成治疗联盟。这些原则的实用清单见表12.2。

表12.2 模糊丧失家庭治疗的实践原则和治疗要点

1. 将他们自己定义的家庭聚集起来。

2. 给家庭的问题贴上模糊丧失的标签，澄清罪魁祸首是模糊丧失而非某一个家庭成员。

3. 对关于发生了什么和要做些什么的不同观点进行正常化，告诉家庭成员他们现在对这一情况有不同的看法是可以接受的，经常重申这一点。

4. 在避免冲突的情况下，假设在家庭内部存在不止一种关于丧失的叙事，家庭成员对同一问题有不同的解释是很自然的。在早期就把差异正常化，经常减少家庭成员的纷争和疏远能够增加他们的耐心和对彼此的信任。

5. 关注意义而不是封闭。尽管模糊是决定复原力和希望的关键因素，但最终要找到丧失的意义。

6. 关注增强家庭自然的适应性。目标是在长期的模糊中变得有复原力，意味着要忍耐模糊丧失，目标不是治愈或结束模糊的状态。尽管在崇尚掌控的文化中不容易做到，但仍然是可能的（见Boss，2006，2011，2012）。

7. 认可在模糊丧失中存在矛盾，与家庭一起实践"双向"思维。

8. 挑战家庭对于在丧失后结束哀伤和时间轴的预期。在模糊丧失下没有结束，没有时间轴，模糊的状态可能永远持续下去，目标是带着模糊丧失生活。

9. 设一个"家庭赌局"，来决定是继续期待下去还是放弃，鼓励家人讨论歧义导致的各种可能情况，甚至给他们的故事构建一个结局也可以。

10. 帮助家庭在模糊丧失中坚持，而不是给模糊丧失的故事人为地去建构一个清晰的结局。

11. 作为治疗师，我们必须拓宽我们自身对模糊丧失的容忍力。这才是最大的挑战。

虽然有关家庭治疗的理论比比皆是，我们对于模糊丧失的工作重心主要放在社会建构上（Berger和Luckmann，1966；Gergen，2001）。从这个角度来看，家庭通过讲述他们创伤性丧失的故事来自愈，然后再重新建构这个故事，以便家庭更好地运作，然后向前继续生活。换句话说，他们集体对故事重新建构是在鼓励他们改变。尽管这种"通过故事治愈"被认为是后现代主义，但其实此类叙事方法起源于古代部落通过叙事的方法来治疗痛苦。叙事治疗对于经历持续的模糊丧失的家庭和社区特别有效，因为它的治疗重点是重建希望和意义，而不是找到解决方案。

挑战：发展我们对模糊和未解决的丧失的忍耐力

使用系统方法治疗模糊丧失意味着我们作为临床医生，也是家庭系统的一部分，虽然是暂时的。加入该家庭系统意味着当我们帮助这个家庭忍受模糊丧失时，我们必须也提升自己的忍耐力。虽然我们受过治愈痛苦的训练，但是我们中的大部分人都生活和工作在可掌控的环境中。因此，让我们自身与模糊丧失和平共处是不容易的。于是我们的挑战变成了：对于我们自身未解决的丧失，我们会变得比从前更正念吗？我们是否能够找到与这些丧失和解的方式，而不需要人为地去"结束"？陪伴家庭在度过这段痛苦之旅的过程中，我们始终与之共进退。再次强调一下，我们的目标不是找到答案，而是在没有答案的问题中找到意义。

丧失，无论明确还是模糊，是每个人都会遇到的事。我们通常在不知不觉间被来访者带到了他所处的居丧情境，这时我们也是在直接体会自己的丧失之痛。

这种平行过程在临床工作中是不可避免的，并且以治疗师的特定方式表现出来。例如，当一名经历多次流产和死胎的治疗师得知与自己一起工作几个月的夫妇停止生殖治疗，决定领养一个孩子的时候，相当于又重新经历了一次哀伤。他们转变了求子方法，也改变了治疗师自己对失去的孩子的感受。

因为家庭要在丧失中找到意义，所以我们作为治疗师的挑战就是构建我们自己的意义，并再三确认这个意义的来源：神圣、科学、自我效能或其组合。当我们的来访者学着锻炼他对自己欲望的控制时，我们必须做同样的事情（这种做法可能与这个行业的主流文化相悖，这个行业的主流文化就是希望从业者整合和管理）。不断修改自己在对丧失的反应中的身份需要时间和精力，而治疗师自己却缺少时间和精力来帮助自己。

同样，治疗师也必须管理自己对这些家庭的矛盾的感受。对家庭感到沮丧、不耐烦和易激惹是家庭治疗师要警惕的信号——不是说我们在帮助的专业性方面有不足之处，而是说我们治疗师作为人类，也需要照顾自己和自己的关系健康。因此，我们调整了我们之前对关系绝对明确的要求，这些关系包括我们和来访者的关系。

或许尤其是对于哀伤治疗师来说，同时在这项工作的平行过程中发展和维持希望是个挑战。一名社会工作者的妻子在伊拉克军队服役期间遭受创伤性脑损伤，他发现，与难民家属一起工作时，会越来越难以保持目标感和乐观态度。寻求自己的治疗，并与可信赖的同行群体重新建立关系，为他提供了机会来认识和处理他的模糊丧失，并制定自我照顾和自我同情的策略。他学会了带着矛盾生活，也可以与不可避免的未解决的哀伤和平共处。与这个社会工作者一样，我们个人对模糊丧失的理解增加了我们的专业效力；也让我们可以更加充分地体会我们所陪伴着的家庭的痛苦和绝望。

除了个人的丧失经验外，我们如何才能增加我们对矛盾和模糊丧失的忍耐力？如何抵制自身掌控的诱惑？我们中的一些人发现，只要在育儿时或与人合作时，简单地关注复杂的现实，这种能力就会扩大——特别是要注意在这些关系中超出我们控制的现实。其他人则尝试着故意减少控制，参与到同时需要承受和努力接受模糊丧失的活动中：捕鱼、航行、漂流、无地图徒步旅行、刺绣或在音乐或戏剧中即兴演奏。我们从 Carl Whitaker 的孙子们那里学到了，当 Carl 还有精力的时候，他会高兴地要求他们加入到他们的车里去"去迷路"（Personal communication，Spring 1995）。这些没有议程的活动，可以大大有利于让自己对突发事件妥协，减低我们对于控制的需要。我们中的一些人可能需要通过为自然发生的事情作计划来开始这个过程，这很矛盾，但有助于减少当我们没有对每个时刻都有计划时，所感受到的焦虑。

结论

如果我们作为专业人士能够确定我们自己对明确性的需要，如果我们承认我们自己的模糊丧失，那么即使碰到这种独特的丧失和哀伤，我们也可以帮助家庭生活得很好。如果我们亲身体验过，我们将更有可能专业地看待它。同情，正念的自我反思至关重要。

与经历模糊丧失的家庭并肩作战的平行过程改变了我们。我们也同样与无法解决的丧失和哀伤同行，与日常的快乐和激情共存。我们的个人和职业生活不断提醒我们，一个家庭成员的缺席或存在很少是绝对的。我们可以在不完美的关系中生活。

参考文献

Berger, P. L., & Luckmann, T. (1966). *The social construction of reality: A treatise in the sociology of knowledge* (1st ed.). Garden City, NY: Doubleday.

Boss, P. (1992). Primacy of perception in family stress theory and measurement. *Journal of Family Psychology, 6,* 113–119.

Boss, P. (1999). *Ambiguous loss: Learning to live with unresolved grief.* Cambridge, MA: Harvard University Press.

Boss, P. (2004). Ambiguous loss research, theory, and practice: Reflections after 9/11. *Journal of Marriage & Family, 66*(3), 551–566.

Boss, P. (2006). *Loss, trauma, and resilience: Therapeutic work with ambiguous loss.* New York: W. W. Norton.

Boss, P. (2011). *Loving someone who has dementia: How to find hope while coping with stress and grief.* San Francisco, CA: Jossey-Bass.

Boss, P. (2012). Resilience as tolerance for ambiguity. In D. S. Becvar (Ed.), *Handbook of family resilience* (pp. 285–297). New York: Springer.

Boss, P., Beaulieu, L., Wieling, E., Turner, W., & LaCruz, S. (2003). Healing loss, ambiguity, and trauma: A community-based intervention with families of union workers missing after the 9/11 attack in New York City. *Journal of Marital & Family Therapy, 29*(4), 455–467.

Boss, P., & Carnes, D. (2012). The myth of closure. *Family Process, 51,* 456–469.

Boss, P., & Greenberg, J. (1984). Family boundary ambiguity: A new variable in family stress theory. *Family Process, 23*(4), 535–546.

Bowlby, J. (1980). *Loss: Sadness and depression: Vol. 3. Attachment and loss series.* New York: Basic Books.

Dahl, C., & Boss, P. (2005). The use of phenomenology for family therapy research: The search for meaning. In D. Sprenkle & F. Piercy (Eds.), *Research methods in family therapy* (2nd ed., pp. 63–84). New York: Guilford Press.

Gergen, K. (2001). *Social construction in context.* London: Sage.

Robins, S. (2010). Ambiguous loss in a non-Western context: Families of the disappeared in post-conflict Nepal. *Family Relations, 59,* 253–268.

Robins, S. (2013). *Families of the missing: A test for contemporary approaches to transitional justice.* New York/London: Routledge Glasshouse.

13　围产儿丧失

无法预料的悲剧带来的持续性哀伤的发展轨迹

Nicole Alston，*Valerie R. Samuels*

> 孩子不应该会死……
> 父母总是希望看到孩子的成长并成年。
>
> ---J.H.Amold&P.B.Genma（1994，pp.iv，9）

　　失去婴儿的父母必须在瞬间完成从迎接新生命到哀悼孩子的夭折的转变。这对于待产儿父母和新生儿父母而言是一项灾难性甚至改变人生的事件。这意料之外的悲剧让新生带来的期盼和喜悦戛然而止，转而成为愤怒、震惊、困惑、内疚以及悲痛（Horchler 和 Morris，1997）。世界各地的数以千计的大规模人群研究提供了有效数据，揭示了胎儿期和围产儿丧失所引发的心理疾病的发生率。丧失发生后的数周及数月内，女性焦虑及抑郁水平更为显著，甚至会持续至下一个健康孩子出生之后（Blackmore 等，2011）。

　　围产儿丧失在全世界范围内很常见（Kersting 和 Wagner，2012），并且，它是多年来发展势头强劲的公共卫生领域的议题。尽管如此，全球每年仍有数以百万计的围产儿死亡发生，国际性的领导力量、可预见性和相关资源依然十分匮乏（Frøen等，2011）。婴儿死亡率是指一定地理区域内婴儿出生后不满周岁死亡人数同常住人口出生人数的比例，以千分比表示（MacDorman 和 Kirmeyer，2009）。在这一章节中，我们会分析围产儿丧失的本质，从跨文化的角度来探索围产儿丧失给家庭带来的悲痛产生的影响。

围产儿丧失的类型

　　由于围产儿丧失并没有一个被普遍使用的定义，而在概念上产生了一些含糊不清之处和不一致性，在婴儿体重、体长以及胎龄上都有不同的定义。根据 WHO 的定义，围产期是指怀孕第 20 周至婴儿出生后第 1 个月的时间段（DeBackere，Hill，和 Kavanaugh，2008）。然而，研究人员是从早期妊娠和晚期妊娠两个时间段来研究围产期丧失，早期妊娠是指孕后 12 周以内，而晚期妊娠则指孕 20 周后（Scotchie 和 Fritz，2006）。据病例记录，12% ~ 20% 的胎儿丧失发生在早期妊娠（Scotchie 和 Fritz，2006），不同国家的晚期妊娠胎儿死亡率有所不同，经济 - 社会发展水平较低的国家，晚期妊娠胎儿死亡率更高。但幸运的是，80%发生围产儿丧失的女性会在18个月内再次怀孕（DeBackere等，2008）。

本章节讨论围产期及婴儿死亡给家庭所带来的悲痛，我们将其分为三类：①死胎及流产；②新生儿死亡；③婴儿猝死综合征（SIDS）。接下来我们依次讨论。

死胎

妊娠20周后、分娩前，胎儿在子宫内死亡，称为死胎。医生通常会在孕期各阶段以及分娩时通过超声波检查来监测胎儿的心跳。死胎通常在子宫中就能发现。也有一些案例，胎儿死亡发生在婴儿娩出的过程中。这些分娩死胎的母亲承受了与分娩健康胎儿相同的剧痛，却不能像其他母亲一样，忘记痛苦，体会家庭迎来新成员的快乐。流产与死胎不同，流产通常发生在孕20周以前。

新生儿死亡

新生儿死亡指出生28天内的婴儿生命体征消失（Heron等，2009）。世界范围内，新生儿死亡占婴儿死亡的40%。尽管大部分案例中死亡原因是已知的，但也有一些新生儿死亡案例的原因尚不明确。母亲存在以下危险因素时新生儿死亡发生风险更高：①曾产下早产儿；②多胞胎；③有子宫或宫颈疾病（Martin等，2009）。早产儿以及存在多种先天畸形的新生儿也有更高的死亡风险。

婴儿猝死综合征

婴儿猝死综合征是指在新生儿期至1周岁内，健康的婴儿突然意外死亡。经过数十年包括尸检在内的研究，许多SIDS的原因仍不能解释。1994年，第一根蜡烛组织（First Candle Organization）、美国儿科学会（American Academy of Pediatrics）、美国国立儿童健康与人类发育研究所（National Institute of Child Health and Human Development）共同发起了"仰睡运动"（Back to Sleep），要求将婴儿置于仰卧位睡眠（不是侧卧）作为安全睡姿。因为在仰卧位时婴儿头部活动相对受限，若婴儿气道受阻，能预防气道的完全阻塞。自从"安全睡眠"倡议提出后，SIDS的发生率下降超过50%。

我们将从病因、对家庭的影响以及居丧治疗原则来分析3种死亡。

死胎

由于数量庞大，并且数据统计方式不尽相同、缺少全球通用的统计方式，死胎被认为是一种"隐性死亡"（Stanton，Lawn，Rahman，Wilczynska-Ketende和Hill，2006）。根据最近的估算，全球每年约有3 200 000例胎儿死亡（Lawn等，2009）。由于人口基数庞大，南亚死胎发生的绝对数最高，而发生率最高的为撒哈拉以南的非洲地区。近年的数据表明，高收入与低收入国家死胎发生率差异显著，前者在5‰以下，而在南亚及撒哈拉以南非洲地区则达到32‰左右（Lander，2006）。约有98%的死胎发生在中低收入国家（LMIC）（Stanton等，2006）。受到社会环境和种族因素的影响，数百万的死胎并未登记在册。死胎尚未被纳入全球卫生的议事日程当中，也未被纳入如全球健康负担或联合国千年发展目标这样的健康危机事件中（Frøen等，2011）。在英国，每年有大约4 000例死胎发生；每200个新生命中就会出现1个死胎（NHS Choices，2013）。因此在英国每天有11个孩子胎死腹中（Frøen等，2011）。而在美国，这一比例是1/160（MacDorman等，2009）。澳大利亚每天发生6例死胎，即每年多于2 000例（Frøen等，2011）。

死胎为何发生？

尽管医疗技术在不断进步，仍有将近一半的死胎无法找到确切原因，即便医生找到了可能的原因，往往也未能与父母进行有效沟通（Frøen等，2011）。对死因的未知，与父母的愤怒、挫败及哀伤交织在一起。

到目前，已知的死胎发生原因有：①胎儿无法通过胎盘获取足够营养，胎儿宫内发育迟缓；②先天畸形，包括染色体或基因异常；③胎盘早剥，胎盘后的大出血将其与子宫分离，阻断了胎儿的血供；④脐带异常，如脐带扭转或撕裂会影响血液、氧气、营养素等胎儿必需营养物质的输送；⑤母体情况，如糖尿病、高血压、肾损伤、先兆子痫等影响胎儿营养供给（Bukowski等，2011）。部分情况如胎盘早剥的发生非常突然且毫无预警，但其他情况会在一定程度上反映产检及引产过程的不当，从而增加居丧中的愤怒及抱怨情绪。

2006年，Eunice Kennedy Shriver国家儿童健康和人类发展研究所资助了美国一项大规模的多中心、前瞻性的人群研究，希望能够找出死胎在学科上的重要缺口（Bukowski等，2011）。而在全球范围，柳叶刀旗下的国际死胎指导委员会起草了《死胎：2020版》（Goldenberg等，2011）。在这一报告中，医生和教育工作者呼吁，将死胎作为一项重要议题，纳入到所有相关的国际性健康报告和健康工作中。同时，委员会要求各国制定并执行有效控制死胎发生的方案，并在他们的生命统计或其他健康监测系统中加入死胎数据的统计。更重要的是，委员会要求加强对死胎相关研究的资助（Goldenberg等，2011）。

对家庭的影响

死胎让父母期待孩子降临的梦想和希望破灭了。这种丧失会让人感觉到强烈而深刻的痛苦。短短几个月时间里，从刚得知怀孕的兴奋欣喜，到自己的身体变化，再到孩子每一次成长的活动，都会让母亲沉浸于孩子正在腹中慢慢成长的美妙想象之中，父母与孩子之间的情感联结正在悄然建立。家人们常会早早地为孩子取好名字，买一些衣服，甚至选好了托儿所。开始产前护理后，父亲会开始参加一些课程，请他们把手放在爱人的腹部，感受孩子的活动，父亲也开始兴奋地期待着这个孩子会带来怎样的未来。父母与孩子之间的关系随着孕周增大而逐步加深。这为孩子的出生和成长营造了一个安全的小家庭环境，而这种感情反映了他们的关系也会反映到大家庭当中去。这个过程中，母亲产生的感情最为强烈，父亲次之，对于其他家人来说相对较弱，因而，当发生死胎时，各家庭成员会产生不同程度的悲痛感。

产科的居丧治疗目前已经相对成熟，会充分将这个孩子当做一个独立的人来看待。理想情况下，家人会给去世的孩子取名、沐浴穿衣，家人们会抱抱孩子，会给孩子拍照片来加深对他的记忆，之后的很长时间内家人还可以回想孩子的样子。鼓励举行一些仪式，在某些信仰基督的家庭，会在命名会上举行洗礼仪式。举办葬礼是这个孩子作为家庭成员的重要象征。但家庭成员不同程度的悲痛情绪会给居丧治疗带来一定困难，往往父母还在持续哀悼孩子的离开时，其他人已经调整好准备向前看了。如果不能有预见性地处理这个问题，居丧治疗会让家庭陷入尴尬，那些悲痛相对不深、进入治疗较浅的家人可能并不认可治疗师的工作，而父母则会退缩，陷入沉默和孤独，他们的痛苦还在继续，且得不到家人的支持。

在西方国家，在对发生死胎的父母和家人的支持方面，已经取得了很多进步。尽管如此，及时回顾能让我们看到过去对这类问题的处理有多么不当，我们应在经济发展较落后地区继续这样处理这类问题。

案例

Debra 是一个 15 岁的非裔美国人，当她还在为已经有 8 个月的身孕而羞怯的时候，得到了灾难性的消息：她还未出生的儿子 kyle 停止了心跳，需要进行引产。几个小时的分娩后，Debra 坐在休息室里，她一边试图想清楚到底发生了什么，一边写着 Kyle 的讣告。一位护士注意到了她，讽刺地笑着说，"你这是干什么？你的孩子已经死了！"

现在 Debra 已经 61 岁了，但这无比悲痛的情绪还是会时不时袭来。Kyle 的离开让她陷入了一段饱受情感折磨的时期。他死后，Debra 离开了家人和朋友，对学习和课外活动都失去了兴趣。幸运的是，一个很有超前思维的阿姨鼓励她去接受心理治疗。精神科医师诊断她为抑郁症并给她开了抗抑郁药，尽管如此，有关 Kyle 的记忆还是折磨着她。

Kyle 死于 20 世纪 60 年代，那时围产期居丧治疗的概念尚未诞生。Debra 并不像今天西方世界中其他同样遭遇的妈妈一样，有机会能看 Kyle 的照片，她不能为他洗澡更衣，哪怕抱抱他都不可以。

Debra 对 kyle 仅有着模糊的记忆，她用自己的方式认识 Kyle："我幻想着他会有可可色的皮肤，是一个严肃的小伙子，他或许长得很强壮，成为我的保护伞。但是我永远不会知道了"。在 Kyle 死后的 45 年多里，Debra 染上了毒品，甚至一度被关进监狱。

这个案例揭示，无论是家庭还是社会，对于处理死胎带来的缺失感有多么的无力，对处理死胎发生后漫长时间里的痛苦，也同样束手无策。悲哀的是，直到今天，在某些地区，这样的情况依然普遍。父母为孩子悲痛的权利被剥夺，家人疏于对其予以同情和支持又进一步加深了他们的痛苦。现在我们明白了，对于死胎的居丧治疗应当有针对性，体现个体化差异。

信息和支持

有许多支持资源能够帮助母亲和家庭更好地应对死胎。以下是一些优质资源：

1．www.firstcandle.org（美国）

2．www.facesofloss.org（国际）

3．www.stillbirthalliance.org（国际）

4．www.stillbirthfoundation.org.au（澳大利亚）

新生儿死亡

婴儿出生的前四周最为关键，这段时间内的死亡风险比其他任何生命阶段内都要高（Lawn，Cousens，Zupan 和 Lancet，2005）。目前，在每年 800 万左右的 5 岁以下儿童死亡中，新生儿死亡占到 41%（Oestergaard 等，2011）。据相关领域医生和学者的观点，大部分新生儿时期的死亡原因都是可以预防和治疗的疾病（Oestergaard 等，2011）。为了强调这一点，联合国在 2000 年发布了千年发展目标 4（MDG4）——儿童死亡率下降 2/3。2011 年，世界卫生组织（WHO）、救助儿童会（Save the Childran）和伦敦卫生和热带医学院（the London School of Hygiene and Tropical Medicine）完成了在新生儿死亡领域最为全面的一项研究，这项研究持续了 20 年，数据来自 193 个 WHO 成员国（Oestergaard 等，2011）。虽然，结果展示了我们这些年来在死亡率控制上的进步，但我们仍需要更多的努力去实现千年发展目标 4。

多年来，减少婴儿死亡率的专项研究和资助主要针对高收入国家（HIC），尽管中低收入国家（LMIC）的问题或许更为严重。国家的分类由世界银行根据各国经济状况列出的收入水平决定。2011 年 WHO 的研究显示，大约 98% 的新生儿死亡发生在 LMIC，其中 3 100 万发生在东南亚地区，2 100 百万发生在非洲，100 万发生 HIC（Oestergaard 等，2011）。

然而，相较于 1990 年的新生儿死亡数 460 万，到 2009 年，这一数字减少至 330 万。2009 年一半以上的新生儿死亡发生在以下几个国家：印度、尼日利亚、巴基斯坦、中国和刚果。数百万孩子的死亡本可以通过简单有效的健康指导和哺乳指导来避免（Oestergaard 等，2011）

新生儿死亡：已知的死亡原因

全世界 75% 的新生儿死亡都源于以下 3 个主要原因：早产（29%）、窒息（23%），以及严重感染，例如脓毒症、肺炎（25%）（计算比例时未考虑多重因素致病）（Oestergaard 等，2011）。进一步阐述，关键因素包括以下几点：

1. 早产：孕 37 周前生产。
2. 呼吸窘迫综合征：生产过程中或出生后的呼吸问题（窒息）。
3. 脑室内出血。
4. 坏死性小肠结肠炎：肠道问题，严重的肠道感染。
5. 感染：早产儿免疫系统尚不成熟，容易发生肺炎、脓毒症、脑膜炎等感染。

社会经济条件不足的国家：落后 1 个世纪

非洲是世界上新生儿死亡率下降最慢的国家，每年仅 1%。15 个每年新生儿死亡率超过 39‰ 的国家中，包括 12 个 WHO 非洲区域国（安哥拉、布隆迪、乍得、中非共和国、刚果、赤道几内亚、几内亚、几内亚比绍、马里、毛里塔尼亚、莫桑比克、塞拉利昂）以及阿富汗、巴基斯坦、索马里。根据目前的发展速度，非洲需要超过 150 年的时间来追赶美英等国的新生儿存活率。

案例

脊柱裂是新生儿畸形的一种重要形式，其高发且在孕期无法发现。如果患儿下肢完全瘫痪，且膀胱功能和肠道功能恢复无望，则不能通过手术治疗。这时，家人能做的只是给予爱和关怀，正如医师告诉他们的，感染无法避免，接下来脑膜炎必然会发生，死亡也可以预见。与这个孩子的缘分也许仅有两三周，而且家人会眼睁睁看着他越来越虚弱。

新生儿死亡对家庭的影响

家人可能会发现，他们的担忧是由于孩子的早产，且孩子在特护病房中插满了各种监护仪，还要在温箱中接受各种治疗。这是一个充满了不确定、预示着不良结局的情境。家人们一步不离地守着孩子，为他祈祷，讨论孩子就这样开始了新生儿阶段。

新生儿死亡后带给家人的悲痛程度根本上取决于与孩子相处时间的长短和感情的深浅，感情深浅的不同显著影响着悲痛程度。

新生儿丧失所带来的不同程度的悲痛中，也会夹杂着希望，然而绝望贯穿整个居丧过程。复原力较好的家庭往往是互相支持和安慰的。而抗压能力较差的家庭会发现，累积的伤害越来越让人不堪重负，家庭中潜在的冲突越来越多，家庭关系趋于破裂。治疗团队为抗压能力较差的家庭召开一个家庭会议十分必要，能为这个家庭带来重要的支持和帮助。

婴儿猝死综合征和婴儿突然意外死亡

在美国，每年有 4 500 个婴儿毫无预兆地突然死亡，其中有 2 300 个孩子被诊断为 SIDS，大多数发生在 2 ～ 4 个月时，90% 的 SIDS 发生于 6 个月之前（First Candle Organization，2012）。

婴儿猝死综合征和婴儿突然意外死亡的原因

在发达国家，SIDS 仍然是婴儿在 1 个月至 1 岁内死亡的主要原因（Moon，Horne 和 Hauck，2007）。非裔美国人和印第安人发生婴儿猝死综合征的概率是白人的 2 ～ 3 倍（First Candle Organization，2012），且 60% 为男婴。

流行病学研究结果显示，SIDS 的主要原因有：①俯卧或侧卧睡眠；②吸烟暴露；③寝具过软；④高热；⑤遗传代谢病；⑥遗传性心脏病；⑦意外的或有目的性的窒息；⑧其他未明确原因（Moon 等，2007）。

案例

在一个有 3 个女儿的家庭中，小儿子的诞生带来了许多不一样的乐趣。早产儿体型很小，这让这些姑娘们感到好奇而有趣。爸爸为最后终于等来了一个儿子而特别骄傲。妈妈因自己为家庭带来了这个小生命而开心。在轮流给儿子喂食、换尿布、洗澡的过程中，爸爸妈妈暗自比着谁做得更好。这个小家伙迅速成为了家庭的核心。

一个早晨，妈妈突然发出尖叫，她发现儿子一动不动，身体变得冰冷。死亡来得突然而残酷，带走了这个家庭的所有欢乐。医生来了，但也不能解释死亡原因，孩子的尸体被转移到了当地的尸检办公室，需要通过验尸来找到原因。当面对"婴儿猝死综合征"这个诊断时，被夺去了孩子的妈妈、脸色苍白泪流满面的爸爸以及三个抽泣的小女孩感到无比震惊。

对于所有突然意外遭遇 SIDS 的家庭来说，这不仅仅是一个重大的生活事件，这种缺失发生在已经与新加入家庭的小生命一步步建立了更牢固、更难割舍的情感联结后。由于死因不明，家人往往会努力去理解死亡、寻找答案、责备自己。父母、孩子、祖父母、叔叔、阿姨都参与进来，但往往他们都需要先搞清楚到底发生了什么。这时，我们便能看到以家庭为中心的治疗方式的价值。这对于需要安慰和支持的人、需要了解 SIDS 是什么的人、需要去战胜对于现状的恐惧的人都很有意义。

临床治疗团队的协作也很具有挑战性。一般儿科医生是团队领导者，同时有验尸官、警察，以及一些相关的服务机构参与进来，但他们或许能提供帮助，或许会使局面更混乱。不是所有医生都经历过这样的生活事件，临床团队可能也不知道该说些什么，丧失了安慰的能力。事实上，很多人下意识地隐藏，尽量不去表达安慰之情。家人们在与丧失的痛苦作斗争时产生的孤立感和社会回避可能会给他们带来病耻感。然而，这些父母能够走出来，为其他孩子创造一个快乐而健康的童年吗？在接下来的几个月里，谁能指导他们？

家庭对于婴儿死亡的反应

　　哀伤是一种与其他情感相伴随的经历，它一般都会与痛苦结伴而来，家庭的伤痛往往更多的是相似而非不同。

　　　　　　　　　　　　　　　　—J. H. Arnold 和 P. B. Gemma（1991，p. 55）

　　父母的哀伤是一种非常广阔的感情，可能会影响到父母生活的各个方面（Arnold 和 Gemma，1991）。哀悼是一种复杂并且不断演变的人类进程，它会在不同程度上影响每一个人。围产期婴儿死亡是一种独特的伤逝类型，因为婴儿是父母这一身份中最重要的部分（Callister，2006）。通常意义上，我们会认为父母会比孩子走得早，因此孩子去世没有遵循自然发展的顺序。过去，对于如何支持这些失去孩子的父母，我们没有足够的社会认知，也缺乏信心。但为了引导和安抚居丧期的父母和家人，心理学家、社工、医生和护士已经开始进行学习，了解围产期婴儿死亡所产生的悲痛心情和它的影响。

　　Capitulo（2005）等的研究表明，围产期婴儿死亡引发的痛苦体现在躯体、心理、情感和认知等各方面。社会对于围产期婴儿死亡所带来的痛苦的认识程度是一个一直在重复的话题。Kenneth Doka 的研究认为，对这类丧亲引发的痛苦没有足够的认识是社会的问题，对围产期婴儿死亡的处理就像是对待一个宠物死亡或是胎儿流产。Doka 将这称为"被剥夺了权利"的悲痛。社会否认哀悼者"悲伤的权利"就是因为没有真正认识这种缺失。死胎、新生儿死亡以及婴儿猝死综合征常常是"被剥夺悲痛权利"的典型代表。

家庭哀伤项目的发展进程

　　40 年来关于哀伤和丧亲的研究越来越多，但围产期丧失的相关研究大部分集中在近 20 年内（Callister，2006）。理论模型已经基本成熟，从传统的"放下"式模型，向现在更强调"留住"与孩子的情感关系的模式转变（Davies，2004）。没有改变的是，关注焦点仍然在母亲。

　　另外，大多关于延长生存期的研究都是针对 1 个月以上的孩子所患的疾病。在预防婴儿肺炎、疟疾、腹泻等可通过疫苗预防的疾病上取得了非常可观的进步。也有一些母亲安全相关的项目，关注的是母亲而非她的孩子（Tinker, ten Hoope-

Bender，Azfar，Bustreo 和 Bell，2005）。国际组织开展培训活动，让地方教员对偏远农村地区的育儿师进行指导，主要针对 WHO 指定的高危地区，例如非洲多国、印度，以及巴基斯坦，主要进行常规新生儿护理、新生儿复苏，以及母乳喂养方面的培训（Carlo 等，2010）。

与此同时，多种评估围产期丧失悲伤的工具也应运而生：围产期居丧量表、围产期哀伤量表、围产期哀伤强度量表（Hutti，DePacheco 和 Smith，1998）。这些量表帮助治疗师更好地理解治疗对象的哀伤发展轨迹。

哀伤工具包

现在，世界各地的许多医疗机构和私立组织会为失去胎儿或婴儿的家长提供标准化的哀伤辅导工具包，通常包括知识手册、学术期刊，来指导照料者抚慰居丧者的伤痛。英国有一个已经规范化的方法，他们鼓励家长抱抱他们已经失去生命的孩子，合影留念并印下脚掌印。大多数家长还是希望能够好好哀悼他们的孩子，尽管这个过程会让他们产生情绪负担。父母们想牢牢记住孩子的脸，记住握着他们的小手小脚的感觉。许多家长明白，创造更多记忆很可能会延长悲伤或在今后又重新燃起悲伤，但比起他们日后看不到宝宝无从怀念时的悔意，他们愿意承受。

哀伤的性别差异

研究人员使用"哀伤的不一致性"来强调父母双方在围产期丧失的情感体验上的差异。母亲的悲伤情绪可能持续时间更长、程度更深，因为女性在情感表现上相对男性更强，也更能充分地在哀伤支持团体中表达和分享（Capitulo，2005）。而父亲的体验更多的是孤独感和分离感（Armstrong，2001）；但也有纵向研究表明，男性和女性的痛苦水平相似（Swanson，2007）。

如果父母的哀伤过程不协调，围产期丧失可能会让夫妻关系变得紧张，而如果协调一致，这种患难或许能让夫妻感情变得更深。丈夫忙于处理自己的悲痛反应时，可能很难给予妻子情感支持（Corbet-Owen，2003）。

家庭中的"被遗忘的哀悼者"

经历围产期丧失和 SIDS 时，孩子的哥哥姐姐、祖父母也会产生悲痛情绪。他们被称为"被遗忘的哀悼者"（Thomas，1998）。尽管研究证据不多，但也表明，孩子对死亡的理解在不同的年龄和认知发展阶段有很大不同。哥哥姐姐们可能会觉得自己被家人忽视排除，得不到照顾，觉得内疚和伤心。直接的情绪反应包括悲伤、挫败、失望和愤怒，远期的影响则包括一些残留的悲伤感以及无助感。

祖父母对于新生命即将到来往往非常兴奋，在孕期就与父母分享快乐，对孩子的期望值非常高。他们不仅为逝去的孩子哀悼，也为他们自己的儿女的痛苦和失望深深担忧。家人是提供支持的重要角色，而爷爷奶奶（外公外婆）的情感支持最为自然。但是，如果爷爷奶奶（外公外婆）对自己的儿媳或女婿有所埋怨，他们的行为可能会与居丧期父母的需求发生冲突。这个家庭如何作为一个整体来处理哀痛情绪成为了接下来的挑战。

哀伤的文化差异

文化是哀伤如何在情绪中表达的核心决定因素。如果夫妻的文化背景不太相同，可能会产生一些误会。但好在绝大多数文化中都对新生命非常重视，且都认为围产儿丧失是一件非常痛苦、对生命产生重大影响的事件。医生应当努力去理解多种文化下的传统和仪式；理解这种丧失对父母和家庭的意义，这非常重要。例如，在犹太文化中，生育孩子、抚育孩子是一种伟大的祝福，如果孩子在围产期不幸离开，家人会在葬礼上为孩子取名，孩子的名字将载入族谱。犹太家庭一般会为孩子取一个与安慰有关的名字。

围产期和婴儿期的死亡在非裔美国妇女中的发生率是白人妇女的两倍（Shaefer，2010）。婴儿死亡在城镇以及教育水平较低的非裔美国妇女中发生率更高（Shaefer，2010）。并且，这些妇女在清晰地表达她们的情感体验上相对困难，这很可能会导致她们产生孤立感，缺乏支持。另外，同时代的非裔的美国妈妈可能在为失去孩子深深悲痛的同时还要面临其他问题，如经济压力，他们可能面临失业，没有钱给孩子办葬礼；又如社会问题，他们或许会担心与丈夫关系的疏离。

在本土国人的文化中，包括印第安人的文化，家人在居丧时十分坚忍，常选择独自默默哀悼。相反，亚洲家庭在居丧时往往会充分表达自己的感情。Hsu 和同事的研究指出，台湾妇女在发生死胎后有很强烈的失控感，容易心烦意乱，觉得所有的梦想都破碎了，想知道自己是不是有哪里不对（Hsu，Tseng 和 Kuo，2002）。苗族文化非常看重家族世系，他们认为，孩子一旦流产，它将不能再转世到这个家庭。这与家庭成员传宗接代观念是相冲突的，而传宗接代又是敬祖传统文化的重要组成部分（Rice，1999）。

在伊斯兰文化中，如果一个穆斯林婴儿即将死去，父亲会在它的耳边吟唱Shadah，"万物非主，唯有真主"。一项关于失去婴儿的穆斯林妇女的研究证实，给孩子取名非常重要，因为他们相信，孩子和母亲在天堂终会团圆。孩子在沐浴完毕后会被裹进无缝的白色布单中，24 小时内将它埋葬。

伊朗妇女对孩子的悼念往往无声静默。她们怀孕时一般不会公开，也不会有家人讨论。因为他们害怕一旦有人谈起这让人伤感的悲剧，会为他们带来更可怕的结局（Shaefer，2010）。但在其他什叶派穆斯林国家，如伊朗的孩子在死亡 24 小时内就会举行葬礼。在第 3 天、第 7 天和第 40 天后，亲友们会来到墓地旁举行宗教仪式。服丧期间，女士会穿黑色衣服，如果换下了黑色衣物则表示她已经从哀痛中走了出来。孩子去世 1 周年的日子是亲友们最后一次正式地聚在一起回忆孩子的离开。

对墨西哥裔美国人来说，家人通常是居丧中最重要的支持力量。许多波多黎各人认为，精神支持对于延续接下来的生活非常必要，他们可能会向信仰治愈师和巫师寻求帮助。其他拉美裔人群中也有非常多样化的表现。摩门教徒，那些信仰耶稣基督后期圣徒教的人，相信家族永垂不朽，认为父母与他们早逝的孩子在来世还会团聚（Callister，2003）。基督教教义让教徒们怀抱着在来世见到孩子的希望。治疗师在面对居丧家庭时，要有非常高的文化敏感度，了解他们的风俗。治疗师要不断充实自己的知识，充分理解各民族的文化。

项目的覆盖范围

对死胎、新生儿死亡以及 SIRS 家庭的支持服务非常缺乏。尽管妇产专科医院或许能周期性地开展这类活动，但社区中有相同遭遇的家庭并不多，社区支持团体难以开展。采用家庭会议来帮助居丧家庭的方式还没有发展成熟，但丧失父母以及祖父母的需求是明确的。在提供以家庭为中心模式的支持方面，还有太多可以努力的空间。

项目的进展

在团体组织为居丧家庭提供支持时，应该仔细评估他们的项目是不是恰如其分地满足父母和家人的需求。医疗人员和其他参与者需要经过专业的居丧培训才能很好地安抚哀伤的父母。理解家庭关于居丧的想法和家庭传统上的细微文化差异非常重要。一些关键性的原则包括：确保母亲不会陷入自责，家人不会责怪母亲，父亲的家人不会将孩子的离去归咎于母亲的不祥。

有一个新领域的研究，旨在探索如何成为居丧期个体的"伙伴"。伙伴就是要教育主要参与者去帮助经历围产儿丧失的父母和家人。Alan Wolfelt 的书，《陪伴哀悼者：十一条原则》，为居丧照顾者指定了以下需要考虑的关键原则。

陪伴应尊重哀悼者的意志，不以理性主导；

陪伴应善于向他人学习，而非说教；

陪伴者应与哀悼者并肩前行，不是引领或被领导的关系；

陪伴时倾听自己的心声，随心而动，而非动脑分析；

陪伴者应分担哀悼者的痛苦，而非试图减轻痛苦。

结论

围产期或婴儿期的死亡，必然会对家庭造成影响，不仅使孩子的父母感到痛苦，也会影响孩子的哥哥姐姐，以及祖父母们，这让以家庭为中心的治疗模式显得尤为重要。但由于目前更多是对个体进行干预，在处理这样的居丧痛苦时，目前的临床项目在家庭层面做的相对较少。我们希望，临床医生能够以上述提出的概念和实例作为依据，提出更多家庭导向的问题，并以一个家庭为整体来提供支持。

参考文献

Armstrong, D. (2001). Exploring fathers' experiences of pregnancy after a prior perinatal loss. *MCN: American Journal of Maternal/Child Nursing, 26*(3), 147–153.

Arnold, J. H., & Gemma, P. B. (1991). Grief on the death of an infant. In C. A. Corr, H. Fuller, C. A. Barnickol, & D. M. Corr (Eds.), *Sudden infant death syndrome: Who can help and how* (pp. 45–56). New York: Springer.

Arnold, J. H., & Gemma, P. B. (1994). *A child dies: A portrait of family grief.* Philadelphia, PA: Charles Press.

Blackmore, E. R., Côté-Arsenault, D., Tang, W., Glover, V., Evans, J., Golding, J., & O'Connor, T. G. (2011). Previous prenatal loss as a predictor of perinatal depression and anxiety. *British Journal of Psychiatry, 198*(5), 373–378.

Bukowski, R., Carpenter, M., Conway, D., Coustan, D., Dudley, D. J., Goldenberg, R. L., & Pinar, H. (2011). Causes of death among stillbirths. *JAMA: Journal of the American Medical Association, 306*(22), 2459–2468.

Callister, L. C. (2003). A perspective from the Church of Jesus Christ of Latter-Day Saints. In M. L. Moore & M. K. Moos (Eds.), *Cultural competence in the care of childbearing families* (pp. 68–70). White Plains, NY: March of Dimes.

Callister, L. C. (2006). Perinatal loss: A family perspective. *Journal of Perinatal & Neonatal Nursing, 20*(3), 227–234.

Capitulo, K. L. (2005). Evidence for healing interventions with perinatal bereavement. *MCN: American Journal of Maternal/Child Nursing, 30*(6), 389–396.

Carlo, W. A., Goudar, S. S., Jehan, I., Chomba, E., Tshefu, A., Garces, A., . . . Derman, R. J. (2010). Newborn-care training and perinatal mortality in developing countries. *New England Journal of Medicine, 362*(7), 614–623.

Corbet-Owen, C. (2003). Women's perceptions of partner support in context of pregnancy loss(es). *South African Journal of Psychology, 32*(1), 19–27.

Davies, R. (2004). New understandings of parental grief: Literature review. *Journal of Advanced Nursing, 46*(5), 506–513.

DeBackere, K. J., Hill, P. D., & Kavanaugh, K. L. (2008). The parental experience of pregnancy after perinatal loss. *Journal of Obstetric, Gynecologic, & Neonatal Nursing, 37*(5), 525–537.

Doka, K. (1989). Disenfranchised grief. In K. Doka (Ed.), *Disenfranchised grief: Recognizing hidden sorrow* (pp. 3–11). Lexington, MA: Lexington Books.

First Candle Organization. (2012). Facts on sudden infant death syndrome/sudden unexpected infant death. Retrieved from http://www.firstcandle.org/grieving-families/sids-suid/about-sids-suid/sids-facts-faq

Frøen, J. F., Cacciatore, J., McClure, E. M., Kuti, O., Jokhio, A. H., Islam, M., & Shiffman, J. (2011). Stillbirths: Why they matter. *Lancet, 377*(9774), 1353–1366.

Goldenberg, R. L., McClure, E. M., Bhutta, Z. A., Belizán, J. M., Reddy, U. M., Rubens, C. E., & Darmstadt, G. L. (2011). Stillbirths: The vision for 2020. *Lancet, 377*(9779), 1798–1805.

Heron, M., Hoyert, D., Murphy, S., Xu, J., Kochanek, K., & Tejada-Vera, B. (2009). Deaths: Final data for 2006. *National Vital Statistics Reports, 57*(14), 1–135.

Horchler, J. N., & Morris, R. R. (1997). *The SIDS survival guide: Information and comfort for grieving family and friends and professionals who seek to help them.* Hyattsville, MD: SIDS Educational Services.

Hsu, M. T., Tseng, Y. F., & Kuo, L. L. (2002). Transforming loss: Taiwanese women's adaptation to stillbirth. *Journal of Advanced Nursing, 40*(4), 387–395.

Hutti, M. H., DePacheco, M., & Smith, M. (1998). A study of miscarriage: Development and validation of the Perinatal Grief Intensity Scale. *Journal of Obstetric, Gynecologic, & Neonatal Nursing, 27*(5), 547–555.

Jehan, I., Harris, H., Salat, S., Zeb, A., Mobeen, N., Pasha, O., McClure E. M., Moore, J., Wright, L. L., & Goldenberg, R. L. (2009). Neonatal mortality, risk factors and causes: A prospective population-based cohort study in urban Pakistan. *Bulletin of the World Health Organization, 87*, 130–138.

Kersting, A., & Wagner, B. (2012). Complicated grief after perinatal loss. *Dialogues in Clinical Neuroscience, 14*(2), 187–194.

Lander, T. (2006). *Neonatal and perinatal mortality: Country, regional and global estimates.* Geneva, Switzerland: World Health Organization.

Lawn, J., Yakoob, M., Haws, R., Soomro, T., Darmstadt, G., & Bhutta, Z. (2009). 3.2 million stillbirths: Epidemiology and overview of the evidence review. *BMC Pregnancy and Childbirth, 9*(Supplement 1), S2.

Lawn, J. E., Cousens, S., Zupan, J., & Lancet, N. S. S. T. (2005). 4 million neonatal deaths: When? Where? Why? *Lancet, 365*(9462), 891.

Lundqvist, A., & Dykes, A. K. (2003). Neonatal end of life care in Sweden: The views of Muslim women. *Journal of Perinatal and Neonatal Nursing, 17*(1), 77–86.

MacDorman, M. F. & Kirmeyer, S. (2009). Fetal and perinatal mortality, United States, 2005. *National Vital Statistics Reports, 57*(8), 1–19.

Martin, J., Hamilton, B., Sutton, P., Ventura, S., Menacker, F., & Kirmeyer, S. (2009). *Births: Final data for 2006.* Hyattsville, MD: U.S. Department of Health and Human Services, CDC, National Center for Health Statistics.

Moon, R. Y., Horne, R. S. C., & Hauck, F. R. (2007). Sudden infant death syndrome. *Lancet, 370*(9598), 1578–1587.

NHS Choices. (2013). Stillbirth. Retrieved from http://www.nhs.uk/conditions/Stillbirth/Pages/Definition.aspx

Oestergaard, M. Z., Inoue, M., Yoshida, S., Mahanani, W. R., Gore, F. M., Cousens, S., & Mathers, C. D. (2011). Neonatal mortality levels for 193 countries in 2009 with trends since 1990: A systematic analysis of progress, projections, and priorities. *PLoS Medicine, 8*(8), e1001080.

Rice, P. L. (1999). When the baby falls: The cultural construction of miscarriage among Hmong women in Australia. *Women & Health, 30*(1), 85–103.

Scotchie, J. G., & Fritz, M. A. (2006). Early pregnancy loss. *Postgraduate Obstetrics & Gynecology, 26*(9), 1–7.

Shaefer, J. (2010). When an infant dies: Cross cultural expression of grief and loss IV. *NFIMR Bulletin.* Washington, DC: ACOG.

Stanton, C., Lawn, J. E., Rahman, H., Wilczynska-Ketende, K., & Hill, K. (2006). Stillbirth rates: Delivering estimates in 190 countries. *Lancet, 367*(9521), 1487–1494.

Swanson, K. M. (2007). Nursing as informed caring for the well-being of others. *Journal of Nursing Scholarship, 25*(4), 352–357.

Thomas, J. (1998). The death of a baby: Siblings and memories. *Journal of Neonatal Nursing, 4*(5), 25–29.

Tinker, A., ten Hoope-Bender, P., Azfar, S., Bustreo, F., & Bell, R. (2005). A continuum of care to save newborn lives. *Lancet, 365*(9462), 822–825.

Wolfelt, A. (2009). *The handbook for companioning the mourner: Eleven essential principles.* Fort Collins, Colorado: Companion Press.

Wolfelt, A. D. (1999). *Companioning philosophy.* Retrieved from http://www.newpathcenter.org/resources/CompanioningPhilosophy.pdf

14　失去子女家庭的居丧期关怀

Lori Wiener，*Cynthia A. Gerhardt*

人生就像一条路，

这条路并非一马平川，

或一览无余，

当遇到岔路口时，

需要我们选准方向。

有时我们会和朋友相伴同行，

有时我们不得不独自前行。

但当你到达路的尽头，

所有该说的说了，该做的做了，

已不再有什么重要的事了，

除了在这条路上旅行，

你收获并分享爱。

爱经受着时间的检验

将历久弥新。

——患者，Evan（2012）

从孩子出生的那一刻起，婴儿所发出的强烈的无助感和对互动的需求，邀请我们融入到与孩子彼此相爱的关系中。随着父母为孩子的未来所做的设想和计划，这种互爱的关系历经每一个发展的里程碑，逐渐演化成一些新的东西。无论地域、文化的差异，还是死因，通常父母都觉得他们不应该埋葬他们的孩子。同样，对于兄弟姐妹来说，这种独特而强大的纽带遭到破坏的影响力是巨大的。毕竟，兄弟姐妹分享的是一辈子的经历，彼此扮演了许多角色，如老师、竞争对手、敌人和朋友。因此，这种纽带的缺失可能对活着的孩子产生持久的影响。

一个孩子的死亡会很快打断家庭原来的生活轨迹，比其他亲人的去世影响更大，通常夺走父母、兄弟姐妹和祖父母对未来的期望。每个丧亲的人都会体验到猛烈的、使人感到残缺的哀伤，以致偏离原有的生活轨迹（Rosof，1994）。父母应怎样处理这种特殊的、随着孩子的成长而不断强化的关系纽带？大家庭应如何哀悼这份丧亲之痛？祖父母应如何面对他们深陷痛苦的子女，同时为失去的孙子（女）而感到哀伤？孩子死亡会怎样影响父母的关系和身心健康，以及与活着的孩子的互动？

本章在开始时概述了儿童死亡的发生率和影响家庭哀悼过程的适应性因素。之后，我们描述了丧失现象和哀伤的表现，包括预期性的、病理性的和持久的哀伤，以及能够缓解痛苦的因素。接下来，我们介绍了有陪伴时间表和干预的临床护理方法。最后，我们介绍了在面对这些经历了孩子死亡的父母和兄弟姐妹时所面临的挑战，并讨论未来干预的方向。

发生率

全世界 5 岁以下儿童的死亡人数已从 1990 年的 1 200 多万减少到 2010 年的 760 万。根据联合国儿童基金会统计（2011），2010 年每天有近 21 000 名 5 岁以下的儿童死亡。儿童死亡率最高的地方仍然在撒哈拉以南的非洲（8 个儿童中有 1 个儿童在 5 岁前死亡）和南亚（15 个儿童中有 1 个儿童死亡）。由于工业化国家中 5 岁以下儿童的死亡率低于前者的 1/20，而且还在急剧下降（1/167），因此，前两个地区的死亡率以及与世界其他地区之间的差距在不断扩大。在美国，创伤性及复杂的慢性疾病导致的儿童死亡已经在下降（Feudtner，Hexem 和 Rourke，2011）。这种下降一部分是由于患有慢性病的儿童的寿命在延长，20 ~ 24 岁的人在 18 年间（1979—1997）实际增长了 11.6%（Feudtner 等，2001）。因此，许多年轻人死于先天性疾病或儿童期疾病，这种情况对那种孩子死于婴儿期到成年早期这段时期的家庭的居丧期关怀有很大的借鉴意义（Feudtner 等，2011）。

哀伤体验

早期理论学家将哀伤定义为一个线性过程，包括决定哀伤的很多阶段（Freud，1917；Kubler-Ross，1917；Raphael，1984）。更多现代的理解将父母的哀伤描述为强烈的和持久的（deCinque 等，2006；Rando，1985；Sanders，1995；Schwab，1992）。当然，无论何种原因导致的孩子的死亡对于父母来说都是创伤性的、毁灭性的，会改变他们的生活。它挑战了预期的家庭轨迹，威胁到父母的认同感、目标和预期性传承。

对于那些因患病失去孩子的父母来说，哀伤绝对不是从孩子死亡时才开始的，当父母意识到他们对孩子的未来的希望和梦想将被彻底改变时，哀伤就已经开始了。在疾病的整个进程中，哀伤会反复出现。孩子失去头发、肢体，不能走路，不能去上学，甚至是病情类似的另一个孩子的死亡，可能让家庭一次又一次面对丧失，最终是他们自己孩子的死亡。

每个家长和家庭的应对和适应方式是极其不同的。哀伤波动的强度，取决于死亡过程的性质和长度，以及个人的心理和文化因素（Contro，Kreicbergs，Reichard

和Sourkes，2011）。对于兄弟姐妹来说，死亡可能在几个月或几年之前就已经笼罩了整个家庭，那时家庭的注意力和财力都集中在挽救生病的孩子上。有些兄弟姐妹在家里也会承担大人的角色，照顾年幼的孩子或参与医疗照护。生病的孩子去世后，兄弟姐妹通常是无声的哀悼者：他们一方面因失去兄弟姐妹而难受，另一方面因父母悲痛欲绝而无法顾及他们而伤心。

正常的和适应性反应

哀伤可以表现为一系列"正常的"症状，尤其是在孩子死后的前6～12个月内，因此可能会影响对居丧者的判断。此外，孩子的死亡是创伤性的，给父母带来的哀伤比丧失其他亲人更加强烈和持久（Arnold，Gemma和Cushman，2005；Kreicbergs，Lannen，Onelöv和Wolfe，2007）。居丧期的父母患有心理疾病（如焦虑、抑郁和生活质量低下；Kreicbergs，Valdimarsdóttir，Onelöv，Henter和Steineck，2004a；Li，Laursen，Precht，Olsen和Mortenson，2005；Rosenberg，Baker，Syrjala和Wolfe，2012）、躯体疾病（如高血压、结肠炎、肥胖和躯体疾病）和死亡（Espinosa和Evans，2013；Li，Precht，Mortensen和Olsen，2003）的风险都会增加。同样，居丧的兄弟姐妹可能会经历更多的社会、情感和行为上的困难，尤其是在孩子去世的前两年（Birenbaum，Robinson，Phillips，Stewart和McCown，1989；Hutton和Bradley，1994；McCown和Davies，1995）。然而，大多数家庭成员最终接受了孩子的死亡，并恢复了潜在的满足且有意义的生活（Bonanno，Moskowitz，Papa和Folkman，2005）。其中一位居丧的父母意味深长地说道，"后来，无论我们想还是不想，我们学会了生存，我们甚至能够体会到没有愧疚感的愉悦。这个空洞永远不会消失，但它能够过去了，变成一个可以回忆的美丽境地。"的确，了解适应性哀伤的边界，有助于人们识别复杂或持久的哀伤，并有效地治疗临床上的重要问题（Zisook和Shear，2009）。因此，理解悲伤的临床表现至关重要。

哀伤的临床表现

预期性。知道孩子的死亡是不可避免的，家庭成员在孩子活着时和死去之后可能会表现出许多相同的症状。这个过程称为"预期性哀伤"（Aldrich，1974）。想到那些将要失去的一切，想到其他人的反应，以及想到他们将如何度过没有孩子的余生，父母会发现自己陷入深深的绝望之中。预期性哀伤是一种适应性的应对机制，允许哀伤在孩子去世之前就开始（Schonfeld，2012）。然而，如果过度表达预期性哀伤，有的父母过后会希望在孩子活着的时候有更多的情感表达。

急性。在死亡的早期发生的急性哀伤是非常强烈的痛苦，通常以日常生活的行为和情绪异常为特征。父母可能会经历混乱、空虚、精神萎靡、高度惊吓反应、失眠和食欲缺乏、闪回关于孩子的记忆，以及突然涌现的渴望与悲伤。一些少见的情绪和反应包括在人群中找寻自己的孩子、把其他人认成自己的孩子、感受孩子的存在、与他们谈话、产生生动的关于孩子的梦境。他们想知道一个人如何承受如此多的痛苦并存活下去，以致瞬间产生自杀的想法；想知道如何能够像什么都没发生一样继续生活下去，并不再恐惧死亡。他们难以集中注意力，对他人和活动失去兴趣。（Zisook 和 Shear，2009）。此外，家庭成员可能因未能从死亡和痛苦中拯救孩子而感到内疚。

整体性。后来，哀伤的情绪不断融入到日常生活中（Zisook 和 Shear，2009）。由于哀伤没有正规的截止日期，悲伤和思念虽有减轻，但不会完全消失。然而，对死者的想法和回忆将不再像以前那样占据他们的心灵，使他们不想做其他事，他们会逐渐趋于平静。当急性悲伤被唤起时，过去的一些片段会浮现。这可能发生在假日、生日、纪念日、开学第一天、失去其他亲人或压力非常大的时候。兄弟姐妹在成长和成熟的过程中，在他们从不同的角度处理丧失时，也会再次体验这种哀伤。对有些人来说，时间有助于治愈；对其他人来说，它却带来更深的焦虑。正如一位母亲在她孩子去世 18 个月后所说的那样："我讨厌每一个新年，因为这意味着孩子离开这个世界越来越久了，我讨厌每月的 30 号，我甚至讨厌每个星期四。事实上，我讨厌每天的 3：30。"

持久性。哀伤并不总是随着时间而消散，相反有可能持续很多年（Lichtenthal，Cruess 和 Prigerson，2004；Prigerson，Vanderwerker 和 Maciejewski，2008；Shear，Frank，Houck 和 Reynolds，2005）。持久的内疚、嫉妒、苦涩或愤怒的感觉可能导致复杂性哀伤反应。大约 7% 的居丧者（Kersting，Brähler，Glaesmer 和 Wagner，2011）不能适应性地应对丧失。相反，他们陷入哀伤中无法自拔，对不断涌现出的剧烈的痛苦情绪感到无助。这种病理性的对居丧的反应称为"延长哀伤障碍"（PGD），包括分离痛苦的症状，逃避接触能够提醒他们丧失所爱之人的事情，难以接受亲人死亡，以及在死后至少六个月内感到震惊、痛苦、麻木、失去意义和不信任（Prigerson 等，2008）。居丧的父母患 PGD 的风险很高（Ginzburg，Geron 和 Solomon，2002），这种现象较少发生在儿童身上。因此，评估哀伤的强度非常重要。

影响结局变化的因素

虽然一些家庭受到悲伤的打击，但是有些家庭却变得更加强大、更有智慧。复原力——抵御破坏性生活挑战以及从中恢复的能力——涉及在重大逆境背景下促进积极适应的动态过程（Luthar，Cicchetti，和 Becker，2000）。这里的核心是家庭成长和恢复过程中的个人关系转变（Boss，2001）。很多因素可能会减轻悲伤的强度，降低并发症发病率，提高适应能力。这其中包括与孩子的医疗团队明确的沟通、强有力的家庭关系（Kreicbergs 等，2007）、信念和寻找死亡之外意义的能力（Kubler-Ross 和 Kessler，2005）。接下来会对这些因素进行讨论。"孩子去世后的家庭治疗"一节讨论了支持家庭和帮助促进适应的干预措施时间表。

医疗环境中的沟通

家庭就现实的结局与医疗团队进行的沟通会影响到生命终末期的治疗决策，并有助于防止遗憾。如果医生没有明确提出终止治疗，父母很少会选择停止针对肿瘤的治疗（Bluebond-Langner，Belasco，Goldman 和 Belasco，2007）。当没有现实的机会去延长生命时，绝大多数父母还是会选择抗肿瘤治疗——但是有一些觉得自己的孩子在这个过程中很痛苦的父母则不太会推荐其他晚期癌症患者继续接受抗肿瘤治疗（Mack 等，2012）。同样的，知晓死亡迫近的父母做的准备更充分，也更愿意与孩子谈论死亡，会根据孩子的意愿来给予照顾（Valdimarsdóttir 等，2007）。消极的一面是，在孩子死亡的时候没有医生在场或者与医疗团队关系不好的情况下，哀伤过程会受到负面影响，尤其是孩子或家长的意愿没有被尊重的时候（Kreicbergs 等，2005）

与患病儿童的沟通

遗憾的是，如果孩子非常小还不会说话，或者孩子意外死亡时，家长就错失了与孩子道别的机会。Kreicbergs、Valdimarsdóttir、Onelöv、Henter 和 Steineck（2004b）都发现如果失去孩子的父母与即将离世的孩子谈论过死亡的事，他们不会后悔做了这件事，然而，有 27% 的没有与孩子讨论过这个事情的家长会感到遗憾，尤其是家长感觉到他们的孩子已经意识到自己即将死亡时。而且，相对于不后悔与孩子讨论死亡的家长，感到后悔的这部分家长会在接下来的 4 ～ 9 年内更容易出现焦虑和抑郁（Kreicbergs 等，2004a）。尽管与所有的患儿谈论死亡可能是不适合或者不可行的，但开放的沟通可以促进适应，用下面的案例加以说明。

一个患白血病的 15 岁女孩在疾病多次复发后跟她的治疗师说她不想再做任何治疗了——然而让她担忧的是，她的母亲一直努力地寻找新的治疗方法。治疗师首先和她妈妈进行了沟通，帮助她与女儿沟通她们各自的愿望。接下来是母亲和女儿一起的会谈，在会谈中她们能分享她们的担忧和恐惧。她们共同决定回到家里不再寻求更多的治疗。在女儿去世后，母亲写信给治疗师，表达了这种开放性交流的意义："谢谢你们开明的指导，让我们能开放性地谈论这么多重要的事情，这些让我的心灵宁静。该说的话都说了，她所有的愿望也都跟我讲清楚了，这样避免留下很多遗憾。"

与兄弟姐妹沟通

因为父母会花很多的精力在生病的孩子上，相比而言，健康的兄弟姐妹的需求可能会被忽视。兄弟姐妹经常会被留给其他家庭成员或朋友照顾，并且他们可能在大部分人都知道疾病或死亡的消息之后才会知晓。父母经常想要保护孩子，避免他们由于看到自己的兄弟姐妹死亡而感到痛苦。然而，即使是很小的孩子也能明白死亡，有些保护性措施可能会让孩子感觉自己不够重要、被排除在外、被遗弃、被忽视，从而使他们愤怒（Alderfer 等，2010），因此阻碍了哀伤过程（Giovanola，2005）。因为居丧的兄弟姐妹同样报告与父母交流少、被照顾少，以及从父母那里获得的支持少（Rosen，1985），临床医生应该教导父母处理孩子需求的价值，包括召开家庭会议让所有人从一开始就直接参加讨论。表 14.1 列出了兄弟姐妹可能需要专业帮助的指标，表 14.2 提供了综合测评兄弟姐妹的哀伤反应和适应的访谈问题。

表 14.1　死者兄弟姐妹可能需要专业帮助的指标

□ 对于自身死亡的持续焦虑

□ 食欲或睡眠模式的改变

□ 破坏性爆发、自毁行为、表演行为

□ 伤害自己或他人的风险

□ 强迫性的照顾

□ 欣快

□ 不愿意谈论已故的亲属，尤其是存在关系冲突的时候

□ 只表达对兄弟姐妹积极的或消极的感受

□ 压抑所有关于死亡的情感

□ 没有能力或不愿意形成新的关系

□ 白日梦，导致学习成绩差

□ 盗窃或囤积家庭用品

□ 过度的分离焦虑和（或）学校恐惧症

□ 脱离朋友圈或以前愉快的活动

□ 行为、态度或情绪上的突然改变

□ 多种丧失或创伤史

□ 酒精或物质使用

□ 脆弱或紧张的家庭关系

表 14.2 访谈死者兄弟姐妹时的问题

与已故者的关系

1. 你能告诉我一些关于你的兄弟 / 姐妹的事情吗?

2. 你和他的关系是什么样的?

3. 你们会在一起做什么样的事情?

4. 你知道他有(例如癌症、抑郁)吗?

5. 如果是的话,你是什么时候知道的?

6. 谁告诉你的?

7. 当你第一次知道的时候,你的反应是什么?

8. 你能够和其他人一起分享这个事吗?

9. 当你担忧的时候,你会跟谁谈谈吗?

10. 你能告诉我一些关于他死亡的一些事情吗?

11. 你在场吗?(如果没有)你听说了些什么?

12. 你意识到他病得快要死了吗?

13. 谁知道你兄弟 / 姐妹疾病的真相?

14. 你会担忧你会得(例如癌症、抑郁)吗?

15. 在他去世前,有没有你想对亲戚说的事?(如果兄弟姐妹不知道死亡迫近,有没有兄弟姐妹希望他现在说的事。)

16. 有没有你曾想一起做,但现在没机会做的事?

17. 有没有你一直挂怀的,关于你兄弟或姐妹的事?(如果有),你能跟我说么?

18. 有些兄弟 / 姐妹感觉是他们说了什么或者做了什么事情导致他们的兄弟姐妹生病。有没有你想到的,或者你做过的,哪怕你也知道那不是真的?

19. 你觉得你的家人了解你的兄弟姐妹的丧失对你的影响么?

适应

1. 自从你的兄弟 / 姐妹去世,生活对你来说是什么样的?

2. 自从你的兄弟 / 姐妹去世,生活对你的家庭来说是什么样的(单独通过每个重要人物)?

3. 失去了兄弟姐妹的其他孩子们说,有时候,当这样的事情发生的时候,在学校、朋友或家里的其他事情也可能很困难。你有没有什么其他事情也不太顺利?

4. (如果有)告诉我(每一件)。

5. 你以前经历过像这样不好的时候么?任何丧失(创伤记忆)?

6. (如果有)跟我说一下——是什么帮助你渡过那些时光的?

7. 跟我说说你的朋友吧(试着了解关系的质量,以及了解死亡发生后这些可能如何变化)。

8. 现在,你能告诉我你一直在吃什么吗?

9. 以及睡眠，你的睡眠有变化么？（如果有）告诉我发生了什么变化。（同时了解一下他的梦的性质，尤其是吓人的画面。）

10. 你很伤心吗？（如果是，问一下他伤心的时间、频率、强度，并评估抑郁。）

11. 有没有发现自己有时候会害怕，但又不知道为什么？（如果有，进一步评估分离焦虑、广泛性焦虑、特定的恐惧症，以及创伤后症状。）

12. 跟我说说你的老师（们）。他们知道你兄弟/姐妹去世的事情么？

13. 你的学校功课怎么样？家庭作业？成绩？（评估改变）

14. 你有没有因为健康问题看过医生？

15. （如果有）跟我说一下吧

16. 你有什么信仰么（信仰上帝或一个更高级的存在）？如果有，这帮到你了么？自从你兄弟/姐妹去世后，你的信仰有没有发生变化？

17. 还有没有我没问到的方面？

18. 还有没有关于你适应的事情是你认为我应该知道的？

19. （如果有）跟我说一下吧

20. 你有什么问题想问我吗？（如果有）尽管说。

21. 你对这些感兴趣么（书籍、咨询、团体、居丧活动）？

22. 谢谢你跟我交谈并分享了这么多信息。此刻，我想（转介你到……、给你我的名片、如有问题或者想与我交谈时随时联系我，等等）

---

* 美国的 SuperSibs：向高中毕业生提供 2 个 5 千美元的大学奖学金，这些学生是癌症儿童的兄弟姐妹。可访问 http：//www.supersibs.org.

家庭关系

当孩子病重的时候，家庭动力就会受到影响。家庭角色会发生改变。家长和患儿的兄弟姐妹在家庭中承担了更多的责任，并可能会造成照顾者的负担（Wiener，Alderfer 和 Hersh，2011）。一项关于儿童肿瘤对父母和家庭影响的 meta 分析结果显示，相对于正常健康对照组，母亲与家庭的冲突水平会小幅度的升高，具有统计学意义（Pai 等，2007）。家庭冲突会蔓延到大家庭中的其他成员、邻居，以及医疗团队。

家庭关系的破坏会直接影响到死者的兄弟姐妹的适应，也会让痛苦在家庭中传播。相当多的证据支持家长的痛苦，尤其是母亲的抑郁会增加孩子的适应风险，这主要是通过负面的亲子互动产生的（Foster 等，2008；Garber 和 Cole，2010）。这些影响可能是双向的。由于死者的父母和兄弟姐妹因死亡而有所改变，他们也可能不知道如何跟其他居丧者沟通（Foster 等，2012；Gilmer 等，2012）。例如，死者的父亲会发现，现在照顾一个更加成熟、孤僻的或其他地方古怪的女儿是一种挑战。

一些研究已经评估了家庭冲突是否会导致离婚，但是由于方法问题，调查结果并不一致。一些婚姻可能会保持完整，因为这些夫妻不想对幸存的孩子造成另一种损失。对其他人来说，现有的联系可能会因为父母会一起为失去孩子悲伤而得到增强——特别是如果他们的关系从一开始就很好（Sloper，2004；Vrijmoet-Wiersma 等，2008）。此外，夫妻的价值观可能会发生改变，他们可能会变得更能意识到关系中的某些品质的重要（Neff 和 Karney，2005；Thompson，1993）。婚姻冲突与他们刚刚经历过的事情比起来可能被看成很小的事情（Sabbeth 和 Leventhal，1984）。这表明了研究人员并未将离婚看作是终点事件的重要性，而是与作父母关系的质量以及他们沟通和尊重彼此的应对方式的能力的衡量方式。对于死者的父母来说，一个巨大的阻碍是学着与多种痛苦共处：他们自身的、配偶的、他们健在孩子的。对个人差异的开放态度是非常重要的。

复杂的家庭结构也会为哀伤增加并发症。无论婚姻状况如何，父母之一可能是单独的照顾者，一直独自养育孩子（Brown 等，2008）。混合家庭成员可能不确定他们的角色，并且可能因为悲伤程度的不同而感觉受到亲生家庭成员的评判。家庭里失去收养或抚养的孩子可能会对自己的悲伤感到不安：有些人会错误地相信父母只会深爱自己亲生的孩子。祖父母经常会质疑他们在做决定中的角色，担心他们自己孩子的情绪健康，也会为预期失去孙子（女）而悲伤（Ponzetti 和 Johnson，1991）。临床医生需要意识到复杂的家庭结构和动力，以便识别和给予更适合的支持系统。

发现感受与意义

当父母试着为孩子的死亡创造意义时，他们可能会经历意义危机（Lehman，Wortman 和 Williams，1987；Murphy，Johnson 和 Lohan，2003；Wheeler，2001；Wu 等，2008）。但是在死亡后发现积极的结果能够减轻痛苦（Keesee，Currier 和 Neimeyer，2008）。帮助家庭追求意义的原因是保持与孩子的联系，深信他们的联系会继续下去，孩子的生命和生存永远不会被遗忘（Arnold 和 Gemma，1994）。尽管保持联系可能会对居丧的个体有积极和消极的影响，许多父母和兄弟姐妹觉得能在孩子死后保持的联系中获得安慰（Foster 等，2011）。他们可能借助于保存有联系的物品，如衣物、文字写作、孩子最喜欢的东西；也可以通过一些现存的遗产来维持关系，如为了纪念孩子而开展一项活动（例如，Alex 柠檬水站建立的癌症儿童基金会）、为与孩子死亡相关的组织做捐赠或者做志愿者（如母亲反对酒驾协会）、为其他丧亲家庭提供情绪支持，或者参加对促进科学进步有贡献的临床试验或死后尸检（Foster 等，2009）。一些纪念性的活动如去墓地看望、在气球里放上给孩子传递的信息，或者点蜡烛这些活动都可以帮助维持记忆。

信念

许多家庭通过与自己文化和宗教传统的联系找到力量、安慰和指导（Walsh，1999）。关于天堂的特殊信念会帮助父母转移失去孩子的哀伤。精神资源与基于信念的实践（如祷告、冥想和宗教 / 公理教会联系）是复原力的源头（Werner 和 Smith，1992）。其他居丧家庭成员通过个人与自然、音乐或更高能量的联系，从正式宗教之外发现精神源泉（Walsh，2003）。为了有效地优化这种作为支持的资源，医疗专家必须了解每个家庭的个人信念系统。这包括询问是什么帮助每个人理解他的世界。相信某些事情、期待会有好事发生、被其他人关心或关心其他人、依靠某物或某人，这些都是在医学和精神中常见的理论上的概念（Brooks 和 Ennis-Durstine，2011）。对于一个有印度教信仰的母亲，她儿子去世时经历的一个场景给她带来了极大的安慰。

在 NB 喘最后几口气时（只剩下四口气），将近有 30 多个人围绕在他的床边——家人、朋友、老师。一些在说，"我们爱你，NB"，一些人念着印度教的咒语，一些人只是在观看，我说："去吧，NB，向着光的地方。"

当他在倒数第四次呼吸到最后一次呼吸时，我目不转睛地看着他的脸，我看见有些线从天上下来一直连接到地上。然后 NB 呼吸了一次后，我看到一个虚幻的剪刀正在剪这些线。我几乎能看见这些被剪断的线一半走向天空，一半走向地上。当他继续呼吸最后第三和第二次呼吸时，我看见这些线持续地被剪断。这是非常惊奇的景象。最后，只剩下最后一根线。这是最胖的一根——直径最粗的一根。我的脑子里突然出现了一个想法：这是他和地球最后的联系——这可能是同孩子们和我的。然后 NB 喘了最后一口气，最后一条线也被剪断了。

然后，突然地，我感觉到"WHOOOSH"，他的灵魂飘了起来，一直往上飘，飘到了天花板上。他跟我说的第一件事是"哇，没有痛苦了！！！"然后我意识到在过去的两年里他一直处于痛苦之中，所以这是他告诉我的第一件事情。然后我只感觉到他很幸福，并在上面看着我们。你知道吗——我那天晚上几乎没有哭，因为 NB 没有痛苦的幸福感远远超过了我对他的想念。我很幸运能见到这个景象，因为当我感觉悲伤 / 想哭的时候，我就会回想那个景象，我就告诉自己 NB 是如此开心和没有痛苦。（在她的允许下从临床病例里提取的）

死前痛苦

在孩子生病和死亡的全过程中，身体和情绪痛苦的严重会导致父母累积的耗竭。报告说，因孩子疼痛而经历焦虑或睡眠障碍的父母在长时间内出现疾病的风险

增加 (Jalmsell, Kreicbergs, Onelöv, Steineic 和 Henter, 2010)。居丧反应可能也会受到一些因素影响，如之前的损失或创伤、之前的精神困扰、物质滥用、脆弱或紧张的家庭关系、社会支持不良，以及其他共存的危机，包括经济危机和家庭成员生病 (Arnold 和 Gemma, 1994)。

年龄和性别

一项瑞典研究发现，相对于年龄较小孩子的父亲，8 岁以上儿童的父亲在面对孩子的死亡时具有更高的焦虑和抑郁风险 (Kreicbergs 等, 2004a)。通常居丧母亲的心理痛苦更高。相比于母亲，在孩子死后 4 ~ 6 年父亲的痛苦缓解得更少，父亲更多是在孩子死后 7 ~ 9 年才能接受孩子的离去 (Kreicbergs 等, 2007)。从理智上认识到疾病是致命的到感情上意识到这一现实，这之间所需的时间也有过研究。感情上意识时间较短的父亲，抑郁、缺勤和提早退休的风险会增加 (Valdimarsdóttir 等, 2007)。这种模式在母亲中如何，尚无证据。尽管父母均有较深的卷入，但男人经常被教导没有必要去悲伤，以及并不鼓励男人在公开场合表达哀悼。对于兄弟姐妹来说，居丧的女孩和青少年可能会有更多的情绪和行为困扰 (Fanos 和 Nickerson, 1991；Worden, Davies 和 McCown, 1999)，而失去亲人的男孩和年龄更小的孩子可能会更多地出现社交困难 (Gerhardt 等, 2012)。

死亡的地点

已经有一小部分关于儿童的报告关注死亡地点。一项澳大利亚的研究纳入了 25 对失去患癌儿童的父母，结果显示，如果孩子在医院里而不是在家死亡，那么父亲的抑郁、焦虑和压力更大，而母亲则没有区别 (Goodenough, Drew, Higgins 和 Trethewie, 2004)。在另一个研究里，临终居家照料对于疼痛改善、获取疼痛药物和其他躯体症状治疗方面与住院照顾差不多 (Surkan, Dickman, Steineck, Onelöv 和 Kreicbergs, 2006)。一项最新研究对在美国两个儿童医院死亡的 140 名癌症患儿的父母进行横断面调查，结果显示，制订了临终关怀计划的父母报告了更高质量的姑息治疗，甚至对于非居家死亡也是如此，这提示孩子实际的死亡地点不如计划死亡地点重要 (Dussel 等, 2009)。

在居丧研究中，研究所在国家会影响到照顾质量与财政压力。数项关于精神健康与家庭结局的研究已经在实施全民免费医疗的国家开展了。一些宣传册和各种经济福利津贴通常发给慢性病患儿的家长。因此，与那些不太广泛的社会计划相比，这些家庭可能会受到儿童医疗保健的财政影响 (Blekesaune 和 Øverbye, 2003)。甚至一些适应良好的家庭可能会因为医疗费用出现压力过重、失去工作和医疗保险的风险，甚至担心失去家庭。因此，临床医生根据现有研究进行推广时应当谨慎，并且要询问是否存在持久的经济压力。

孩子去世后的家庭治疗

当一个孩子去世后，要获得居丧期关怀有一定挑战。登记加入临终关怀的家庭可以选择在孩子死亡后两年内接受牧师或社会工作者的定期家访。然而，大多数孩子是在医院内去世的，他们的父母不太想回到这里获得帮助。一些家庭以前接受的心理社会服务有可能是他们的孩子治疗的一部分，当他们回到家，很少有训练有素的专业人员能够在社区为他们提供居丧服务。现在自我帮助书籍、网络资源，以及社区内支持小组越来越多（例如，the Compassionate Friends，一个拥有全球分会的美国组织），但许多居丧家庭称这些资源并不能满足悲伤的父母和兄弟姐妹各自独特的需要（Levy 和 Derby，1992）。此外，也有证据表明居丧个体并没有充分利用悲伤支持的资源（Cherlin 等，2007；Lichtenthal 等，2011）。

上述问题突出了为悲伤的父母和兄弟姐妹提供优质照护的内在挑战。虽然研究已经验证了各种悲伤干预的效果（表 14.3），但对总体获益仍然存在一些争议，并且很难判断对某些居丧的父母和兄弟姐妹有效的干预能否对其他居丧人群仍然有效。最近一项关于成人及儿童悲伤干预的 meta 分析提示，为高度痛苦或者预先筛查过的人在悲伤过程中尽早提供干预获益最大（e.g., Currier，Holland 和 Neimeyer，2007；Currier，Neimeyer 和 Berman，2008；Rosner，Kruse 和 Hagl，2010）。这些干预通常以小组的形式进行，由一名治疗师来提供心理教育、引导大家分享死亡和逝者的故事（像暴露疗法那样），还可以教授应对技巧（如放松和认知重建）。

越来越多的证据显示，应对和认知行为方法等这些模型的应用告诉我们，当前的居丧期关怀大多是以经验为基础的。（Compas，Connor-Smith，Saltzman，Thomsen 和 Wadsworth，2001；Currier，Holland 和 Neimeyer，2010；Folkman，2001；Skinner，Edge，Altman 和 Sherwood，2003）。尽管很多人呼吁用现代悲伤理论来整合这些模型，但是我们还需要学习如何让居丧的人（尤其是儿童）从生活经验中发现意义、如何把死亡的事实整合到他们的生活中，以及如何接受丧失。此外，在此过程中家庭共建很重要，并且可以随着时间发展，特别是对于儿童，因为他们会逐渐成长和成熟。这些主要的居丧任务可能需要适当的应对策略，如认知重构和积极再建，这可能用在应对诸如丧失亲人等不可控事件上特别有效。对居丧父母的研究表明，更积极和外化的策略（如教授如何解决问题）与更好的结果相关，而被动和内化策略（如阻止侵入性思维和反思）与痛苦相关（Folkman，2001；Lepore，Silver，Wortman 和 Wayment，1996）。

治疗师为居丧的兄弟姐妹提供治疗时也需要重视悲伤和精神病理相关的发展过程、悲伤儿童的家庭背景，以及儿童当前年龄段的常规任务和需求。尽管有人呼吁从家庭系统的视角进行干预来应对一个儿童的死亡（Kazak 和 Noll，2004），但是只有很少的研究采用了这种方法。对年龄较小的儿童进行悲伤干预时，面临的挑战将会更大，因为他们处理死亡所依赖的认知和社会资源还不完善。这时候，采用

表 14.3　事件和干预的时间线

	兄弟姐妹	父母	大家庭	社区
死亡前	□ 描述临终过程可能的样子。 □ 告知这一点：缺少沟通并不代表缺少对兄弟姐妹诉说的愿望。无论如何，只要有可能就帮助兄弟姐妹寻找告别的机会。 □ 评估内疚、愤怒和恐惧的感受，以及必要时提供咨询。 □ 如果兄弟姐妹想在理葬/葬礼仪式上说一些东西或者说一些话，请他们为此做一些准备。	□ 描述临终过程可能的样子。 □ 如果沟通少，帮助他们选择临终的地点，鼓励孩子加入并参与沟通。 □ 就葬礼计划进行讨论和给予帮助（包括选择葬礼承办人来指导各种葬礼安排）。 □ 探讨并考虑到民族、文化和精神信念以及实际情况。 □ 如果在医院，留出时间与遗体准备。并为遗体离开并为房间做好准备。如果在家里，为灵车到来做好准备，并确保遗体袋封闭好。 □ 鼓励告别，或者为父母准备一些话。出来告知，如果出现变化和家庭需求可以联系这个人	□ 鼓励祖父母和其他主要家庭成员探访孩子及其家庭（如果家庭之间有冲突或者关系很紧张时应尽量避免）。 □ 告知这些家庭成员，患儿父母和兄弟姐妹有情感需求，并告知帮助他们如何提供帮助 □ 将他们自己的内心情感正常化	□ 与老师密切合作，在教室范围内为孩子的死亡做准备。他们可能希望写卡片，制作录像带与孩子及其家庭分享，或者通过电子邮件或社交软件联系。 □ 邻居和当地的组织可能会为家庭提供支持（如、膳食，清洁和草坪养护）。
死亡后1周内	□ 询问他们的心理社会健康状况	□ 评估每一个家庭成员的反应。 □ 评估睡眠，饮食和情绪状态。 □ 提供相关年龄适宜支持性组织的信息。 □ 写表悼词。	□ 询问他们的心理社会健康状况	□ 可以跟孩子的同学和老师谈论死亡，丧失和一些"正常"的反应，以及如何时需要为他们提供必要的支持。
死亡后3个月内	□ 询问他们的心理社会健康状况 □ 推荐他们年龄适宜的阅读材料 □ 告知有哪些支持系统可以提供帮助（如、当地临终关怀机构）	□ 当你有时间时，联系一下家庭，不要打扰家庭生活。留时间让父母描述和回忆。 □ 询问他们的心理社会健康状况 □ 告诉他们居丧期没有明确的时间线，个体差异很大。	□ 询问他们的心理社会健康状况 □ 当家庭成员需要居丧咨询，支持小组和在线资源时，帮助和转介	□ 同上。

	兄弟姐妹	父母	大家庭	社区
死亡后6~9个月	□询问他们的心理社会健康状况。□如有必要，按照表14.1进行评估，以及提供适当的转介□推荐居丧兄弟姐妹参加宿营项目［辅导机会］领导转介 适当时，告知兄弟姐妹关于学校里的奖学金计划*	□同上。□询问家庭动力/家庭关系、物质使用/滥用，以及父母的应对□需要家庭治疗，夫妻咨询和个体治疗时，帮助转介□少数家庭可能很少接受居丧服务。必要时消除谬见和障碍（Lichtenthal等，2012）。	□同上	□鼓励家庭里健康儿童的儿科医生评估悲伤反应（包括躯体不适）和额外干预的需求
死亡后1年	□同上	□同上。□在孩子忌日附近的时间联系人。纪念日当天对父母来说是非常艰难的一天，因此更加推荐这一天联系他们。	□同上。□尤其对于祖父母，建议在孩子忌日附近的时间联系他们，分享你对他们悲伤的想法	□建议在孩子忌日时联系他的祖父母
每年	□同上。□如果可能的话，记住逝去孩子的生日，以及忌日。许多兄弟姐妹感到被遗忘，并害怕他们也会在兄弟姐妹去世的年龄死亡。	□根据家庭的情况，家庭成员可能希望了解他们如何与其他非营利组织进行交往。	□同上。□家庭可能需要帮助策划纪念活动（可能是一顿简餐，也可能是扫墓、烛光仪式、放飞气球或者蝴蝶等）	□如果家庭能从之前的活动中获得安慰，鼓励继续参加社区活动（精神层面的活动或者学校里为孩子举办某种形式的逝世周年纪念活动）。

一些其他的沟通和表达方式可能会有好的效果，例如音乐和艺术治疗（Rosner等，2010）。另一点也非常重要，就是治疗师需要考虑兄弟姐妹对于疾病和死亡知道什么或者如何理解，因为这可能与他们被告知的有所不同。家庭来决定治疗师与父母或孩子单独会谈的时间和频率，以便适当地对信息共享进行管理，并根据不同的个体特点教授具体的技巧。

治疗师对家庭内不同的观点和不同的悲伤反应保持敏感是很有必要的。治疗师要捕捉到家庭在情感层面的变化，创造机会让家庭成员诉说他们的故事，并且在这个过程中保持中立（Kazak和Noll，2004）。当然，提前了解这个逝去的孩子是非常重要的，以便在家庭中能够开放地讨论这个孩子。暴露技术包含围绕疾病或者死亡的场景再现，可以允许家庭处理这些事件，并处理任何负罪或后悔的感觉。心理教育应该回顾悲伤的常规内容——包括持续时间、典型和复杂的悲伤形式，同样也应该核实个人的体验。

促进家庭成员共建和悲伤整合的其中一项工作就是帮助居丧家庭认识到家庭成员和家庭关系在疾病和死亡发生后出现的改变。这些改变有可能是积极的，也可能是消极的。在治疗过程中可以识别出家庭遇到的困难，并提出解决方案以增加凝聚力、减少冲突和改善沟通（Kissane等，2006）。同时也要对家庭的恢复力进行探讨，例如促进其他能力的提高和个人成长。成熟度和同情心增加，以及对不同优先事项的识别力提高可以让个人生活重新找到目标。家庭成员可以共同回忆逝去孩子的性格、价值观和信仰，生活选择和遭受的痛苦，把这些看成是孩子留给家人的遗产。通过保留这些遗产来维持对孩子生前的记忆，家庭可以在这种与亲人之间留存的联系中找到安慰。

总结

我们还需要从悲伤家庭中学习很多内容，本章内容强调了家庭如何哀悼逝去的孩子，解释了悲伤的不同表现形式，指出了一些可以缓解痛苦的因素。毫无疑问悲伤过程通常会覆盖生存者的整个世界，而且往往以意想不到的方式影响他们的情感、认知、精神和躯体等方面。哀伤可能是伴随终生的。可能需要提醒家庭成员要对自己和彼此之间耐心一些。许多家庭可能开始让一个看似无意义的死亡变得有意义，并随着时间的推移，接受他们已经改变的世界，再次开启有目标的生活。

为悲痛的父母和生存的孩子提供的资源

儿童的生命周期相关书籍

Agee，J.（1969）. *A death in the family*. New York：Bantam.

Al-Chokhachy，E.（1988）. *The angel with the golden glow.* Marblehead，MA：The Penny Bear.

Blackburn，L. B.（1991）. *The class in room 44：When a classmate dies.* Omaha，NE：Centering.

Boulden，J.（1992）. *Saying goodbye.* Kansas City，MO：Boulden.

Breebart，J.，&Breebart，P.（1993）. *When I die，will I get better?* Belgium：Peter Bedrick Books.

Brown，L.，&Brown，M.（1996）. *When dinosaurs die.* Boston：Little，Brown.

Buscaglia，L.（1982）. *The fall of Freddie the leaf.* Thorofare，NJ：Charles B. Slack.

Carlstrom，N.（1990）. *Blow me a kiss，Miss Lilly.* New York：HarperCollins.

Coerr,E.,&Young,E.(1993). *Sadako and the thousand paper cranes.* New York：G. P. Putnam 和 Sons.

Crawford，C. P.（1974）. *Three-legged race.* New York：Harper 和 Row.

Dodd，M.（2004）. *Oliver's story：For "sibs" of kids with cancer.* Kensington，MD：Candelighters Childhood Cancer Foundation.

Fahy，M.（1989）. *The tree that survived the winter.* New York：Paulist.

Fitzgerald，H.（2000）. *The grieving teen：A guide for teenagers 和 their friends.* Lady Lake，FL：Fireside Press.

Gootman，M. E.（1994）. *When a friend dies.* Minneapolis，MN：Free Spirit.

Greene，C. C.（1976）. *Beat the turtle drum.* New York：Viking.

Grollman，E. A.（1993）. *Straight talk about death for teenagers：How to cope with losing someone you love.* Boston：Beacon Press.

Hichman，M.（1983）. *Last week my brother Anthony died.* Nashville，TN：Abingdon.

Johnson，J.，&Johnson，M.（1982）. *Where's Jess?* Omaha，NE：Centering.

Lee，V.（1972）. *The magic moth.* New York：Seabury Press.

Levy，L. E.（1982）. *Children are not paper dolls：A visit with bereaved siblings.* Caryl，IL：Publishers Mark.

Mellonie，B.，&Ingpen，R.（1983）. *Lifetimes：The beautiful way to explain death to children.* New York：Bantam.

Mills，J. C.（1993）. *Gentle willow.* New York：Magination Press.

Peterkin，A.（1992）. *What about me? When brothers and sisters get sick.* New York：Magination Press.

Putter，A. M.（1997）. *The memorial rituals book for healing and hope.* Amityville，NY：Baywood.

Richter，E.（1986）. *Losing someone you love*. New York：Putnam.

Rofes，E.（1985）. *The kids' book about death and dying*. Boston：Little，Brown.

Romain，T.（1999）. *What on earth do you do when someone dies*? Minneapolis，MN：Free Spirit.

Sanders，P.（1990）. *Let's talk about death and dying*. London：Aladdin Books.

Sasso，S. E.（1999）. *For heaven's sake，what is heaven*? *Where do we find it*? Woodstock，VT：Jewish Lights.

Shriver，M.（1999）. *What's heaven*? New York：Golden Books.

Sims，A. M.（1986）. *Am I still a sister*? Slidell，LA：Big A 和 Company Starline Printing.

Sonnenblick，J.（2004）. *Drums，girls and dangerous pie*. San Francisco：DayBue.

Starkman，N.（1988）. *Z's gift*. Seattle，WA：Comprehensive Health Education Foundation.

Varley，S.（1992）. *The badger's parting gifts*. New York：Mulberry Books.

Viorst，J.（1971）. *The tenth good thing about Barney*. New York：Atheneum.

White，E. B.（1952）. *Charlotte's web*. New York：Harper and Row.

Wild，M.（1995）. *Old pig*. New York：Penguin Books.

Williams，M.（1971）. *The velveteen rabbit*. Garden City，NY：Doubleday.

Zim，H.，&Bleeker，S.（1970）. *Life and death*. New York：Morrow.

父母的书籍

Apple，D. L.（2008）. *Life after the death of my son：What I'm learning*. Kansas City，MO：Beacon Hill Press.

Bernstein，J. R.（1998）. *When the bough breaks：Forever after the death of a son or daughter*. Kansas City，MO：Andrews McMeel.

Fitzgerald，H.（1992）. *The grieving child：A parent's guide*. New York：Simon 和 Schuster.

Grollman，E.（1976）. *Talking about death*. Boston：Beacon Press.

Kander，J.（1990）. *So will I comfort you*. Cape Town，South Africa：Lux Verbi.

Kushner，H.（1994）. *When bad things happen to good people*. New York：Anchor Books.

LeShan，E.（1976）. *Learning to say goodbye*. New York：Macmillan.

Livingston，G.（2004）. *Too soon old，too late smart*. New York：Marlowe.

Mitchell，E.（2009）. *Beyond tears：Living after losing a child*（Rev. ed.）. New York：St. Martin's Press.

Redfern，S.，&Gilbert，S. K.（2008）. *The grieving garden：Living with the death of a child*（*22 parents share their stories*）.

206

Charlottesville，VA：Hampton Roads.

Rosof，B. D.（1994）. *The worst loss：How families heal from the death of a child*. New York：Henry Holt.

Schaefer，D.，&Lyons，C.（1988）. *How do we tell the children? Helping children understand and cope when someone dies*（Rev. ed.）.

New York：Newmarket.

Schiff，H.（1979）. *The bereaved parent*. New York：Crown Publishing.

Stillwell，E. E.，Behme，T. J.，Pierce，G. F. A.，（eds）.（2004）. *The death of a child：Reflections for grieving parents*. Chicago，IL：ACTA

Publications.

Walton，C.（1996）. *When there are no words. Finding your way to cope with loss and grief*. Ventura，CA：Pathfinder.

网络资源

由于空间有限，我们不能一一列出，因此下面列出的资源未必详尽，可能会有新的、其他的资源。

Cancer Care Inc

http：//www.cancercare.org

服务：项目包括团体咨询、个体咨询、家庭咨询和居丧咨询（个人、在线和电话）。还包括当地社区资源和转诊相关的信息

Centering Corporation

http：//www.centering.org

地址：P.O. Box 3367，Omaha，NE 68103；电话：402-553-1200

服务：为遭遇悲伤的家庭提供指导。可以获得一个书名目录，其中包括很多关于治愈和悲伤的书籍、小册子和视频。

Compassionate Friends

http：//www.campassionatefriends.org

电话：+1-630-990-0010 转各地分会

服务：全国性的支持小组网络，重点帮助失去儿童的父母，不论孩子死亡的年龄和死因。为家长和兄弟姐妹提供出版读物。

Death and Dying and Grief Support

http：//www.death-dying.com

服务：一个为终末期疾病患儿的家庭提供信息和支持的网站。提供关于悲伤、纪念、应对和自我照顾的相关内容。

The Dougy Center

http：//www.dougy.org

服务：为失去亲人的儿童、青少年、年轻成年人和他们的家庭提供一个地方，来分享他们的经历，通过同伴支持、团体、教育和培训的方式进行。可以获得悲伤相关的资源。

National Center for School Crisis and Bereavement

https：//www.cincinnatichildrens.org

电话：+1-513-803-2222

服务：为家长和学校提供指导，以了解和满足儿童、家庭和同龄人的需求。

New York Life Grief Guide

http：//www.newyorklife.com/nyl/v/index.jsp?contentId=143448&vgnextoid=1572a2b341f32310VgnVCM100000ac841cacRCRD

电话：+1-212-576-7341

服务：提供资源指引家庭度过丧失阶段。

Supersibs.org

http：//www.supersibs.org

服务：每年有超过 10 000 名儿童被诊断患有癌症，该组织的目标是覆盖到所有这些孩子的兄弟姐妹。患儿的兄弟姐妹在一年中可以收到一个欢迎包裹和定期包裹。该组织也会为医务人员、老师和家长提供支持指导。

参考文献

Alderfer, M. A., Long, K. A., Lown, E. A., Marsland, A. L., Ostrowski, N. L., Hock, J. M., & Ewing, L. J. (2010). Psychosocial adjustment of siblings of children with cancer. *Psycho-Oncology, 19*(8), 789–805.

Aldrich, C. N. (1974). Some dynamics of anticipatory grief. In B. Schoenberg (Ed.), *Anticipatory grief* (pp. 143–156). New York: Columbia University Press.

Arnold, J., Gemma, P. B., & Cushman, L. F. (2005). Exploring parental grief: Combining quantitative and qualitative measures. *Archives of Psychiatric Nursing, 19,* 245–255.

Arnold, J. H., & Gemma, P. B. (1994). *A child dies: A portrait of family grief* (2nd ed.). Philadelphia, PA: Charles Press.

Birenbaum, L. K., Robinson, M. A., Phillips, D. S., Stewart, B. J., & McCown, D. E. (1989). The response of children to the dying and death of a sibling. *OMEGA—Journal of Death and Dying, 20,* 213–228.

Blekesaune, M., & Øverbye, E. (2003). *Family change, health and social security: Four longitudinal studies.* NOVA Report No. 22. Oslo: NOVA.

Bluebond-Langner, M., Belasco, J. B., Goldman, A., & Belasco, C. (2007). Understanding parents' approaches to care and treatment of children with cancer when standard therapy has failed. *Journal of Clinical Oncology, 25,* 2414–2419.

Bonanno, G. A., Moskowitz, J. T., Papa, A., & Folkman, S. (2005). Resilience to loss in bereaved spouses, bereaved parents, and bereaved gay men. *Journal of Personality and Social Psychology, 88*(5), 827–843.

Boss, P. (2001). *Family stress management. A contextual approach.* Newbury Park, CA: Sage.

Brooks, J., & Ennis-Dustine, R. K. (2011). Faith, hope, and love: An interdisciplinary approach to providing spiritual care. In J. Wolfe, P. S. Hinds, & B. M. Sourkes (Eds.), *Textbook of interdisciplinary pediatric care* (pp. 111–118). Philadelphia, PA: Elsevier Saunders.

Brown, R. T., Wiener, L., Kupst, M. J., Brennan, T., Behrman, R., Compas, B. E., . . . Zelter, L. (2008). Single parenting and children with chronic illness: An understudied phenomenon. *Journal of Pediatric Psychology, 33*(4), 408–421.

Cherlin, E. J., Barry, C. L., Prigerson, H. G., Green, D. S., Johnson-Hurzeler, R., Kasl, S. V., & Bradley, E. H. (2007). Bereavement services for family caregivers: How often used, why, and why not. *Journal of Palliative Medicine, 10,* 148–158.

Compas, B. E., Connor-Smith, J. K., Saltzman, H., Thomsen, A. H., & Wadsworth, M. E. (2001). Coping with stress during childhood and adolescence: Problems, progress, and potential in theory and research. *Psychological Bulletin, 127,* 87–127.

Contro, N., Kreicbergs, U., Reichard, W. J., & Sourkes, B. (2011). Anticipatory grief and bereavement. In J. Wolfe, P. S. Hinds, & B. M. Sourkes (Eds.), *Textbook of interdisciplinary pediatric care* (pp. 41–54). Philadelphia, PA: Elsevier Saunders.

Currier, J. M., Holland, J. M., & Neimeyer, R. A. (2007). The effectiveness of bereavement interventions with children: A meta-analytic review of controlled outcome research. *Journal of Clinical Child and Adolescent Psychology, 36,* 253–259.

Currier, J. M., Holland, J. M., & Neimeyer, R. A. (2010). Do CBT-based intervention alleviate distress following bereavement? A review of current evidence. *International Journal of Cognitive Therapy, 3,* 77–93.

Currier, J. M., Neimeyer, R. A., & Berman, J. S. (2008). The effectiveness of psychotherapeutic interventions for bereaved persons: A comprehensive quantitative review. *Psychological Bulletin, 134,* 648–661.

deCinque, N., Monterosso, L., Dadd, G., Sidhu, R., Macpherson, R., & Aoun, S. (2006). Bereavement support for families following the death of a child from cancer: Experience of bereaved parents. *Journal of Psychosocial Oncology, 24*(2), 65–83.

Dussel, V., Kreicbergs, U., Hilden, J. M., Watterson, J., Moore, C., Turner, B. G., . . . Wolfe, J. (2009). Looking beyond where children die: Determinants and effects of planning a child's location of death. *Journal of Pain and Symptom Management, 37*(1), 33–43.

Espinosa, J., & Evans, W. N. (2013). Maternal bereavement: The heightened mortality of mothers after the death of a child. *Economics & Human Biology, 11*(3), 371–381.

Fanos, J. H., & Nickerson, B. G. (1991). Long-term effects of sibling death during adolescence. *Journal of Adolescent Research, 6,* 70–82.

Feudtner, C., Hays, R. M., Haynes, G., Geyer, J. R., Neff, J. M., & Koepsell, T. D. (2001). Deaths attributed to pediatric complex chronic conditions: national trends and implications for supportive care services. *Pediatrics, 107*(6), E99.

Feudtner, C., Hexem, K., & Rourke, M. (2011). Epidemiology and care of children with complex conditions. In J. Wolfe, P. S. Hinds, & B. M. Sourkes (Eds.), *Textbook of interdisciplinary pediatric care* (pp. 7–17). Philadelphia, PA: Elsevier Saunders.

Folkman, S. (2001). *Revised coping theory and the process of bereavement.* Washington, DC: American Psychological Association.

Foster, C. E., Webster, M. C., Weissman, M. M., Pilowsky, D. J., Wickramaratne, P. J., Talati, A., . . . King, C. A. (2008). Remission of maternal depression: Relations to family functioning and youth internalizing and externalizing symptoms. *Journal of Clinical Child & Adolescent Psychology, 37,* 714–724.

Foster, T. L., Gilmer, M. J., Davies, B., Barrera, M., Fairclough, D. L., Vannatta, K., & Gerhardt, C. A. (2009). Bereaved parents' and siblings' reports of legacies created by children with cancer. *Journal of Pediatric Oncology Nursing, 26,* 369–376.

Foster, T. L., Gilmer, M. J., Davies, B., Dietrich, M., Barrera, M., Fairclough, D. L., . . . Gerhardt, C. A. (2011). Comparison of continuing bonds reported by parents and siblings after the death of a child from cancer. *Death Studies, 35,* 420–440.

Foster, T. L., Gilmer, M. J., Vannatta, K., Barrera, M., Davies, B., Dietrich, M. S., . . . Gerhardt, C. A. (2012). Changes in siblings after the death of a child from cancer. *Cancer Nursing, 35,* 347–354.

Freud, S. (1917). Mourning and melancholia. In S. Freud, *Collected papers* (Vol. 4). London: Hogarth Press.

Garber, J., & Cole, D. A. (2010). Intergenerational transmission of depression: A launch and grow model of change across adolescence. *Developmental Psychopathology, 22,* 819–830.

Gerhardt, C. A., Fairclough, D. L., Grossenbacher, J. C., Barrera, M., Gilmer, M. J., Foster, T. L., . . . Vannatta, K. (2012). Peer relationships of bereaved siblings and comparison classmates after a child's death from cancer. *Journal of Pediatric Psychology, 37,* 209–219.

Gilmer, M. J., Foster, T. L., Vannatta, K., Barrera, M., Davies, B., Dietrich, M. S., . . . Gerhardt, C. A. (2012). Changes in parents after the death of a child from cancer. *Journal of Pain & Symptom Management, 44,* 572–582.

Ginzburg, K., Geron, Y., & Solomon, Z. (2002). Patterns of complicated grief among bereaved parents. *OMEGA: Journal of Death and Dying, 45,* 119–132.

Giovanola, J. (2005). Sibling involvement at the end of life. *Journal of Pediatric Oncology Nursing, 22*(4), 222–226.

Goodenough, B., Drew, D., Higgins, S., & Trethewie, S. (2004). Bereavement outcomes for parents who lose a child to cancer: Are place of death and sex of parent associated with differences in psychological functioning? *Psycho-Oncology, 13,* 779–791.

Hutton, C. J., & Bradley, B. S. (1994). Effects of sudden infant death on bereaved siblings: A comparative study. *Journal of Child Psychology and Psychiatry, 35*(4), 723–732.

Jalmsell, L., Kreicbergs, U., Onelöv, E., Steineic, G., & Henter, J. I. (2010). Anxiety is contagious—symptoms of anxiety in the terminally ill child affect long-term psychological well-being in bereaved parents. *Pediatric Blood & Cancer, 54,* 751–757.

Kazak, A. E., & Noll, R. B. (2004). Child death from pediatric illness: Conceptualizing intervention from a family/systems and public health perspective. *Professional Psychology: Research and Practice, 35,* 219–226.

Keesee, N. J., Currier, J. M., & Neimeyer, R. A. (2008). Predictors of grief following the death of one's child: The contribution of finding meaning. *Journal of Clinical Psychology, 64,* 1145–1163.

Kersting, A., Brähler, E., Glaesmer, H., & Wagner, B. (2011). Prevalence of complicated grief in a representative population based sample. *Journal of Affective Disorders, 131*(1–3), 339–343.

Kissane, D. W., McKenzie, M., Bloch, S., Moskowitz, C., McKenzie, D. P., & O'Neill, I. (2006). Family-focused grief therapy: A randomized controlled trial in palliative care and bereavement. *American Journal of Psychiatry, 163*, 1208–1218.

Kreicbergs, U., Lannen, P., Onelöv, E., & Wolfe, J. (2007). Parental grief after losing a child to cancer: Impact of professional and social support on long-term outcomes. *Journal of Clinical Oncology, 25*(22), 3307–3312.

Kreicbergs, U., Valdimarsdóttir, U., Onelöv, E., Björk, O, Steineck, G., & Henter, J.-I. (2005). Care-related distress: A nationwide study of parents who lost their child to cancer. *Journal of Clinical Oncology, 23*, 9162–9171.

Kreicbergs, U., Valdimarsdóttir, U., Onelöv, E., Henter, J. I., & Steineck, G. (2004a). Anxiety and depression in parents 4–9 years after the loss of a child owing to a malignancy: A population-based follow-up. *Psychological Medicine, 34*, 1431–1441.

Kreicbergs, U., Valdimarsdóttir, U., Onelöv, E., Henter, J. I., & Steineck, G. (2004b). Talking about death with children who have severe malignant disease. *New England Journal of Medicine, 351*(1), 175–186.

Kubler-Ross, E. (1969). *On death and dying.* New York: Touchstone.

Kubler-Ross, E., & Kessler, D. (2005). *On grief and grieving.* New York: Scribner Press.

Lehman, D. R., Wortman, C. B., & Williams, A. F. (1987). Long-term effects of losing a spouse or child in a motor vehicle crash. *Journal of Personality and Social Psychology, 52*(1), 218–231.

Lepore, S. J., Silver, R. C., Wortman, C. B., & Wayment, H. A. (1996). Social constraints, intrusive thoughts, and depressive symptoms among bereaved mothers. *Journal of Personality & Social Psychology, 70*, 271–282.

Levy, L. H., & Derby, J. F. (1992). Bereavement support groups: Who joins; who does not; and why. *American Journal of Community Psychology, 20*, 649–662.

Li, J., Laursen, T. M., Precht, D. H., Olsen, J., & Mortenson, P. B. (2005). Hospitalization for mental illness among parents after the death of a child. *New England Journal of Medicine, 352*, 1190–1196.

Li, J., Precht, D. H., Mortensen, P. B., & Olsen, J. (2003). Mortality in parents after death of a child in Denmark: A nationwide follow-up study. *Lancet, 361*, 363–367.

Lichtenthal, W. G., Cruess, D. G., & Prigerson, H. G. (2004). A case for establishing complicated grief as a distinct mental disorder in *DSM-V. Clinical Psychology Review, 24*, 637–662.

Lichtenthal, W. G., Nilsson, M., Kissane, D. W., Breitbart, W., Kacel, E., Jones, E. C., & Prigerson, H. G. (2011). Underutilization of mental health services among bereaved caregivers with prolonged grief disorder. *Psychiatric Services, 62*, 1225–1229.

Lichtenthal, W. G., Wiener, L., Sweeney, C., Roberts, K., Farberov, M. (2012). Disparities in prolonged grief, mental health service use, and barriers to use in racial/ethnic minority parents bereaved by cancer. Oral presentation at the American Psychosocial Oncology Society 9th Annual Conference, Miami, FL, 2/12.

Luthar, S. S., Cicchetti, D., & Becker, B. (2000). The construct of resilience: A critical evaluation and guidelines for future work. *Child Development, 71*, 543–562.

Mack, J. W., Joffe, S., Hilden, J. M., Watterson, J., Moore, C., Weeks, J. C., & Wolfe, J. (2008). Parents' views of cancer-directed therapy for children with no realistic chance for cure. *Journal of Clinical Oncology, 26*, 4759–4764.

McCown, D. E., & Davies, B. (1995). Patterns of grief in young children following the death of a sibling. *Death Studies, 19*, 41–53.

Murphy, S. A., Johnson, L. C., & Lohan, J. (2003). Finding meaning in a child's violent death: A five-year prospective analysis of parents' personal narratives and empirical data. *Death Studies, 27,* 381–404.

Neff, L. A., & Karney, B. R. (2005). Gender differences in social support: A question of skill or responsiveness? *Journal of Personality and Social Psychology, 88,* 79–90.

Pai, A. L., Greenley, R. N., Lewandowski, A., Drotar, D., Youngstrom, E., & Peterson, C. C. (2007). A meta-analytic review of the influence of pediatric cancer on parent and family functioning. *Journal of Family Psychology, 21*(3), 407–415.

Ponzetti, J. J. & Johnson, M. A. (1991). The forgotten grievers: Grandparents' reactions to the death of grandchildren. *Death Studies, 15,* 157–167.

Prigerson, H. G., Vanderwerker, L. C., & Maciejewski, P. K. (2008). A case for inclusion of prolonged grief disorder in *DSM-V.* In M. S. Stroebe, R. O. Hansson, H. Schut, & W. Stroebe (Eds.), *Intervention* (pp. 165–186). Washington, DC: American Psychological Association.

Rando, T. A. (1985). Bereaved parents: Particular difficulties, unique factors, and treatment issues. *Social Work, 30*(1), 19–23.

Raphael, B. (1984). *The anatomy of bereavement: A handbook for the caring professions.* London: Hutchinson.

Rosen, H. (1985). Prohibitions against mourning in childhood sibling loss. *OMEGA: Journal of Death and Dying, 15,* 307–316.

Rosenberg, A. R., Baker, K. S., Syrjala, K., & Wolfe, J. (2012). Systematic review of psychological morbidities among bereaved parents. *Pediatric Blood Cancer, 58*(4), 503–512.

Rosner, R., Kruse, J., & Hagl, M. (2010). A meta-analysis of interventions for bereaved children and adolescents. *Death Studies, 34,* 99–136.

Rosof, B. (1994). *The worst loss: How families heal from the death of a child.* New York: Henry Holt.

Sabbeth, B. F., & Leventhal, J. M. (1984). Marital adjustment to chronic childhood illness: A critique of the literature. *Pediatrics, 73*(6), 762–768.

Sanders, C. M. (1995). *Grief of children and parents.* Washington, DC: Hospice Foundation of America.

Schonfeld, D. (2012). Providing support for families experiencing the death of a child. In J. Wolfe, P. S. Hinds, & B. M. Sourkes (Eds.), *Textbook of interdisciplinary pediatric care* (pp. 223–230). Philadelphia, PA: Elsevier Saunders.

Schwab, R. (1992). Effects of a child's death on the marital relationship: A preliminary study. *Death Studies, 16,* 141–154.

Shear, K., Frank, E., Houck, P. R., & Reynolds, C. F., III. (2005). Treatment of complicated grief: A randomized controlled trial. *Journal of the American Medical Association, 293*(21), 2601–2068.

Skinner, E. A., Edge, K., Altman, J., & Sherwood, H. (2003). Searching for the structure of coping: A review and critique of category systems for classifying ways of coping. *Psychological Bulletin, 129,* 216–269.

Sloper, P. (2004). Predictors of distress in parents of children with cancer: A prospective study. *Journal of Pediatric Psychology, 25*(2), 79–91.

Surkan, P. J., Dickman, P. W., Steineck, G., Onelöv, E., & Kreicbergs, U. (2006). Home care of a child dying of a malignancy and parental awareness of a child's impending death. *Palliative Medicine, 20*(3), 161–169.

Thompson, L. (1993). Conceptualizing gender in marriage: The case of marital care. *Journal of Marriage and Family, 55*(3), 557–569.

15 父亲 / 母亲即将离世时家庭对孩子的照护

Anna C. Muriel

　　父母的离世会给家里的孩子以及其他任何年龄段的家人带来悲伤、痛苦和生活上的改变。然而，如果孩子尚处在青少年阶段或更小，或者说生活上还完全依赖他人，父母亲的离世尤其会引发巨大的应激，并对个人成长带来挑战。医学和精神卫生专业的工作人员扮演着很重要的角色，他们可以提供预期性指导、帮助家庭成员间增进沟通、识别风险较大的家庭、提供合理的干预，从而帮助他们保持较好的心理社会状态。然而，负责临终父母的医生可能缺乏处理儿童和青少年问题的专业经验。因此，本章将提供一些基本理论以及基础的干预方法来帮助那些面对限制生命的疾病、在抚育儿童方面又很积极的父母。关注孩子的发展阶段以及在该阶段特定的需求可以帮助临床医生以及家庭中其他生存者在父母临终的阶段和居丧阶段为孩子提供有效的支持。对于风险较高的家庭，在姑息治疗阶段以及居丧阶段可能需要特殊的心理社会干预。

背景

孩子应对父母患病

　　在父母患病的终末期阶段，孩子是非常脆弱的；他们可能会经历更多焦虑、抑郁、低自尊、恐惧、误解，并且伴随出现一些行为改变（Christ 等，1993；Christ，Siegel 和 Sperber，1994；Siegel，Karus 和 Raveis，1996）。家庭中父母之一患有癌症时，孩子会更加焦虑，无法讨论疾病，参与这个年龄阶段的活动时间减少，出现对癌症持续的担忧（Nelson，Sloper，Charlton 和 While，1994）。通过增加沟通可以缓解这些焦虑，有研究提示孩子在获得疾病相关的知识后焦虑水平下降（Rosenheim 和 Reicher，1985）。

　　然而，不是每个家庭都会在这方面进行很好的沟通；即使是那些被孩子评价为很会沟通的父母在谈论即将到来的死亡时与沟通水平较差的父母相比并没有什么优势（Siegel 等，1996）。治疗师能够在父母离世前辅助家庭进行沟通，从而提高孩子应对疾病和丧失的能力。不同发展阶段的孩子能够从适合该年龄阶段特定的情感和认知需求的干预措施中获益（Christ 和 Christ，2006）。

父母和家庭因素

在父母患病期间，父母出现抑郁以及家庭功能缺失也是孩子出现情感和行为问题的重要预测因素（Thastum 等，2009）。父母一方处在临终阶段，健康配偶给予他的躯体和情感上的关注决定了家庭中父母是否脆弱以及孩子是否会出现应对困难（Saldinger，Porterfield 和 Cain，2004）。当然，父母和孩子在对于死亡的认知理解上存在差异，因此对死亡的预期也会不同，这些都会提示孩子可能会怎样应对问题和其结果（Saldinger，Cain，Kalter 和 Lohnes，1999）。随着父母在疾病终末期出现外观上的变化、身体功能改变，以及完全依赖医疗设备等，孩子在见证这些过程后可能会出现一系列的反应，如果家庭中的成人照顾者非常有经验，孩子的反应可能会缓解，但是这种情况并不是常常会出现的（Saldinger，Cain 和 Porterfield，2003）。

父母患严重疾病时，如果医务人员能够根据他们的父母亲的角色给予特别的关照，患病父母可能会获益；有针对性的干预措施可以有效缓解父母、家庭和孩子的痛苦。有些父母尤其担忧自己的孩子，这些人包括：母亲、单亲父母、转移或复发的癌症患者、从主观上认为自己疾病不可治愈的人或是在精神上过度关注疾病的人（Muriel 等，2012）。毫不例外，同样是患进展期癌症的父母，与那些孩子已经可以独立生活的父母相比，孩子不能独立生活的父母会在更多的焦虑。这些父母更加倾向于选择更为激进的治疗措施，较少选择进展期治疗计划（Nilsson 等，2009）。

在姑息治疗阶段聚焦家庭的治疗方法可以降低那些高风险家庭中的青少年和成年孩子在居丧期出现的痛苦和抑郁（Kissane 等，2006）。在那些孩子幼小并寻求预防性居丧服务的家庭中，家庭治疗可以提高父母的抚育能力、应对能力以及照顾者的精神健康状态，在孩子出现心理不适时帮助儿童缓解自身内在和外在的问题（Sandler 等，2003）。

儿童居丧

有关儿童居丧的一些描述性的研究发现儿童本能上会通过积极的努力来保持与过世父母的联结，他们会建立当下的关系，这种关系会随着发展阶段不同而出现变化，但这些关系可以帮助儿童有效应对丧失（Silverman，Nickman 和 Worden，1992）。尚存的另一位父母能够为孩子提供机会来回忆和纪念过世的父母，并在孩子成长和发展的不同阶段帮助孩子将逝者的信息融入到家庭生活中（Nickman，Silverman 和 Normand，1998）。

临床医生和家人常常害怕父母在孩子尚未成年时离世会导致孩子长大成人后出现精神问题。尽管这种丧失会在孩子的一生中不断产生影响，研究显示大部分居丧的儿童并未出现精神障碍。尽管很多儿童在父母离世第一年可能会出现一些非特异性的、亚临床的、短暂的行为紊乱（Black，1998；Vida 和 Grizenko，1989），但只有 1/5 的儿童被诊断为精神障碍（Dowdney，2000）。

流行病学研究显示父母患病前家庭中已存在的心理社会危险因素是居丧儿童出现亚临床问题以及一般功能减退的重要预测因素（Kaplow，Saunders，Angold 和 Costello，2010）。关于姑息治疗及居丧阶段家庭功能类型的早期研究也显示功能异常的家庭，居丧早期抑郁和心理社会问题的发生率更高（Kissane 等，1996）。

父母过世本身并不能预测孩子在长大成人后出现精神问题；研究也提示是尚存的父亲/母亲的抚养质量（Bifulco，Brown 和 Harris，1987；Harris，Brown，和 Bifulco，1986）或者一般家庭生活（Breier 等，1988）能够更好地预测儿童在成人后是否会出现抑郁。其他有助于降低儿童成年后抑郁发生率的因素包括尚存父亲/母亲给予的温暖和共情，另一个重要因素是孩子有机会参与悼念离世母亲/父亲的活动（Saler 和 Skolnick，1992）。

发展心理学相关背景

不同年龄阶段的儿童对死亡的理解

临床医生如果希望为生命末期以及居丧期的家庭提供支持需要了解一些基础的发展心理学理论框架，并根据这些理论提供帮助。儿童对于死亡的理解会受到他们的认知和情感发展平均水平，以及在所生活的社区所接触到的死亡事件的影响。我们应该考虑到儿童的性情和发展中的个体因素，而他们的父母是最了解自己孩子的专家。临床医生了解不同年龄阶段儿童的基本需求可以指导他们在患者疾病的终末期为家庭中的儿童提供常规的支持，也是为儿童提供预防性指导和常规心理社会干预的基础。

婴儿和幼儿（新生儿至 2 岁）

婴幼儿通过对生存环境以及照顾者的依恋、基本的自我管理和信任来处理负责的任务。这些年幼的孩子无法理解时间和死亡结局。但是，他们对分离很敏感，能够感受到熟悉的照顾者不存在了。日常生活中的变化会让他们很痛苦，周围悲伤的成年人表现出来的痛苦情感也会对他们产生影响。

熟悉的环境和完整的结构对于所有年龄阶段深处困难之中的人们来说都非常有帮助，而对于年龄最小的这些孩子来说尤为重要。在父母离世后的最初几个月或几周内，婴幼儿的照顾者最好是了解他们日常生活的熟悉面孔，能够尽可能为他们提供连续的、可预期的照顾。

学龄前儿童（3 ~ 6 岁）

学龄前儿童的社会交往比婴幼儿要更广泛。这个时期孩子所发展出的预期的自我感、联想逻辑以及神秘想法都会影响他们对父母所患疾病和死亡的理解。这些自我援引观念可以预防儿童对家庭所出现变故的误解和内疚感。这个年龄阶段的儿童仍然无法理解死亡不可避免，因此他们会对死亡和严重的疾病给出一些所谓的"解决方案"。

由于年幼的儿童可能会把成人的悲伤和痛苦归咎于自己的行为，因此如果反复提醒他们自己所说所做不会导致父母患病或者死亡将可能让他们获益。成年人需要询问孩子在父母患病或者去世后自己的想法，还要反复纠正他们的错误想法。另外，照顾者还需要对孩子感受与行为相矛盾的表现有耐心，如一个孩子可能真实地谈论死亡或者编出一首歌，然而他们可能已经开始胡思乱想或者在日常活动中遇到困难或者变化了。学龄前儿童的父母可能会预计到孩子面对应激时的退行性行为：一个如厕训练良好的孩子可能变的不会使用卫生间，或者一个孩子在被送到原来提供贴心照顾的日托中心时变得不开心。

与年幼的孩子谈论死亡时，需要讲得具体、使用能"看得到的"例子。父母把死亡描述成"要睡觉了"可能会让孩子对上床睡觉和醒不过来感到害怕。孩子的概念里天堂可能是一个可去可回的地方。谈论开始时成年人可以先问问孩子认为死亡是什么样子的，这样可以将谈话聚焦于孩子的误解上。成年人要使用简单的语言，举一些与孩子有关的例子。具体的解释可以降低孩子在死亡发生后对痛苦或日常需求的担忧。例如，成年人可以这样说，死亡是"身体不再继续工作"，人不能再活动、再呼吸、再思考或再有感受等。家中的成年尚存者有时会惊讶和疑惑孩子什么时候会感到困惑、伤心并需要得到解释。

学龄儿童（7 ~ 12 岁）

学龄儿童会全神贯注于掌握学业、身体技能和社会技能，并且他们开始理解逻辑上的因和果。他们会更多关注平等，如果有什么事情让自己异于同龄人他们就会很敏感。

6 岁或 7 岁时，他们会理解死亡的永恒存在，因此可能会因为死亡造成的分离和丧失而痛苦。他们的概念可能仍然很具体；他们可能很难理解那些更抽象或精神性的话题。事实上，尽管成年人认为很难讲清楚，但他们可能已经对死亡和临终的事实性的、医学的或自然的部分有所理解。死亡不确定的时间框架可能是儿童尤其难掌握的，因此对死亡的预期可能会被误解。例如，一个 10 岁的孩子在听到父亲 / 母亲患病并且"回家直到死亡"时就会认为父亲 / 母亲当晚就会过世。

由于孩子的大部分时间是在学校度过的，最好学校里有一位适合的工作人员能实时了解生病父亲 / 母亲的最新情况。尽管孩子们可能不希望老师在学校里提及自

己父亲 / 母亲患病，但是应该有这样一个人，如果有一天孩子遇到困难知道应该找谁寻求帮助。虽然老师们可能认为在这种时候应该对孩子的学校课业要求进行临时调整，但是保持常规的课业任务和日常课程内容还是能让大部分孩子受益，因为这样孩子们会理解到尽管父亲 / 母亲患病或过世了自己的生活终将继续。患者或逝者家庭可能需要寻求社区其他家庭的帮助，以保证孩子能够继续参与这个年龄阶段的活动。学龄儿童可能还会担心自己和其他家人的健康状况，因而需要家人给予不断的保证。他们也可能通过躯体不适的方式来表达情感上的痛苦，这方面也需要不断进行澄清。

青少年（13 岁及以上）

青少年是自我身份形成和寻求从父母那里独立的一个发展阶段；身体各方面在发生变化，接触到的社会环境更加广泛。尽管他们具备了更多像成人一样抽象思考的能力，但是在 20 岁以前他们的大脑仍然没有发育完全。

青少年能够理解死亡最终都会发生，是不可避免的，也是普遍存在的；他们开始积极地思考存在和精神等问题。他们的想法也可能在两种观念中摇摆不定，一方面对父母的死亡有抽象的理解，一方面自己头脑中已形成非常具体的、自我导向的观念，即父亲 / 母亲的过世对自己生活产生了怎样的影响，担心父亲 / 母亲不在的日子里自己的生活如何继续，担心父亲 / 母亲无法见证自己成长过程中的重要时刻。

家中尚存的成年照顾者可能会担心孩子在整个事件中的自我卷入方式，这是发育正常的表现。但是成年人也需要反复提醒孩子，从而不至于让他们形成消极的性格缺陷。青少年此时还会遇到另一种危险情况，就是他们希望更进一步的独立，但是此时他们可能还没有能力处理很多事情，尚需要成年人给予不断的支持和指导。如果青少年承担了太多成年人的责任或者有些更危险的行为（如物质滥用或非法行为）时，家中的成年人一定要当心。

年纪较大些的青少年和刚成年的人也需要具体了解父亲 / 母亲的疾病和可能不久过世的事实，因为此时他们可能处在决定要离开家找工作或者去外地上学的阶段。虽然父母希望给他们更多自由，他们仍然需要了解确切的信息，并根据信息作出最适宜的决定，尽可能减少因为在父亲 / 母亲生命的最后阶段离得太近或太远而出现遗憾。

为家庭提供一般支持

与儿童进行预先沟通

根据当前孩子的发展阶段、家庭模式、父母的应对方式等，临床医生可以准确地呈现出父母对于如何帮助自己的孩子度过这段困难时期的担忧。临床医生根据家庭一般的沟通模式、家庭中的成年人提供终末期照顾的能力以及疾病预期的进展情况来选择干预的方式。

临床医生开始时可以先通过下面这些问题来评估家庭中成年人对于疾病和死亡的理解和预期：

- 家里的成年人是如何理解预期的时间过程的？
- 家里的成年人是如何理解预期出现的症状的？
- 对于死亡时的地点以及所处的医疗环境，家里的成年人有什么期望？

接下来的步骤是临床医生与家长讨论孩子当下是如何理解父亲/母亲所患疾病的：

- 跟孩子说过哪些有关父亲/母亲疾病的话？
- 孩子是怎么理解父亲/母亲所患疾病的结局的？
- 孩子经历过哪些社区中的人或家人的生活变故或者去世？
- 作为一家人，是怎么应对这些经历的？
- 到目前为止，父母是否特别担心孩子应对父亲/母亲患病的能力？
- 孩子应对死亡过程中，哪些是父母尤其担忧的？

上面这些问题的答案即可作为家庭必要的支撑，在疾病过程中出现担忧和误解时帮助父母与孩子之间进行诚恳的对话。我们鼓励父母使用直白的、适合孩子年龄阶段的语言，不断检查孩子是否理解了对话，确保如果孩子有问题可以随时提问。如果从来没有告诉过孩子父亲/母亲患的什么疾病，非常有必要尽快告诉他们，以尽可能减少他们对疾病的困惑或焦虑。

如果临床医生已经跟父母或者家里其他成年照顾者详细讨论过关于疾病的医学情况，就没有必要一定再直接面对孩子谈论这些事了。在某些情况下，医生与孩子见面的可能性比较小，疾病信息都是由父母不断重复地跟孩子讲解或讨论的。但是，如果在就诊时恰好或者专门让孩子出现在现场，医生应该欢迎孩子加入到疾病讨论之中，从而可以有机会讨论他们遇到的问题。同样，如果医生进行居家访视时孩子也在家，也要邀请他们加入谈话并提出问题。一些年纪大些的孩子可能会主动要求加入到与医务人员的谈话中，这样他们能感觉到自己更加充分地融入到家庭的经历中。在一些案例中，孩子可能会给医生或父母提出一些有挑战性的问题，这些问题正是由于他们的焦虑或者悲伤的情绪引发的。可以这样问孩子，"是什么原因让你想到了这些呢？"，如此可以澄清是什么引发了孩子的好奇或者担忧，也能帮助成年人提供确切的答案，避免说出一些不是孩子希望获得、也无法理解的细枝末节的内容。

与孩子进行讨论的时机

家人常常不知道什么时候适合跟孩子谈论他的父亲/母亲的疾病已经到了终末期。当然，有时父母真的很难公开地谈这个事情，即使是孩子已经看到了父亲/母亲病情不断恶化的状况或者偷听到父亲/母亲不久可能会去世。另外一种情况则是，父母无法掩盖治疗已经从治愈性治疗转为缓和医疗的事实，尽管患病的父亲/母亲在外观或功能上并没有什么明显的变化，死亡也是几个月之后的事情。

孩子得到消息最坏的方式就是通过偷听得到的，很多孩子都是因为家人善意的保护被排除在讨论之外。孩子们会自己得出一些关于父亲/母亲所患终末期疾病的结论，也有可能生出关于疾病为什么会进展或父亲/母亲去世后他们的生活该怎么办等问题的误解。另一方面，一些年龄更小的孩子可能不明白疾病终末期父亲/母亲还能活着一段时间，困惑于原本预期到来的死亡却延长了一段时间。

父亲/母亲的外观或功能状态发生明显改变时是很重要的节点，这时可以与学龄儿童或者更年长一些的孩子讨论死亡可能会在一段时间后发生。事实也确实如此，很多孩子会在看到父亲/母亲病得更重或功能变差之后直接问到死亡的问题。为了鼓励孩子清楚的表达自己的焦虑，父亲/母亲可以问"你知道当妈妈病得更重或者身体各部分不再工作之后会发生什么吗？"对于最小的孩子，只要告诉他功能发生改变就足够了，这些功能指的是患病父亲/母亲跟他们互动时的功能，"爸爸过去能跟我们一起走路，还能跟你一起玩，但是现在因为他病得更重了他就不能做这些了，他更多时间需要躺在床上"。虽然他们会意识到家庭中出现的痛苦，但是年幼的孩子需要给予连续、不断的确认，减少误解——不仅仅是关于预期的死亡。与学龄前或者更小的孩子的谈话在死亡发生后再进行会最有意义。

根据家庭背景选择临终照顾的场所

一个将面临父亲/母亲死亡的家庭需要做出的最重要的决策之一就是选择去世时的场所。没有一个适合所有家庭的答案，患病的成年人根据自己的经历或者自己的意愿选择是在家中、医院里或一家住院临终机构逝去。在家庭做出决定时，合理的情况下，除了尊重医疗或者患者本人的意愿外还应该考虑到孩子的需求。

有时候住在临终关怀机构或者医院里是最好的选择。但是健康的另一位母亲/父亲需要一边去机构或医院照顾伴侣，一边回家照顾孩子。如果家里还有一位对孩子来说贴心的、熟悉的成年人能够照顾孩子，就会缓解这种紧张的状况，保证孩子能够继续维持正常的家庭及学校生活。孩子去探访病人应该尽可能地有成年人陪同，后面将会讨论这个问题。

如果一个家庭选择居家临终关怀服务并且希望患者在家中离世，对一些细节的关注有助于增强孩子的舒适感。例如，尽可能让临终患者所在的房间有一个房门，对着家里开放的区域或者家人在的场所，这样可以让孩子逐渐适应看到患病的父亲/母亲以及医疗器械。让所有人都在家里的优势是使孩子能够尽可能地维持日常生活，并尽可能多地接触到健康的那位母亲/父亲。如果还有其他健康的成年人留在家里帮忙，一定要注意到家里大一些的孩子对隐私和日常生活的需求。

如果患病的父亲/母亲留在家里，更重要的事情是一家人一起讨论患者身体状况发生的变化，并且要关注孩子们是否对于将要发生的事情有什么问题或误解。孩子们可能尤其会害怕死亡，临床医生可以提前讨论预期出现的症状以及对疼痛、分泌物、气短等症状的治疗方法，这样既帮助了家里的成年照顾者，也帮助了好奇的孩子们；对于尤其好奇并且希望死亡发生时自己在场的孩子，医生可以解释死亡的自然过程看起来或听起来是什么样的。这样一来，大些的孩子可以根据自己的情况选择在死亡发生的最后几天和最后几个小时自己愿意参与多少。患者在家中离世后，父母应该考虑到当殡仪馆工作人员来运走尸体时应该让孩子们在哪儿。

患病父亲 / 母亲与孩子之间的会面

如果患者选择在医院或临终关怀机构去世，在孩子去机构探望患者时应该尽可能有其他人在旁边协助。如果孩子很勉强，说明可能有特别的担心，如担心看到血或担心看到他们的父亲 / 母亲离去。这个时候通常需要给予解释或有应急预案来给孩子提供保障。如果患者因为害怕变得情绪激动或者精神错乱，一定避免孩子见面；如果患者处在昏睡状态，孩子可以出现。如果大一些的孩子或者青少年也不愿意去探访，应该为他们提供机会来谈论自己的担忧，并且让他们有机会在随后感到内心舒服时再做出自己的选择。

最重要的一点是，应该为孩子去探访患者有所准备，例如让他们了解患者的躯体和功能状态，还要了解医院的情况、使用的医疗设备、同屋住的其他患者情况等。对年幼一些的孩子来说，描述上面这些情况时应该具体一些，就像住院前最后一次见到他们的父亲 / 母亲时一样具体。探访时还需要有另外一位能提供帮助的成年人陪同，这样孩子想离开时可以随时离开，而另外一位健康的家长还需要留下照顾患者。年幼的孩子探访时间很短，需要在房间里提供一些能让他们安静下来的游戏或绘画活动。不要强迫孩子去碰触患病的父亲 / 母亲，但如果孩子愿意可以辅助他们实现或给予支持。探访结束后，成年照顾者应该留出一定时间来问问孩子情况，如问孩子这个过程中是什么让他们最感兴趣、最害怕、最不舒服，或者甚至是问什么最好玩，这样可以安抚孩子并为下一次探访做准备。如果孩子不能去医院探访，应该尝试其他形式的联系。孩子经常乐于通过卡片或便签等来装饰病房。

当死亡即将到来，最后一次探访对于年龄足够大的孩子来说非常有意义，他们已经认识到死亡是生命最终的结局。大一些的孩子跟成年人一样，希望有几分钟时间能够单独与要离去的父亲 / 母亲相处，即使患者已处在昏迷状态，孩子还可以在最后时刻说一句"我爱你"或者共同度过一段属于彼此的私人时间。如果有可能，应该问问学龄阶段和青少年阶段的孩子们是否愿意在患者生命的最后一刻或者死亡发生当时被叫到近前。例如，死亡发生时孩子是否愿意被家人从学校带回家里或者半夜被叫醒？有些孩子很愿意参与其中，而有些孩子则更愿意留下对父亲 / 母亲健康时的记忆，或者在看到父亲 / 母亲病重或濒死时感到害怕或者不舒服。

引导孩子的原则是为他们提供信息，这样他们可以自己做出决定，也会感觉到自己的需求和想法在那些关键时刻有人关注。但是，家人应该记住在死亡发生之前、死亡之后、追悼会以及葬礼上都有很多机会说再见，在自己回想或祈祷等这些私人时间也同样有机会说再见。

留作纪念

当父亲 / 母亲们被确定疾病到了终末期时常常会想到应跟孩子们说些什么或者有什么可以留作纪念的特别的物品。家庭照片或大事迹备忘录可以用来讲述过世的亲人的故事。还有很多用来回忆的物品可供父母选择，例如根据每个孩子的情况或者在特定的情境下选择带有注解的书籍、信件、录音、音乐、电影等。关于随着时间变化孩子们是如何看待这些与逝者有联系的物品的文献较少，但是无论是从逝者的角度还是从家中健康的成人的角度来看，孩子们常常会认为这些东西能够提示他们的父亲 / 母亲是怎样一个人、父亲 / 母亲有着怎样的价值观和想法，以及在他们还是孩子的时候父亲 / 母亲是怎么看待自己的。

在死亡发生之前或者之后，孩子们可能希望选择一些特殊的物品来维持与逝者的关系。此时家庭之外更大的圈子里的人可以参与进来，如朋友和亲戚们在参加追悼会时可以说一些对逝者的话，这些内容可以整理一下在孩子们想要时拿出来分享。孩子可能在自己的一生中都会不断想起过世的这位父亲 / 母亲，当自己到达生命的某个阶段时可能尤其想要回忆这位逝去的父亲 / 母亲。

孩子参加葬礼和追悼会

任何年龄的孩子都可能会有机会接触到葬礼和追悼会的某个环节。家庭传统决定是否会有复活仪式、宗教服务、安葬或后续的家庭聚会，孩子可能会参与全部过程或者某些程序。去医院探访时，应该让孩子准备好，知道这些事情的过程，包括具体设置、谁会出现在现场、仪式是怎样举行的、孩子们能做什么不能做什么等。也要告诉孩子们在这个过程中现场的人们会表达怎样的感受，他们或悲伤、或热情、或幽默。对于年幼的孩子们，整个过程前后应该有一个熟悉的成年人照看，当孩子不能坐住或保持安静时护送他们离开。

大一些的学龄期或青少年期的孩子们可以参与到整个流程中，可以问问他们是否愿意在这个过程中朗读或者弹奏乐曲。很多殡仪馆可以为家庭提供一个私人的空间，为孩子提供特殊服务或安静的探访时间。孩子们有时愿意在棺材上面放一张照片、一张便签或一个特别的东西。学龄期的孩子可能会对处理尸体或火化提出具体的问题，家里人应该在这些仪式之前就了解具体过程，这样可以回答孩子的问题。要么，就要在这些困难甚至混乱的日子里确定一下孩子出现这些问题时应该问谁；葬礼的主管可能会为孩子提供适合他们年龄的信息。

年幼的孩子，特别是那些对死亡没有了解的孩子，当看到自己的父亲 / 母亲被下葬到土里时尤其会感到不安。确实，很多家庭会选择让年幼的孩子远离葬礼，让孩子之后再去探访父亲 / 母亲的墓地。对于那些选择把逝者的骨灰撒到土里或大海里或者没有丧葬地点的家庭，也要找到一个特别的场所来回忆或纪念逝者。

居丧干预

尽管凭直觉能感受到人们会担心父亲 / 母亲离世后在居丧期的孩子或其他家庭成员会出现一些心理问题，但关注这方面丧失的循证医学证据却很少。Christ 等制定了一种父母指导性干预方法，来协助终末期家庭中的沟通和访视（Christ，Raeis，Seigel，Karus 和 Christ，2005）。88 个家庭随机分配为两个组，养育指导干预组和支持反馈干预组。尽管组间比较差异尚未明确，访谈结果提供了大量定性研究数据，包括 157 名儿童在父亲 / 母亲离世后回顾之前做准备、与父母进行沟通、主题性描述等所起到的作用。

家庭居丧项目（Family Bereavement Program，FBP）是专门为 8 ～ 16 岁居丧期儿童设计的干预项目（Sandler 等，2003），来呈现对孩子来说存在的潜在风险因素和保护性心理健康因素。这是一项随机对照研究，在结构不同的社区家庭中进行，研究开始时间距离家中父亲 / 母亲离世时间分别为 4 ～ 30 个月；入组对象参与了 12 节团体课程，每节课 2 个小时。其中有 4 节课是家长和孩子一起参与的活动，其他的课程是分别由儿童、青少年、照顾者组成的团体。照顾者干预手册中的内容包括：①提供增强照顾者 - 儿童的积极关系和有效规则的技术；②挑战消极想法并增加积极活动的技巧，以及③指导儿童积极解决问题的教育内容等。儿童和青少年团体聚焦于提高参与者的应对能力、自尊、认知重建，以及问题解决能力等。这个研究项目为照顾者 - 孩子彼此分享和证实悲伤引发的感受提供机会。对照组会每隔 1 个月收到一本关于悲伤的书籍，总共得到 3 本书，同时会在提纲中标出关于成人、儿童、青少年悲伤等这些重点内容。结果显示 FBP 组照顾者的养育能力、应对能力、精神健康状况有所提高，应激性事件发生率减少。后续 11 个月的随访发现，原本年纪较小且存在较多心理问题者、女孩、积极抚养得分较低的父母，无论是家庭还是个人的危险因素都得到了改善，保护性因素得到强化。

虽然没有特别为有年幼孩子的家庭进行设置，但聚焦悲伤的家庭治疗模式（Family Focused Grief Therapy model）（Kissane 等，2006）已经用于心理社会风险较高且家中有小于 12 岁孩子的家庭。治疗模式包含 4 ～ 8 节课程，每节课程 90 分钟，从患者接受姑息治疗开始直到孩子进入居丧期，持续 9 ～ 18 个月。这种家庭干预旨在通过探索家庭凝聚力、家人对于想法和感受的沟通、管理家庭中的冲突来强化家庭功能。功能失调不太严重的家庭，例如只表现为家庭气氛沉闷，在干预过程中家庭痛苦总体得分以及个体抑郁得分改善最明显，这提示有些可能存在痛苦的家庭也可以在这种干预过程中获益。

虽然很多家庭成员和孩子个体功能复原力很好，最终会适应父亲 / 母亲离世后的生活并且功能恢复良好，但是医生应该意识到干预时要把照顾者、孩子或者家庭单元作为一个整体。增强成年照顾者的心理健康状况并提高家人之间的沟通和解决问题的能力对于心理社会风险较高的家庭会特别有帮助。

结论

　　父亲／母亲过早离世无论是对家庭还是对提供关怀照顾的临床医生来说都是一个具有挑战性的事件。在这段时间关注孩子的需求是临床照顾非常重要的一部分，家庭中的其他成年人也会非常感激医生能这么做。了解孩子成长以及他们如何理解疾病和死亡等基本知识后，家庭成员才能在此基础上帮助孩子。如果医生能够帮助家庭进行开诚布公的、以孩子为中心的沟通，并且帮助家庭提前设想可能出现的状况和存在的问题，家庭成员就可以利用自身最好的资源为孩子提供悉心的照顾。如果家庭在有人患病之前就存在一些心理相关的弱点，家庭为基础的具体的居丧干预可能会让家庭获益。

参考阅读

Christ, G. H. (2000). *Healing children's grief: Surviving a parent's death from cancer.* New York: Oxford University Press.

Harpham, W. S. (1997). *When a parent has cancer: A guide to caring for your children.* New York: Harper Collins.

Klass, D., Silverman, P. R., & Nickman, S. L. (Eds.). (1996). *Continuing bonds: New understandings of grief.* Washington, DC: Taylor & Francis.

McCue, K. (1994). *How to help children through a parent's serious illness.* New York: St. Martin's Griffin.

Rauch, P. R., & Muriel, A. C. (2006). *Raising an emotionally healthy child when a parent is sick.* New York: McGraw-Hill.

Worden, J. W. (1996). *Children and grief: When a parent dies.* New York: Guilford Press.

参考文献

Bifulco, A. T., Brown, G. W., & Harris, T. O. (1987). Childhood loss of parent, lack of adequate parental care and adult depression: A replication. *Journal of Affective Disorders, 12*(2), 115–128.

Black, D. (1998). Coping with loss. Bereavement in childhood. *British Medical Journal, 316*(7135), 931–933.

Breier, A., Kelsoe, J. R., Jr., Kirwin, P. D., Beller, S. A., Wolkowitz, O. M., & Pickar, D. (1988). Early parental loss and development of adult psychopathology. *Archives of General Psychiatry, 45*(11), 987–993.

Christ, G. H., & Christ, A. E. (2006). Current approaches to helping children cope with a parent's terminal illness. *CA: A Cancer Journal for Clinicians, 56*(4), 197–212.

Christ, G. H., Raveis, V. H., Seigel, K., Karus, D., & Christ, A. E. (2005). Evaluation of a preventive intervention for bereaved children. *Journal of Social Work in End-of-Life & Palliative Care, 1*(3),

57–81.

Christ, G. H., Siegel, K., Freund, B., Langosch, D., Hendersen, S., Sperber, D., & Weinstein, L. (1993). Impact of parental terminal cancer on latency-age children. *American Journal of Orthopsychiatry, 63*(3), 417–425.

Christ, G. H., Siegel, K., & Sperber, D. (1994). Impact of parental terminal cancer on adolescents. *American Journal of Orthopsychiatry, 64*(4), 604–613.

Dowdney, L. (2000). Childhood bereavement following parental death. *Journal of Child Psychology and Psychiatry, 41*(7), 819–830.

Harris, T., Brown, G. W., & Bifulco, A. (1986). Loss of parent in childhood and adult psychiatric disorder: The role of lack of adequate parental care. *Psychological Medicine, 16*(3), 641–659.

Kaplow, J. B., Saunders, J., Angold, A., & Costello, E. J. (2010). Psychiatric symptoms in bereaved versus nonbereaved youth and young adults: A longitudinal epidemiological study. *Journal of the American Academy of Child and Adolescent Psychiatry, 49*(11), 1145–1154.

Kissane, D. W., Bloch, S., Onghena, P., McKenzie, D. P., Snyder, R. D., & Dowe, D. L. (1996). The Melbourne Family Grief Study, II: Psychosocial morbidity and grief in bereaved families. *American Journal of Psychiatry, 153*(5), 659–666.

Kissane, D. W., McKenzie, M., Bloch, S., Moskowitz, C., McKenzie, D. P., & O'Neill, I. (2006). Family focused grief therapy: A randomized, controlled trial in palliative care and bereavement. *American Journal of Psychiatry, 163*(7), 1208–1218.

Muriel, A. C., Moore, C. W., Baer, L., Park, E. R., Kornblith, A. B., Pirl, W., . . . Rauch, P. K. (2012). Measuring psychosocial distress and parenting concerns among adults with cancer: The Parenting Concerns Questionnaire. *Cancer, 118*(22), 5671–5678.

Nelson, E., Sloper, P., Charlton, A., & While, D. (1994). Children who have a parent with cancer: A pilot study. *Journal of Cancer Education, 9*(1), 30–36.

Nickman, S. L., Silverman, P. R., & Normand, C. (1998). Children's construction of a deceased parent: The surviving parent's contribution. *American Journal of Orthopsychiatry, 68*(1), 126–134.

Nilsson, M. E., Maciejewski, P. K., Zhang, B., Wright, A. A., Trice, E. D., Muriel, A. C., . . . Prigerson, H. G. (2009). Mental health, treatment preferences, advance care planning, location, and quality of death in advanced cancer patients with dependent children. *Cancer, 115*(2), 399–409.

Rosenheim, E., & Reicher, R. (1985). Informing children about a parent's terminal illness. *Journal of Child Psychology and Psychiatry, 26*(6), 995–998.

Saldinger, A., Cain, A., Kalter, N., & Lohnes, K. (1999). Anticipating parental death in families with young children. *American Journal of Orthopsychiatry, 69*(1), 39–48.

Saldinger, A., Cain, A., & Porterfield, K. (2003). Managing traumatic stress in children anticipating parental death. *Psychiatry, 66*(2), 168–181.

Saldinger, A., Porterfield, K., & Cain, A. C. (2004). Meeting the needs of parentally bereaved children: A framework for child-centered parenting. *Psychiatry, 67*(4), 331–352.

Saler, L., & Skolnick, N. (1992). Childhood parental death and depression in adulthood: Roles of surviving parent and family environment. *American Journal of Orthopsychiatry, 62*(4), 504–516.

Sandler, I. N., Ayers, T. S., Wolchik, S. A., Tein, J. Y., Kwok, O. M., Haine, R. A., . . . Griffin, W. A. (2003). The family bereavement program: Efficacy evaluation of a theory-based prevention program for parentally bereaved children and adolescents. *Journal of Consultation and Clinical Psychology, 71*(3), 587–600.

Siegel, K., Karus, D., & Raveis, V. H. (1996). Adjustment of children facing the death of a parent due to cancer. *Journal of the American Academy of Child and Adolescent Psychiatry, 35*(4), 442–450.

Silverman, P. R., Nickman, S., & Worden, J. W. (1992). Detachment revisited: The child's reconstruction of a dead parent. *American Journal of Orthopsychiatry, 62*(4), 494–503.

Thastum, M., Watson, M., Kienbacher, C., Piha, J., Steck, B., Zachariae, R., . . . Romer, G. (2009). Prevalence and predictors of emotional and behavioural functioning of children where a parent has cancer: A multinational study. *Cancer, 115*(17), 4030–4039.

Vida, S., & Grizenko, N. (1989). *DSM-III-R* and the phenomenology of childhood bereavement: A review. *Canadian Journal of Psychiatry, 34*(2), 148–155.

16　老年哀伤人群的家庭中心疗法

J. Shep Jeffreys

　　基于三个概念恰当帮助哀伤的老年人群：①理解人类的哀伤，即哀伤是一种自然的、根植于生存的原始反射；②理解老年人，即居丧中的老人有独特的需求与现实；以及③认识家庭中心疗法，即以家庭为单元通常是照料哀伤老人最可行的形式。

　　在回顾这些为照料居丧老人所提供服务的功能之后，我将重点关注家庭中心疗法的思想、方法以及资源。根据 Kissane 和 Bloch（2002）的说法，"这种方法包括评估家庭、利用他们自身的优势、增强适应性应对的能力，目标为优化他们的支持性角色"。

理解人类的哀伤

　　我从第一层次的理解开始——人类的哀伤是面对丧失而出现的一系列想法、感受以及行为反应，与生存冲动相关联（Parkes，2002）。在面对生存威胁时，我们天生具有战斗－逃跑－僵住反应；同样，我们还有另一项生存负荷反应——人类的哀伤反应（Jeffreys，2011；MacLean，1973）。哀伤是为了存储我们的亲密关系，既满足于人类未来的连续性，又确保回归功能性的生活。这种生物必然性在我们的基因中得以遗传。我们的基因库让我们活得足够长以保护我们的后代，并使得他们能够携带存活任务——一个生物学版本的"多子多孙。"

　　哀伤是一种普遍的人类现象。在全世界，电视和互联网将各种文化的悲剧带至数十亿人的面前，丧失的痛苦面容具有普遍的相似性。肤色可能存在差别，衣服可能存在差别，葬礼仪式可能不熟悉——但是"抱着死去孩子的母亲的哀号无论在什么地方看起来和听起来都是一样的"（Jeffreys，2011，p. 39）。

　　某些否认和幽默是对丧失的必要的反应。这让我们逐渐适应我们所爱之人已经永远地离开了、转移的肿瘤无法控制、疾病到了晚期、企业破产了、经济危机出现了（Jeffreys，2005），或我们的祈祷未能得到回应这些情况。这就是人生。

　　随着个人的成熟，会与他人建立起亲密关系以保障社交与心理上的生存（MacLean，1973），并延续这种传承。亲密关系的本质——安全 vs. 不安全的纽带——对于关系具有很强的塑造作用，并逐渐影响到哀伤的性质（Bowlby，1973，1979，1980，1982；Fraley，2002）。神话、文化、信仰与过去的想法建立起"我们内在信仰系统的墙壁，如考古遗址中是破碎的陶器碎片"（Campbell，1988/1991，p.

xiv）。洞穴壁画、墓葬器物以及史诗中充满了逆境生存的英雄故事。在仪式中亲属聚集旨在支持哀悼者。哀伤反应源自基本的应对与生存驱动力；这是自然和有预期的。

理解老年人的哀伤

假设年长的人在面对死亡时能排除正常的困难是错误的。

——T. Rando（1984）

在理解哀伤老年人需求以及家庭中心治疗方法作用时需要认识老年人的特征。

美国每年有超过 250 万人去世（Hamilton，Martin 和 Ventura，2012）。死亡人数最多发生在 65 岁以上的年龄组。虽然老年人仅占总人口的 12%，但是却占总死亡的 73%。除了死亡或其他损害，还有哪些因素会影响到老年人居丧的性质？共同居丧者有谁？谁能带来帮助？

有研究比较老年人和年轻人的居丧，发现年轻人的居丧存在更强烈的哀伤以及更多的适应性问题（Hansson 和 Stroebe，2007）。影响老年人的大部分死亡源自慢性疾病或其他进展性的疾病。每年 240 万死亡中的大约 170 万是由于疾病的原因（Jeffreys，2011）。配偶去世尤其如此。"当代晚年丧偶最好被描述为一个过程"而不是一个事件（Carr 和 Jeffreys，2011，p. 82）。配偶或亲密的人去世可能代表过去数月至数年的居家照料，和所有伴随的丧失和风险。然而，当死亡突然、无预期地和（或）以一种激烈的方式到来，居丧老年人与年轻的哀悼者一样处于相同的痛苦水平和拥有死亡后创伤反应。

居丧老人的年龄差异会使我们开展不同的工作。今天，75 岁以上的老年人是增长最快速的群体。随着配偶、兄弟姐妹、成年孩子或亲密的朋友的去世，居丧老年人可能没有足够的时间重建亲密关系。成年孩子的去世也可能意味着他们支持与潜在的照料资源的消失。

影响老年人哀伤的因素

随着年龄增长，老年人不断遭受丧亲。老年人可能会为配偶、同伴以及兄弟姐妹和孩子的死亡而哀伤。每一次丧亲均会对内在世界造成永久的改变。每个新的丧亲都会被加入到已存在的其他的丧亲与改变的网络中，被一起体验（Jeffreys，2011）。

身体健康因素

随着年龄增长，健康状况与身体限制会影响到他们的生活质量。一些是生物性的——自然磨损导致的功能不佳。基本的身体系统，如心脏、神经系统、消化系统、内分泌系统、肌肉 - 骨骼系统，以及免疫系统会自然衰老。一些局限是由于跌倒引起，其他则是由于慢性疾病。

对于治疗师来说获取来访者病史是非常重要的：疾病、住院、药物、身体局限，以及老年人对于他们生活中这些方面的反应。应将老年人的医疗问题放在首要核心地位，这需要与医生会面；哀伤治疗可放在这之后。如果有的话，家里是谁陪伴老年人会面？已经安排了么？其他人知道谁负责老年人的医疗会面或随访么？如果是一个丧偶的案例，逝者是居丧老年人的照料者么？

当处理老年人的时候，掌握充足的医学知识非常重要，有助于识别危险信号并及时向临床医生转诊。

认知因素

在生命的这个阶段，认知变化可能影响在熟悉任务中的表现，使老年人感到力不从心。当他们试着驾车去老朋友家或试图填写健康保险单时会感到困惑。他们可能出现短期记忆下降、反应时间延缓、注意力下降和（或）找词困难。如果是由于水化不足、药物相互作用或尿路感染所引起的，认知改变是可逆的。对于另一些人，记忆下降可能是由于小卒中或早期阿尔茨海默病所致。照料者不应该在临床医生确诊之前就推论认知功能下降是永久的。

社会因素

许多社会问题与状况会影响到老年人的哀伤反应。

孤独。"孤独，孤立的主观感受，没有归属感，或缺乏陪伴，是一个常见的痛苦来源，使老年人受苦，损害老年人的生活质量；并且是功能下降和死亡的预测因素"（Perissinotto，Cenzer 和 Covinsky，2012，p.1）。此外，孤独的主观体验是一种与社会孤立和抑郁所不同的一种状态。现实中一些老年人的社会交往受限，不管他们住在哪里。当然，即使是那些生活在社区机构和疗养院的老年人也会感到非常孤独。

独居的老年人可能由于交通不便、身体活动受限或是缺少家人、朋友以及邻居而孤立。即使孩子生活在附近，但由于家庭冲突或家人间缺少来往，老年人仍会感到孤单。

有些老年人则可能由于他们的许多老友去世而感到孤单。有些老年人很少有机会会见朋友并结交新朋友。同样，由于失去了照料的角色、工作的角色或志愿者的角色造成的角色丧失，在没有其他角色替代的时候也会导致社会性的孤立。尽管如此，根据 Perissinnotto 等（2012）的研究，"孤单可能适用于心理社会干预，相对于其他导致功能下降的年龄相关慢性疾病，其更具可治性"（p.3）。

丧失公民权。通常认为老年人对于死亡不像年轻人那样会经历深深的哀伤与恐惧。家庭中的年轻人可能认为老年人活了这么长时间，所以会"习惯于别人死亡"。这种误解会导致老年人掩饰自己的哀伤表达——但是，这会增加其出现躯体、精神，以及情绪问题的风险。

社会价值下降。尽管很多文化高度重视并崇敬老年人，但在另一些文化中，老年这个词让人想起一些刻板的画面，即衰弱、丧失生产力、没有性欲，以及无足轻重。他们被认为是没有吸引力、认知受损的、需要医疗照料的或需要理解治疗的。他们可能不再工作，他们可能耳聋或活动性下降，他们可能喜欢聊"以前的事"以及"我年轻时做的事情"。这不仅使他们的价值观与年轻一代发生冲突还会使老年人丧失价值。这被称为老年歧视。

老年人的故事被认为没有价值去叙述，也没有值得分享的智慧。如果这些没有传给下一代，逝者家人和朋友对他们的记忆是缺失的。的确，许多家人对没有记录下老年人的过去的人生表示遗憾。

居丧负担

居丧负担，由 Kastenbaum 描述（1969），源自短时间内接连发生的多种原因的丧失以及生活变故，如身体残疾、财政破产、亲人或朋友生病、搬迁以及记忆力下降。下列负担因素会导致抑郁和退缩、焦虑增加、疲劳和身体衰弱。

- 财政独立。收入和购买力的丧失会导致出现无助感和依赖感。
- 工作角色和状态。当一些老年人停止工作和退休时，他们不仅仅损失了收入，还损失了他们的自我认同与自我价值、社会地位和社会关系。
- 社会角色。老年人由于健康状况不佳或是活动能力下降导致离开领导角色，或是由于搬迁迫使他们丧失邻居角色。
- 活动性。停止驾车或走路困难的老年人可能依赖公共交通、家人和朋友，或是社会服务部门来帮助他们外出。

配偶去世

长期的生活伴侣通过结为夫妻发展为一种身份认同感。他们会发展出非言语的信号与交流、语调、语言、交互的想法，以及价值。由于躯体或社会死亡带来"伴侣"的终结会形成一个真空期，即使有可能，也需要花费更多时间与付出才能重建。对于寡居的配偶来说，学会延续过去，同时要与丧亲后变化的世界联结是他们面对的挑战。

寡居在65岁以上的人群中很常见（Carr 和 Jeffreys，2011）。美国每年大约有900 000人成为寡居者，近3/4是65岁以上的人群（根据联邦政府年龄相关的统计，2010）。由于同龄人数的衰减使得发展新的关系受到限制，并且由于男性通常生存时间没有女性长而导致适合的男性较少，使得问题更加复杂。

照料

自己照料多时的患病的爱人的去世不仅仅带来预期性哀伤，还有时会使照料者陷入对死亡、葬礼，以及丧失后的生活的幻想中。突发的、没有预兆的丧失让人猝不及防，会带来很高的创伤风险，并且会影响到逝世后的适应。此外，所爱之人的去世也让照料角色带来的积极性与获益丧失（Boerner，Schulz 和 Horowitz，2004）。

理解家庭中心疗法帮助哀伤的老人

我所说的家庭，指的是随着时间的推移，我们可以依靠的亲密的一群人，给予彼此安慰、关心、抚育、支持、亲密的情感。

—P. Boss（2004，p. 4）

照料的标准是照料的提供者。

—S. Jeffreys（2012b）

场景设置

许多变量影响哀伤，包括哀伤老人的精神世界，还有其外在环境。因为之前对于哀伤与丧亲的未完的偏见，包括心理和躯体上的不适目前大家已经越来越认识到姑息治疗和居丧服务从业者的重要性。（Jeffreys，2011；Katz and Johnson，2006；Wallin，2007；Worden，2009）。必要照料的标准已经被描述为通过"精致的见证"实现（Jeffreys，2011）。在此，从业者尊重居丧者的需求和安排，倾听多于谈话，观察多于行动（Jeffreys，2011）。

家庭成为人类生存的基本单位，已经超过了 60 000 年，从原始的穴居时期持续至今，为人类生存的关键目标服务。任何个人真实准确的描述都需要结合其家庭、社区及其他社交网络的背景信息。

"以家庭为中心"的方法具有从关系的角度看待问题的优势，超越了任何个体的观点（Magnavita，2012）。考虑有关疾病、丧亲以及居丧的家庭传统，文化与信仰传统，家史，丧亲的故事——所有的这些理解汇聚于家庭，因此提供了以往难得的交流平台。家庭是相互影响的交互系统（Worden，2009）。家庭可以计划、增长知识、共同获取技能。心理教育干预创造了一个"学会学习"的过程，建立了团体凝聚力（Bateson，1972）。家庭在姑息治疗小组中扮演着重要的角色：通常是家庭为终末期的患者提供绝大部分的照料。

评估

最初，治疗师参与以下几点工作的记录：①谁来了；②谁没有来；③谁和谁坐在一起；④谁先发言的；⑤当家庭成员发言时或刚发完言时他们会看向谁；⑥谁安慰了谁；⑦谁做了大部分或全部的安抚工作；⑧谁表现出不投入；⑨其他人与主要居丧者的关系如何；⑩谁在制订未来的计划，以及⑪治疗师对该团体的感受如何以及他生活中的哪些经验会浮现。

随后对于哀伤的中介因素的讨论可用于指导评估任何一个家庭的状态。使用循环提问的方式不仅有助于让每位成员都能发言，还有助于理解家庭中不同的观点。最初几次会谈是更多了解这个家庭的最好时机。

随着治疗的开展，治疗师评估：①家庭的交流模式（如他们之间可以自由表达么？他们之间存在控制或压制么？谁需要通过把他的东西拿走来获得支持？他们会直接谈论同处一室的老人或患者么？有禁忌的话题么？）；②家庭成员的凝聚力，相互支持，规划委托责任 / 照顾的范围；③存在冲突与功能障碍的地方；④支持家庭已有的或正在计划参与的资源（如家庭系统的开放性如何）；⑤知识基础 [如家庭对于医疗现实、姑息治疗，和（或）人类哀伤的正常现实的理解或信息掌握的程度]；以及⑥治疗师从自身的生活经验出发对这个群体的感受如何。

几个因素协调家庭功能的性质与功能。在临床过程的早期，从业者与家人一起工作应该注意之后提及的可能因素（修订自 Jeffreys，2011）。

影响家庭哀伤的因素

疾病或死亡的性质。当丧失事件发生时，哀伤会随着具体情境不同而有所不同。例如，突发的、暴力的以及意想不到的死亡使得哀伤变得复杂与强烈。目睹暴力死亡的家庭成员很有可能发展为创伤后反应。当一个老人在早晨醒来的时候发现无法叫醒他的妻子，他意识到妻子已经死亡并后悔没能说再见。长期的疾病会耗竭家人的能量、时间以及投入生活的其他方面的动力。有些哀悼者会感到某种程度的放松，因为他们所爱的人不再遭受折磨。

亲密关系的性质。与患者或逝者间的亲属关系质量将影响到哀伤的性质。存在不安全亲密关系的家人之间很少相互合作。老年人对于逝者家庭成员的依赖或矛盾的水平可能导致不同程度的哀伤。在某些情况下，处理家庭成员之间或是其与逝者之间的未尽事宜是十分必要的。

家庭价值和信仰系统。这些源自宗教、社会和文化遗产，以及随着时间的推移而发展的家庭传统。对于生活和死亡的态度。处理仪式，以及哀伤的交流方式各不相同，需要帮助者极大的尊重。家庭价值在任何先前的经验中均扮演了重要的角色。已经有研究表明当宗教信仰越强时，哀伤的程度则越低（Wortman 和 Park，2008）。

临终、死亡或居丧的年龄。哀伤反应常常受去世者年龄的影响。对于老人去世通常是有预期的，而孩子的死亡则是"无法想象的"（Rosen，1990）。然而，老人经历的丧失也是令人痛苦的。老年生存者可能已经失去了配偶、兄弟姐妹、表亲或朋友；他们同辈人的世界已经衰落。当看到同龄人的讣告时，死亡问题会浮现在意识的最前线。

家庭功能的性质。之前家庭中的矛盾会在姑息治疗过程之中或之外再次出现。这会给困难的境况增加额外的压力。它们之间可能缺乏联系，不能相互支持，甚至是相互敌对的。家庭可能无法以团体的形式会晤，任何缺席的原因都能提供家庭凝聚力额外的信息。相对于完整的家庭，破碎的家庭是家庭系统中非常有用的部分——在更多的时候，这是家庭中心疗法所遇到的现实。这些参与进来的成员将对居丧老人的支持发挥积极的作用。

影响哀伤的其他因素。教育水平、经济状况、精神资源、文化传统，以及可获取的社区支持会影响到家庭成员的哀伤。例如，有些人需要在三天丧假后回归工作，因此没有充足的哀伤时间，也没有时间安排老人、孩子或孙子辈的需求。一个已经在照料终末期家庭成员过程中经济枯竭的家庭在处理他们的哀伤时会存在更多的焦虑。许多临终关怀医院和医院教牧照料部门为家庭提供一年的居丧支持服务。一些殡仪馆同样有针对家庭的后续照料支持服务。

居丧家庭的悲伤治疗

如果家中有经历过巨大变故的老人，治疗方案的目标设定是必要的。Worden 关于抚慰的重要任务将持续对整个家庭产生意义（Worden，2009）。下面有两个案例来体现设置目标和干预措施。

悲伤家庭的治疗任务

Worden 的四个抚慰任务已被家庭治疗师采用，通过引导一系列针对性的行为措施，使悲伤家庭能够更快适应新生活和治愈失去亲人后的痛苦。从业者可以通过这些来评估当前这个特定家庭团体需要得到成长的某些方面。

任务 I：共同分享死亡或其他创伤性丧失事件相关的知识

拒绝与接受现实

家庭必须意识到，医学诊断或丧失是决定性的和不可逆的。一定程度的否认可能有助于缓慢地接受现实；然而，目标的设定是让家庭成员分享他们关于丧失的切身感受。与姑息治疗和居丧服务人员一起进行的家庭会议可以考虑传统仪式带来的获益，包括葬礼、纪念品、祷告服务、守夜、坐湿婆、观察、介入和火葬仪式，尽可能地为他们提供帮助。虽然家庭成员不一定完全同意，但合理的规划是有帮助的。

促进对晚期病症诊断的认识

对于此类家庭，护理者可以通过询问以下问题来核实、澄清或概括患者当前的医疗信息："您对医疗状况的理解是什么""医生或护士关于疾病情况是如何具体说明的""您需要医务人员做相关解释吗""您认为在你的诊断得出时与谁聊天最有帮助""您和你的家人讨论过您当下做出的预先指示吗"。对此，Connor 给出了谨慎的指导："必须对患者和家庭不断重新进行评估，以确认他们是否做好了接受更多信息的准备"（Conner，2009，p.59）。

促进家庭接受死亡的现实

由于家庭成员可能有不同的理解，问一些问题来弄清楚他们知道发生了什么是很有必要的。因此，可以问："你是怎么理解死亡的""接下来发生了什么""谁安排了葬礼""你对此怎么想的""她去世的时候你陪着他吗""你能说再见吗""他看起来怎么样"。

支持仪式和其他有助于确认现实的策略

提出关于死亡仪式的问题有助于确认死亡现实，包括："葬礼是什么样的""它在哪里举行""由谁主持""你能记得这些悼词吗""都有谁致词了""你说什么了吗""在坟墓边""埋葬过程对你来说是什么"。在适当的时候，考虑以下任务。
- 确认医师的报告、死亡证明或新闻报道。
- 查看留言簿、慰问卡或纪念品。
- 如果错过葬礼，则需举行另一次仪式，策划好从头到尾的细节。
- 通过引导想象训练，回忆丧失事件、葬礼、值得纪念的事情或埋葬过程。

识别生活中的变化

为了帮助悲伤的家庭成员了解丧失带来的变化，请用婉转的方式问以下问题："你现在的生活有什么不同""你失去了什么""什么时候是你最难熬的时候""现在你的身体有何异常感觉""你对未来的担心是什么""你接下来什么打算"。

家庭内部封闭的 vs. 开放的沟通

家庭之间的交流越容易且越开放，越有助于成员之间进行必要的分享。计划创造性纪念仪式和传统仪式以及其他联合的家庭活动可以帮助人们更加开放地讨论和接受丧失的现实。

不活动 vs. 活动

虽然个人难免有悲伤的时候，但通常可以在家庭联合活动中得到有效的治愈。有效的措施包括：宗教服务、接待访客、寄送感谢卡片、发布公告并告知他们社交圈子里其他人有关疾病或死亡的消息。家人常常会对节日、生日和周年纪念日等特别敏感，因此这些时刻非常有用，可以为所爱之人举行仪式、聚餐以及其他纪念活动，可以用到蜡烛、祝福、照片、喜欢的食物、美酒、音乐和花等。再次强调，家庭和文化传统在促进接受现实方面发挥着重要作用。

家庭以外封闭的 vs. 开放的沟通

与大家庭、朋友、宗教团体成员、支持服务工作者和同事的密切联系可以为家庭提供倾诉痛苦和获得支持的机会。询问他们："你们都向谁寻求过帮助？"

任务Ⅱ：分享痛苦和悲伤

倾诉

当家庭成员在生活关系网中与彼此以及大家庭成员、朋友和其他人倾诉时，会一起分享很多痛苦和悲伤（Nadeau，2001）。悲伤的人通常需要反复倾诉，描述所爱的人的特征、医疗情况和近期的历史情况，描述死亡情节，并思考他们将失去什么和未来生活会有什么不同。循环提问给予证实是有帮助的：现在有什么感觉？现在对于每个人来说，所爱之人逝去后还能留下些什么？我们希望自己还能对他说些什么？

明白死亡的意义和发掘所爱之人去世后新的生存意义对于恢复生活功能是必要的。很多时候，我们听到人们问"为什么""为什么会发生""为什么是现在""为什么发生在我们家"。人们可以自己寻找答案，也可以在别人的帮助下度过难关。

沉默的约定

然而在某些家庭中，可能有一个沉默的约定，家庭成员默认达成共识"我们不想谈及这个问题"。其他家庭可能会淡淡地说："我们都很好，谢谢你。"这种家庭常常不愿分享他们的需求，因此可能限制来自家庭外部资源的支持。这可能是一种否认的功能和（或）文化或家庭习俗在起作用。

情感表达

表达失望、无助、释然、内疚、愤怒、焦虑、恐慌的情绪，或者需要冷静的时间，都是对于丧失可能做出的反应，分享这些情感可以帮助其他家庭成员知晓并给予理解。悲伤的老年人可能会觉得向他人表达情绪不太合适，不会表现出太多悲伤。内疚和愤怒常常很难向家人表达，但一旦他发现其他家庭成员也有类似的感觉，悲伤的情绪会得到很大程度的缓解。家庭深入交流允许表达那些常常不被接受的情绪，但是必须尊重那些限制公开表达感情的民族文化。

任务Ⅲ：重组家庭系统

重新调整和重新分配

关系的重新调整和角色的重新分配，可以从准备葬礼和其他死亡相关活动开始。由谁来确定棺侧送葬者的人选？我们应该设置一个开放的棺材吗？这些决定有助于个人承担新的角色责任。照顾者必须在讨论未来安排的家庭会议上提出重要问题，例如日常生活、财务和新的责任。这些问题的解决常常都会落到逝者配偶的肩上。如果家庭不能或不愿意讨论他们对未来的需求，照顾者可以通过策划一个着眼于近期的规划来改变这种局面。

采用新的家庭组织结构

处于悲伤中的家庭可以抛弃旧的家庭模式，并采用新的模式和功能结构，尤其是如果死者生前在家中发挥着主导作用。每当发生重大变化时，正是对旧的模式进行讨论并寻求新的途径和解决方法之时，例如开展娱乐活动、家人一起用餐、计划并实施一项预算支出、与其他非核心家庭成员联络。

更换伴侣的担忧

失去配偶或生活伴侣后，可能会出现更换伴侣的问题。社会的习俗和家庭的抗拒可能决定了一个悲伤的长者何时应该恢复他自己的社会生活。直系家属可能会对寡妇或鳏夫寻找新的伴侣施加压力，或者对此事保持长期的沉默。照顾者可以让家庭针对特定主题进行开放的讨论，例如对生活关系的担忧。支持团体也可以提供帮助，团体中其他人可以分享他们如何应对困难或尴尬的情况。

其他创伤性丧失

在其他创伤性丧失的情况下，如失业、财政危机、离婚、家庭在火灾或遭抢劫时被破坏等，老人可能会像正常死亡一样死去。收入严重减少、失去住所和所有个人财物等状况在丧失事件本身以外还会带来其他影响。老年人会为生存问题感到担心："我们将在哪里生活""我们将如何支付食物上的开销""我将如何得到医生的预约""我什么时候能看到我的朋友""我会安全吗"。往往，这种非死亡性的丧失不会被看做是引起悲伤反应的合理因素。

任务Ⅳ：创建新的路线，关系和目标

从悲伤中走出来

这一点通常随着时间缓慢实现。家人可以逐渐认识到，他们既可以继续怀念所爱的亲人，同时也可以改变并适应他们当下的生活。

一种技术叫做控制回避（Jeffreys，2012a）帮助个体积极在悲伤与非悲伤活动投入之间找到平衡。制订一个悲伤管理系统并选择何时扳动焦点开关，可以赋予居丧者对悲伤的控制感。他们会认识到，悲伤是适应过程的重要组成部分，并赋予其合法性，同时决定在每个关注阶段分配多少时间以及何时参与。

居丧者可以通过精神纽带与丧失的亲人保持联系，这不要求他们在现实生活中存在，也不妨碍他们失去亲人后的功能性生活。通过一定的方式尊重死者的价值观、对优先事项安排和社会归因，幸存的家庭成员可以将这些具体的特征融入他们自己的身体之中，并将其带入未来。

仪式包括一个与已故亲人保持联系的系统。精神上的联系可以通过祈祷、祝福、纪念，捐赠、种植树木和建造园林，以及举行其他典礼来实现。同样，在节日餐、毕业、婚礼或婴儿命名的时刻家人一起保持一段时间静默，既可以庆祝失去亲人后的生活，也可以再次提醒逝者已逝。

创建新的传统

有时，对死者、过去的传统和惯例过度理想化可能会阻止人们提出新的想法，更充分地满足家庭当前的需求。许多家庭成员会一直保持某些传统和习惯，因为父亲或祖母总是这样做。这些家庭风俗中的某些内容可以看做是家庭成员对死者的爱，而其他内容应该被新的和更令人满意的做事方式所取代。

治疗策略

在所有能够辅助临床的、有价值的治疗策略中，可供选择的治疗策略包括：①外化；②意义建构；③保持联结；④心理教育和⑤正常化。

外化

疼痛和其他悲伤感的外化可以在治疗设置中进行（Kubler-Ross，1969，1978）。许多家庭希望找到一个在安全的表达痛苦的机会。他们可能已经在彼此面前哭泣，并且在哭过之后能够感到宽慰。治疗师可以鼓励这种释放的方式，并表明在这里、此时此刻如此表达是很正常的。有用的技巧包括：一个方便拿到的纸巾盒和支持声明，如"这就是我们要在这里做的"。

家人要学习忍受哭泣并支持表达悲伤的人。居丧的来访者知道他们可以在治疗过程中表达悲伤，并且只要有机会，他们可以和其他家人一起这样做。

意义重建——目标和干预

"生命结束时，患者需要感受到生命的意义"，这可以通过做一个"生命回顾"或者做一个对过去生活（包括家庭）的口述来实现（Conner，2009，p.68）。作为居丧者，我们不仅要对丧失赋予意义，而且也找到未来陌生的新生活的意义。创造新意义的价值在于，死亡破坏了我们随着时间推移所形成的假设和个人意义的经验。我们可以尝试：①对丧失赋予意义；②在这次经历中找寻一些积极的获益，以及③对我们作为居丧者的身份做一些修改（Neimeyer，Baldwin 和 Gillies，2006）。意义重建会带来非常多的益处。

在对丧失赋予意义时，我们鼓励家人回顾临终时的情况，尽可能包括死亡当时。如果家人对死亡原因的看法差异很大，可以请医疗人员来帮忙。在适当的时候，宗教和精神意义或支持团体也可以为家庭提供一些安慰。

保持联结：与逝去的亲人保持联系

如果是老者逝去，居丧者对去世的人的回忆和想象往往是积极和令人宽慰的（Field，2006；Klass 和 Goss，1999）。同样"传承"也是有帮助的（Neimeyer，2010），是印证家庭成员与逝者关系的一种方法，也是家人将逝者期望的某些特质、价值观和信仰内化，并将其带入未来生活的一种方式。

心理 - 教育干预

悲伤时缺乏控制力往往伴随着无助感。因此，阅读关于人类悲伤的基础知识，以及了解对自我和他人有哪些期望是很有用的。

使悲伤正常化

对于老年人逝世，居丧者很容易感受到"我不是孤身一人处在悲伤之中"。正常化在治疗师对家庭成员进行悲伤模式和期望的教育时非常有帮助。然而，有时，悲伤之船会被吹进暴风雨里，引起悲伤的一系列并发症状。

两个案例

自杀

七十出头的一对夫妇和他们已婚的女儿因儿子自杀来寻求帮助。经历了漫长的疾病恶化后儿子结束了他的生命。在最初的谈话中，家庭表现出很少的悲伤情感，因为他们声称从儿子被确诊疾病开始，在多年住院的过程中，他们眼泪都哭干了。不过，他们分享了儿子得病的经历、他们给予的照顾和儿子死亡的经历。因为他们问到自己的"做法是否正确"，大部分家庭工作都是围绕着审视他们的悲伤行为是否符合常理。确实，当听到自己想要的答案时他们松了一口气。他们还反映了他们错过了儿子生命中所有的梦想，如拥有家庭，孕育他们的孙辈。他们能够在女儿的家庭中找到慰藉，并将亲戚关系从他们各自的原生家庭中扩大开来。

家庭寻求怀念儿子生活的方法，坚持他的价值观，包括对父母和姐妹的善良和奉献。计划一个有意义的生日和周年仪式会让他们获益。他们珍惜现在彼此之间更靠近、更能继续给予彼此支持的关系。

多重损失

一名82岁的女士和她的丈夫一起来咨询，他们成年的儿子死于先天性心脏畸形。她表现出很少的情感上的痛苦，更愿意谈谈她第一次婚姻中的孩子和孙辈，很长时间她与他们都保持着疏远的状态。在请她回顾儿子死亡的故事时，她才回到了这个出现"丧失"的家庭所面临的问题中。丈夫确认这是她最深切的忧虑来源，因为这个产生的焦虑要比见不到之前的孩子们要严重。咨询过程帮助她表达自己的悲伤，她也意识到自己对当前"丧失"家庭的责任还未完成。

结论

我们可以对悲伤进行创造性和回应性地管理。在面对老年居丧者时，需要那些了解和关心他们的人参与——可以与老人一起分享家庭历史和回忆已故的亲人——为失去亲人后适应生活提供一个自然的环境。在聚焦家庭的治疗中，我们有立即可用的资源，能提供情感支持、唤起过去的记忆、规划近期和遥远的未来，以及制定新的传统和仪式用以缅怀和带来慰藉。

有效的悲伤照顾者需要有家庭治疗技能以及夫妻治疗的经验。除了深刻理解悲伤和老人的独特需要，照顾者还必须意识到自己未处理的悲伤，因为这可能降低治疗师对家庭的作用。关注个人的丧失经历对于最高质量的服务至关重要，这就是为什么说照顾者就是照顾标准。

参考文献

Bateson, G. (1972). *Steps to an ecology of mind.* New York: Ballantine.

Boerner, K., Schulz, R., & Horowitz, A. (2004). Positive aspects if caregiving and adaptation to bereavement. *Psychology and Aging, 19*, 668–675.

Boss, P. (2004). Ambiguous loss. In F. Walsh & M. McGodrick (Eds.), *Living beyond loss: Death in the family* (2nd ed., p. 237). New York: Basic Books.

Bowlby, J. (1973). *Attachment and loss: Vol. 2. Separation: Anxiety and anger.* New York: Basic Books.

Bowlby, J. (1979). *The making and breaking of affectional bonds.* London: Tavistock.

Bowlby, J. (1980). *Attachment and loss: Vol. 3. Loss: Sadness and depression.* New York: Basic Books.

Bowlby, J. (1982). *Attachment and loss: Vol. 1. Attachment* (2nd ed.). New York: Basic Books.

Campbell, J. (1988/1991). *The power of myth.* New York: Apostrophe S Productions/Anchor Books.

Carr, D., & Jeffreys, J. (2011). Spousal loss in later life. In R. A. Neimeyer, D. L. Harris, H. R. Winokuer, & G. F. Thornton (Eds.), *Grief and bereavement in contemporary society: Bridging research and practice.* New York: Routledge.

Conner, S. R. (2009). *Hospice and palliative care: The essential guide* (2nd ed.) New York: Routledge.

Federal Interagency Forum on Aging-Related Statistics. (2010). *Older Americans 2010: Key indicators of well-being.* Washington, DC: Government Printing Office.

Field, N. (2006). Continuing bonds in adaptation to bereavement: Introduction. *Death Studies, 30*, 709–714.

Fraley, R. C. (2002). Attachment stability from infant to adulthood. *Personality and Social Psychology Review, 6*, 123–151.

Hamilton, B. E., Martin, J. A., and Ventura, S. J. (2012). National Vital Statistics Reports, vol. 62. no 1. October 11, Hyattsville, MD: National Center for Health Statistics.

Hansson, R. O., & Stroebe, M. S. (2007). *Bereavement in later life.* Washington, DC: American Psychological Association.

Jeffreys, J. S. (2005). *Coping with workplace grief: Dealing with loss, trauma and change.* Boston: Crisp/Thomson/Axzo.

Jeffreys, J. S. (2011). *Helping grieving people – when tears are not enough: A handbook for care providers.* New York: Routledge.

Jeffreys, J. S. (2012a). Controlled avoidance in the management of grief. In R. Neimeyer (Ed.), *Techniques of grief therapy: Creative practices for counseling the bereaved* (pp. 155–157). New York: Routledge.

Jeffreys, J. S. (2012b). *The standard of care is the provider of care.* Retrieved from http://www.Grief-Corner.com

Kastenbaum, R. (1969). Death and bereavement in later life. In A. H. Kutshe (Ed.), *Death and bereavement* (pp. 27–54). Springfield, IL: Thomas.

Katz, R., & Johnson, T. (Eds.). (2006). *When professionals weep: Emotional and countertransference responses in end-of-life care.* New York: Routledge.

Kissane, D., & Bloch, S. (2002). *Family focused grief therapy.* Berkshire, UK: Open University Press.

Klass, D., & Goss, R. (1999). Spiritual bonds to the dead in cross-cultural and historical perspective: Comparative religion and modern grief. *Death Studies, 23,* 547–567.

Kubler-Ross, E. (1969). *On death and dying.* New York: Macmillan.

Kubler-Ross, E. (1978). *To live until we say goodbye.* Englewood Cliffs, NJ: Prentice Hall.

MacLean, P. (1973). *A triune concept of the brain and behavior in evolution.* Toronto, ON: University of Toronto Press.

Magnavita, J. (2012). Advancing clinical science using systems theory as the framework for expanding family psychology with unified psychotherapy. *Couple and Family Therapy in Research and Practice, 1,* 3–13.

Nadeau, J. (2001). Meaning making in family bereavement: A family systems approach. In M. S. Stroebe, R. O. Hansson, W. Stroebe, & H. Shut (Eds.), *Handbook of bereavement research: Consequences, coping and care* (pp. 329–347). Washington, DC: American Psychological Association

Neimeyer, R. (2010). *Advanced training in complicated grief.* 2010 ADEC Convention, Tampa, FL.

Neimeyer, R., Baldwin, S., & Gillies, J. (2006). Continuing bonds and reconstructing meaning: Mitigating complications in bereavement. *Death Studies, 30,* 715–738.

Parkes, C. M. (2002). Foreword. In D. Kissane & S. Bloch (Eds.), *Family focused grief therapy* (p. xiv). Berkshire, UK: Open University Press.

Perissinotto, C. M., Cenzer, I. S., & Covinsky, K. E. (2012). Loneliness in older persons: A predictor of functional decline and death. *Archives of Internal Medicine (Journal of the American Medical Association), 172*(14), 1078–1084.

Rando, T. (1984). *Grief, dying and death.* Champaign, IL: Research Press.

Rosen E. (1990). *Families facing death: A guide for health-care professionals and volunteers.* Lexington, MA: Lexington Books.

Wallin, D. (2007). *Attachment in psychotherapy.* New York: Guilford Press.

Worden, J. W. (2009). *Grief counseling and grief therapy.* New York: Springer.

Wortman, J., & Park, C. (2008). Religion and spirituality in adjustment following bereavement: An integrative review. *Death Studies, 32,* 703–736.

第四部分

未来方向

　　家庭居丧治疗领域需要聚焦于科研，花更多力气继续发展这一领域新兴的方法学。最后这一部分考虑通过家庭来预防复杂性哀伤的形成，对社会中这一弱势群体予以回应，拓展这类居丧治疗模型的应用。

17 复杂居丧的"风险"家庭

Wendy G. Lichtenthal，*Corinne Sweeney*

尽管家庭成员的离世是一个极度痛苦的事件，但大多数家庭能够找到方法，在经历一段时间后得到治愈和重组，将他们逝去的挚爱亲人留给他们的遗产整合入他们的自身文化当中。但是，对于某些家庭而言，这一调适过程会受阻于先前存在的家庭功能失调，因某个家庭成员的反应或缺少适当的家庭应对技能而受到挑战。因此，对丧亲的反应可能会延长家庭的功能失调或使家庭出现功能失调，简而言之就是这件事件变得复杂。

丧失的家庭系统视角是将家庭作为一个功能单元，关注互动过程对适应家庭成员死亡的强大的影响作用（Walsh 和 McGoldrick，2004）。复杂性哀伤（*complicated bereavement*）这个术语是最常被应用于描述一个人在失去所爱之人出现心理病理性反应时，可以包括延长的或延迟的哀伤，物质滥用／依赖，或抑郁、焦虑甚至是精神病性障碍。在家庭层面，复杂性居丧指的是家庭系统的功能失调，其存在可以独立于任何家庭成员个人的心理病理状况。

本章介绍了家庭在经历失去所爱之人后出现的复杂性居丧反应的预测因素。识别复杂性居丧的高风险家庭为我们提供了一个机会来决定何时必须给予预防和治疗干预，何时应当信任家庭现有的应对能力，让家庭自然地复原。在对风险因素进行了全面的文献回顾后，我们讨论了早期利用家庭的参与来减少潜在的功能失调。

家庭系统中的风险因素

在考虑哀伤和居丧的风险因素研究时，需要注意的很重要的一点是：风险因素的研究常常与横断面研究（相对与纵向研究而言）混淆。如果混用一些专业词汇就会把问题进一步复杂化，例如风险因素、相关因素和预测因素这些词汇常常被混用。Kraemer、Stice、Kazdin、Offord 和 Kupfer（2001）区分了风险因素和相关因素，将风险定义为导致结局发生的可能性，将相关定义为变量与结局有关系。风险因素的发生会先于结局，当这个与结局有因果关系的风险因素本身发生变化时，结局也会发生变化（Kraemer 等，2001）。一些风险因素，例如人口统计学变量，是不能被改变的，所以将它们作为固定值来考虑（Kraemer 等，1997，2001；Sandler 等，2008）。此外，风险因素之间以复杂的方式相互影响；他们可以取代、叠加、彼此独立、作为中介或调节其他的风险因素（Kraemer 等，2001）。当提到识别风险家庭的时候，这些风险因素相互作用的方式会更加复杂。每位家庭成员个人的风险因素，既有个人层面的相互作用，又有人际层面的相互作用。

准确使用风险相关的专业词汇并理解风险因素之间的相互作用非常重要，因为他们会影响干预方式的发展。尝试着去改变那些与结果没有因果关系的"风险因素"可能会导致无效的治疗（Kraemer 等，2001；Sandler 等，2008）。对于哀伤干预而言，这件事特别重要。一些关于哀伤干预临床试验的系统综述和 meta 分析指出，只有当干预对象是有症状的目标人群或高风险人群的时候，干预才最有效；不应泛泛地干预，要锁定干预的目标人群（Currier，Neimeyer 和 Berman，2008；Jordan 和 Neimeyer，2003）。因此，识别那些固定的标志和可更改的风险因素对于选择可能对干预有反应的人群非常关键。

居丧期风险因素的研究与其他的风险因素研究有着相同的弊病，大量声称发现了风险因素的横断面研究实际上检验的是哀伤反应的相关因素（Aranda 和 Milne，2000）。认识到这一问题后，Burke 和 Neimeyer（2012）系统地、批判地回顾了这些对个体复杂性哀伤风险因素研究的文献，着重从那些可能是复杂性哀伤的相关性变量或结果变量中区分出那些有预期作用的风险因素。这些风险因素在后面会进一步介绍。

复原性和功能失调

一个家庭有多少复原性能够抵御丧亲带来的破坏作用很大程度上基于这个家庭自身对丧失事件的重组和整合能力（Rando，1991）。在某种程度上家庭对丧失的适应与个人适应是一样的。当一个人不能完成重要的哀伤相关的任务的时候，表现出停滞不前，例如消化死亡的现实（Boelen，2006；Worden，2009），个人延长的或复杂性的哀伤一定会显现出来。与此类似，当这些重要的任务无法在系统层面完成的时候，家庭就会出现并发的问题。

Walsh 和 McGoldrick（2004）辩称，为了使家庭朝着接纳死亡的方向前进，有两个关键的适应性的任务必须要达成：①一起认清现实，同时②重组和前进。第一个任务是分享确认死亡的现实和丧亲的经历，开放地交流死亡的情况有助于达成这一任务（Walsh 和 McGoldrick，2004）。为了做到这些，家庭成员必须要承受当自己的意见与他人不一致时强烈波动的情绪，特别是在哀伤的急性期（Walsh 和 McGoldrick，2004）。哀悼的仪式，例如葬礼可以促进对丧失现实的接纳，但是需要注意文化差异，文化在多大程度上允许这种外显的表达。

Walsh 和 McGoldrick（2004）指出家庭在完成第一项任务时所面对的一些挑战，让他们有陷入哀伤并发问题的风险。如果一个或更多家庭成员不能认清丧失的现实，回避相关的讨论，其他人会变得沮丧，甚至停止彼此的对话。当情绪表达由于家庭或文化的禁忌不能被容忍或哀伤中存在"竞争"时，家庭也会出现类似的转变（Walsh 和 McGold-rick，2004）。表达自身感受的家庭成员可能会受到批判，使得他们非常无助。也可能出现这样的情况，例如，当不同的家庭成员一味地终止表达某一种情绪时，要么是一个人抑制所有的愤怒，要么是另一个人抑制所有的悲伤。由于环境迫使哀伤者不得不快速恢复"正常"功能时，情绪表达也会被阻滞，例如一个带着年幼儿童的单身父母没有机会去充分面对和处理自己的痛苦。

Walsh 和 McGoldrick（2004）认为另一个必要的家庭任务是家庭系统的重组和再次投入到其他的关系和生活追求中。需要重新分配家庭角色，以补偿逝者的缺失。因为家庭系统的变化会产生更多的变化、更多的重组，因此需要持续地保持灵活性。家庭在完成这一任务时所遇到的挑战包括"匆忙"地处理与直接改变造成的无序状态相关的感受。这可能会导致一个轻率的决定，进而引发他们不能解决的问题（例如，快速地搬离与逝者共同居住的家；Walsh 和 McGoldrick，2004）。当一个人为了将痛苦降到最低，试图严格地保持事情的原样，维持旧的相处模式和角色，不对家庭由于丧亲而产生的新需求做出适应的时候，也会出现问题。再投入其他的关系或生活追求可能会由于背叛感，或担心由于情感上太依赖新的关系而将来会再次面对丧失而受到阻碍（Walsh 和 McGoldrick，2004）。当某一个家庭成员先于其他人准备好重新开始的时候，可能会引发冲突，而对新关系的矛盾心理也可能会被损害。

家庭层面的风险因素

家庭中适应不良的哀伤可以通过很多方式表现出来，从回避哀伤到情感压抑、自责和责备他人或将哀伤延长。有一些因素会使家庭更容易陷入功能失调。在此我们介绍一下那些同时增加个人层面和家庭层面风险的特征和环境。

家庭功能类型。家庭风险因素的研究非常有限，其中大量工作都是由 Kissane 和他的同事（Kissane，Bloch，Dowe 等，1996；Kissane，Bloch，Onghena 等，1996）完成的，他率先发展出一个由经验而来的家庭分类，基于家庭功能的类型来描述家庭，家庭功能的测量包括凝聚力、冲突和表达。这一分类用于识别那些最有风险发展为哀伤并发问题的家庭。

这一分类包含五种家庭类型：支持型、冲突－解决型、中间型、沉闷型和敌意型家庭（Kissane，Bloch，Onghena 等，1996）。前两种家庭类型，支持型和冲突－解决型通常是功能良好的家庭。后三种家庭类型表现出功能失调。具体来说，支持型家庭会报告高度的凝聚力和至少中度的表达力，通常没有冲突。在冲突－解决型的家庭中会观察到更多的冲突，但这些冲突会被他们强大的凝聚力和表达力而抵消，结果表现为通过开放的沟通，帮助家庭适应性地处理争执。支持型和冲突－解决型家庭比功能失调的家庭调整得更好，而且应用更多适应性的应对策略（Kissane，Bloch，Onghena 等，1996）。冲突－解决型家庭的成员体验到的哀伤强烈程度最低，而且心理社会疾病的发生率通常比较低（Kissane 和 Lichtenthal，2008）。这些家庭中的应对通常通过凝聚力、清晰的沟通、情感表达、适应和管理冲突的能力展现出来（Kissane 和 Bloch，1994）。

与功能良好的家庭类型不同，沉闷型、敌意型和中间型家庭呈现出更高的发展出哀伤问题的风险（Kissane，McKenzie，和 Bloch，1997）。中间型家庭的特征是中等程度的凝聚力，但是因为家庭成员存在的心理并发症（例如抑郁和焦虑）而常常经历冲突和痛苦。他们常常会被纳入干预，而且从专业的支持中获益。类似的，沉闷型的家庭可能会同意接受干预并很有希望从专业的干预中获益。沉闷型家庭中的成员普遍功能比较低，丧亲后抑郁和强烈哀伤反应的发生率高。他们常常有没表达出来的愤怒，因为家庭系统呈现出较低的表达力和凝聚力以及轻到中度的冲突。

功能最失调的家庭类型是敌意型家庭，其特点是高度的冲突、低凝聚力和有限的表达力。敌意型家庭心理社会共病的风险最高，抑郁、焦虑、愤怒、强迫的水平也显著高于功能良好的家庭（Kissane 等，2003）。大约有 15% 的家庭属于沉闷型（9%）或敌意型（6%），而在居丧期这两种家庭类型的比例会加倍（Kissane，Bloch，Dowe 等，1996；Kissane，Bloch，Onghena 等，1996）。在姑息治疗中，有 1/3 的家庭被归为中间型，但是，当患者去世后，家庭功能会退化，常常使得中间型家庭转变为沉闷型或敌意型。在 13 个月以内，大部分的家庭会恢复到患者死亡前的中间型功能状态（Kissane，Bloch，Dowe 等，1996；Kissane，Bloch，Onghena 等，1996）。

个人层面的风险因素

家庭功能分类提示我们，当家庭个体成员出现心理问题时，家庭功能失调的风险会升高。个人层面的功能失调可能会通过几种方式表现出来。在对丧亲的病理性反应中，延长的哀伤障碍（PGD）研究地较充分，其特点是强烈的、使人衰弱的哀伤症状，与焦虑和抑郁有显著区别，如果不加以治疗可能会持续数年之久（Lichtenthal 等，2004；Prigerson 等，2009）。大多数复杂性哀伤的风险因素或相关因素研究是在 PGD 人群中完成的，在哀伤的文献中也被称为复杂性哀伤（Shear 等，2011）和创伤性哀伤（Prigerson 和 Jacobs，2001）。因此，很多后续结论都是基于有 PGD 症状的人群所做的研究得出的。

具体来讲，我们详细介绍 Burke 和 Neimeyer 在他们的综述中（2012）所指出的 PGD 的预期性风险因素。如果风险因素发生在丧失之前，与死亡本身有关，在死亡和居丧过程中保持不变或者至少经历两次测量（第一次测量结果能预测第二次测量结果），就认为这样的风险因素是预期性的。Burke 和 Neimeyer（2012）进一步将这些变量分类为确定的风险因素或潜在的风险因素。确定的风险因素是那些最少被三个研究验证，或者在 50% 的研究中有统计学显著性的风险因素（Burke 和 Neimeyer，2012）。这些风险因素使一些个体家庭成员有 PGD 风险，也因此使一些家庭系统发展为复杂性居丧的风险增加。我们首先考虑的六个被认为是"确定的"风险因素为：①低社会支持；②焦虑 / 回避 / 不安全的依恋风格；③在暴力死亡后发现或辨认死者的尸体；④逝者的配偶或父母；⑤死前夫妻间高度的相互依恋和⑥高神经质。

低社会支持。社会支持的存在被视为抵抗对丧失病理性反应的保护性因素，因此，毫不奇怪，在一些研究中，社会支持水平降低与更强烈、更严重的哀伤反应有关（Burke 和 Neimeyer，2012；Callahan，2000；Hibberd，Elwood 和 Galovski，2010；Lobb 等，2009；Vanderwerker 和 Prigerson，2004）。负性的社会支持也有不良影响；那些被视为缺席的、不敏感或者敌意的人可能会给居丧期的人带来痛苦（Wilsey 和 Shear，2007）。非支持性的个人可能是家庭系统的一部分，也可能存在于家庭系统外部。确定的是，如果负性社会支持存在于家庭系统内部，复杂性哀伤反应的风险就会升高。

焦虑/回避/不安全的依恋风格。当个人失去依恋对象，又无法将依恋对象适应性内化表现的时候，理论上讲，发生复杂性哀伤的风险会升高（Shear 和 Shair，2005）。那些具有不安全依恋模式的人更有可能出现这种风险升高的情况。大量研究发现，具有不安全依恋风格的个人有 PGD 升高的风险（Burke 和 Neimeyer，2012；Lobb 等，2009）。在终末期疾病的照顾者（van Doorn，Kasl，Beery，Jacobs 和 Prigerson，1998）和荷兰的居丧期父母（Winjgaards-de Meij 等，2007）中都观察到了这一现象。在那些孩子在儿科重症监护病房死亡的父母中，高依恋相关的焦虑和依恋相关的回避与高复杂性哀伤症状相关（Meert 等，2010）。不安全的依恋模式会在代际中传递。相关的成见或回避行为影响活着的家庭成员之间的关系，可能还会影响他们对家庭成员去世的反应，增加丧亲后复杂性哀伤的风险。

发现或辨认尸体。在暴力死亡后看到死者，例如自杀后的尸体，也是更强烈的哀伤反应中一致和显著的预测因素（Burke 和 Neimeyer，2012）。对于自杀幸存者的研究显示，在死亡现场看到尸体事实上是哀伤症状的最强预测因素（Callahan，2000）。当死者是由于自杀、事故或杀人而导致的死亡，使得一位或更多家庭成员直接看到了死者的尸体（例如，在家中），我们认为这些家庭 PGD 的风险应当会升高。

是死者的配偶或父母。简而言之，研究显示，越亲近的亲属，功能失调的哀伤反应的风险就越高（Burke 和 Neimeyer，2012；Lobb 等，2009）。Cleiren（1993）对于那些由于自杀、事故或长时间的疾病而丧亲的人所做的纵向研究发现，配偶和父母的共病最多，他们的躯体和心理健康结局也较差。在特殊人群，例如因自杀而丧失的人也发现亲属关系越近，问题性哀伤的风险越高（De Groot，De Keijser 和 Neeleman，2006；Mitchell，Kim，Prigerson 和 Mortimer-Stephens，2004）。De Groot 和同事（2006）发现，与那些由于自然原因丧亲的一级亲属相比，由于自杀而丧亲的一级亲属不仅延长哀伤的症状水平更高，而且报告的丧亲后对于专业支持的需求也更高。对由于海啸而丧亲的人群研究发现，失去孩子和伴侣的人的 PGD 风险最高（Johannesson 等，2009；Kristensen，Weisæth 和 Heir，2010）。

父母，特别是母亲，面临着非常高的持久的哀伤反应的风险（Burke 和 Neimeyer，2012；Davies，2004）。例如，一项对孩子在重症儿童监护病房中死亡的父母所做的研究发现，母亲或者女性监护人与高 PGD 风险相关（Meert 等，2010）。尽管研究显示一些具体的亲属关系与风险升高有关，在对家庭进行复杂性居丧筛查的时候，重要的是不要把重点放在任何一位家庭成员身上；应该考虑到其他的风险因素。

死前夫妻间高度的相互依赖。夫妻依赖，以过度依赖去世的伴侣为特征，不仅是配偶居丧期个人层面的风险因素，而且无疑对家庭层面也有显著影响。大量研究，包括纵向研究发现，那些报告依赖配偶的人群在配偶死后体验到的哀伤更多（Bonanno 等，2002；Burke 和 Neimeyer，2012；Carr，2004；Lobb 等，2009）。Bonanno 等（2002）发现那些报告在丧亲前对配偶依赖的人在配偶去世后更容易出现慢性哀伤反应。Johnson、Zhang、Greer 和 Prigerson（2007）的一项研究进一步提示实际上伴侣依赖在童年期家长控制观念和 PGD 之间起到中介作用，突出了早年形成的不安全依恋模式以及安全感增强的关系可能在延长的哀伤中起到了复杂的作用（van Doorn 等，1998）。

高神经质。增加 PGD 风险还常常与较高水平的神经质联系起来，神经质被定义为倾向于体验到负性情绪和更容易情绪不稳定（Winjgaards-de Meij 等，2007）。van der Houwen 和同事（2009）对受试者进行了 6 个月的纵向评估，发现神经质能够预测负性的精神健康结局，包括哀伤。事实上，Winjgaards-de Meij 等（2007）发现神经质在预测哀伤方面比不安全依恋的贡献更大。一个家庭成员表现出焦虑和情绪多变为特征的情绪化将不可避免地影响家庭系统。一位家庭成员的高度情绪化可能会阻碍或加剧其他家庭成员表达他们的哀伤，例如愤怒、无助或通过强化适应不良的认知反应而回避。

其他需要考虑的潜在的风险因素

Burke and Neimeyer（2012）还认定了在以往研究中被检验过的，32 个"潜在的"风险因素，但是他们注意到经验性的决定性因素仍旧不足。为了有助于我们对复杂性居丧风险的家庭进行讨论，我们将这 32 个风险因素进行了分类，分为潜在的家庭风险因素，这些因素在整个家庭系统中更为常见（例如，死亡的时间近），或潜在的个人风险因素，这些因素更可能是针对某个特定家庭成员的（例如，之前的心理状况）。我们认识到，某个特定家庭成员的个人风险因素可能是比较小的（例如，非高加索人、低收入、规律性地出席教堂活动），而当进行家庭风险评估的时候，考虑到这些因素对整个家庭变异的潜在影响，这些因素应当在个人层面进行评估。

潜在的家庭风险因素。基于 Burke and Neimeyer（2012）的列表，我们认定潜在的家庭风险因素，这些因素在所有居丧家庭中应当都很常见，诸如居丧时年轻、暴力死亡、突然或意外死亡、死亡时间近、缺乏家庭凝聚力、死者的年龄（较为年轻和较为年长都是)、死者在死前身体很健康、死者患病时间(太长或太短都是)。

接下来,评估家庭风险的时候考虑死亡当时的情况是非常重要的。突然或意外丧失以及暴力死亡,例如自杀、他杀和事故都与 PGD 相关联(Burke 和 Neimeyer,2012;Mitchell 等,2004)。之前提到过,那些发现或看到死者尸体的人也会有更高的风险(Burke 和 Neimeyer,2012)。由这些死亡原因所带来的压力,例如不能很好地告别,也会导致风险增加。事实上,无论死因如何,感到对死亡没有准备也与 PGD 相关(Barry,Kasl 和 Prigerson,2002;McCarthy 等,2010)。所以,很重要的是,当工作对象是由于疾病而失去所爱之人的时候要当心;尽管他们可能有充裕的时间去处理他们的所爱之人即将死去这件事,但他们可能依然没有处理好。因此,评估每位家庭成员对死亡准备得如何,他们对死亡是否感到突然或意外非常关键。当有未解决的冲突或其他各种未完成的事情时,说再见的机会是非常重要的,因为处于慢性哀伤的人常常会感到遗憾(Bonanno,Wortman 和 Nesse,2004)。尽管有 PGD 或对丧亲有其他病理性反应的人是否体验到遗憾的风险更高还不清楚,说再见的时候为处理未完成的事情提供了一个机会,因此能够降低感到遗憾的可能性。

尽管疾病有时会留给家人们说再见的时间,有一些应激源与患病时间延长有关,也可能会增加复杂性居丧的风险。在那些因为癌症而失去孩子的父母中,认为自己的孩子在生命终末期生活质量差与更高的 PGD 水平相关(McCarthy 等,2010)。其他的一些可能增加家庭负担的应激源包括支持自己所爱的人的经济花销、平衡分配家庭成员之间照顾患者的职责,以及治疗和生命支持决策(Walsh 和 McGoldrick,2004)。

潜在的个人风险因素。我们将 Burke 和 Neimeyer(2012)的列表中剩余变量归因于潜在的个人风险因素,对于每一个家庭成员个体都应该评估这些变量,包括非高加索人、女性、年轻、受教育水平低、低收入、之前有丧亲经历、缺少预期性的哀伤、认为死亡是可以避免的、寻找死亡的意义、对宗教的重视程度低、缺少精神信仰、讨论丧失的时间少、在死者死前与其频繁接触、规律性地出席教堂活动、以前接受过精神健康咨询、之前的心理状态、缺少高科技联系(例如电子邮件或手机)、相信专业的咨询、主观上与死者关系亲密、与死者关系有问题、与死者性别相反、有负性认知(关于自我、生活和未来)、对于自己的哀伤有威胁性的解释。

需要注意大量研究关于种族/民族和 PGD 的研究是在非洲裔美国人中做的,这些研究显示与白人相比,在控制了受教育程度、社会支持、宗教应对和暴露于突然死亡的比例这些变量之后,他们 PGD 的风险更高(Goldsmith,Morrison,Vanderwerker 和 Prigerson,2008)。此外,Laurie 和 Neimeyer(2008)发现非洲裔美国学生延长的哀伤的症状水平较高,特别是如果他们花很少的时间去谈论他们的哀伤。可能还有其他种族或民族 PGD 的风险也很高,但是关于这个主题的研究非常有限。

需要考虑的家庭功能的其他方面

以家庭功能结果来衡量，家庭的能力所展示出来的复原力不应被低估。Alam、Barrera、D'Agostino、Nicholas 和 Schneiderman（2012）发现，在孩子因癌症去世后，大部分的父亲都重返了工作。母亲的策略常常是关注于孩子的，而父亲更多的则是关注工作的应对（Alam 等，2012）。父母在处理与活着的孩子的关系上也是不同的，母亲会更加积极投入地与孩子在一起，帮助他们处理痛苦，而父亲则较少地参与其中。夫妻关系随着时间也会发生变化，有两种变化模式，一种是改善，一种是紧张（Alam 等，2012）。

在失去一个孩子之后，夫妻功能可能会经历一段有众多挑战的时期。很重要的一点需要注意，尽管大家普遍认为父母在孩子去世后离婚是很常见的，但研究表明事实并非如此（Eilegard 和 Kreicbergs，2010；Schwab，1998）。一项研究发现，居丧期父母的离婚率大约是 16%，低于全国平均离婚率 50%。因此，尽管有证据表明，在失去孩子后婚姻关系会变得紧张，但离婚并不是常态。事实上，父母常常报告说他们之间的关系在较长时间内变得更稳定了（Schwab，1998）。

丧失对于父母与活着的孩子之间关系的影响也是不同的。Arnold 和 Gemma（2008）描述为，父母报告他们在爱活着的孩子方面有困难，感到焦虑和过分保护，或者对活着的孩子更加爱护和依恋。兄弟姐妹可能会有低自尊，这有时与将死去的孩子理想化有关（Pettle Michael 和 Lansdown，1986）。一项研究检验了 4 ～ 16 岁儿童在失去兄弟姐妹后的哀伤模式，研究显示，很多人在丧失后表现出侵略性的行为，或许他们的动机是为了吸引父母的注意（McCown 和 Davies，1995）。Gerhardt 等（2012）发现居丧期的兄弟姐妹，特别是男孩更容易出现社交困难，更加敏感也更容易被同伴孤立。

在医疗背景下筛查功能失调的家庭的证据基础

关于筛查功能失调的家庭最强力的证据之一是来自墨尔本的家庭哀伤研究（Kissane，Bloch，Dowe 等，1996；Kissane，Bloch，Onghena 等，1996），这是一个 III 期纵向研究，调查了 115 个家庭在居丧前后的家庭功能。预先描述了家庭功能的类型，利用家庭关系指数（Family Relationship Index，FRI）对功能失调的家庭和功能良好的家庭予以区分，FRI 由家庭环境量表（Moos 和 Moos，1981）10 个分量表中的 3 个组成：凝聚力、冲突和表达分量表。在本章的前面有过详细的说明，支持型的和冲突 - 解决型的家庭被视为功能良好的家庭，而中间型、沉闷型和敌意型的家庭被视为功能失调的家庭。研究显示 FRI 是一个可靠的筛查工具，可用来识别病理性居丧结局的风险家庭（Edwards 和 Clarke，2005；Kissane，Bloch，Dowe 等，1996；Kissane，Bloch，Onghena 等，1996；Kissane 等，2003）。在临床上常规使用 FRI 是可行的，且能够有效识别那些能够从干预中获益的风险家庭（Kissane 和 Lichtenthal，2008）。

但是在开发协助筛查哀悼过程中个人的临床工具方面付出的努力还很少。2000年，澳大利亚的姑息治疗中心发表了对接受姑息治疗患者的家庭成员进行复杂性居丧风险评估的指南，该指南对于复杂性居丧风险评估（complicated bereavement risk assessment，CBRA）提出了 5 条推荐意见和 1 个伴随的风险因素核查表，用于正在接受终末期照顾、姑息支持的患者家庭（Aranda 和 Milne，2000）。第一，所有可及的家庭成员，无论他们与死者关系的亲密程度，都应当参与 CBRA；这意味着 CBRA 并不仅针对主要照顾者。家庭会议和使用家谱图也可以帮助医疗团队确认哪些人应被作为家庭成员考虑（Aranda 和 Milne，2000）。第二，CBRA 需要多学科团队的投入，他们也要参与到患者和家属的照护中。这保证了在做出有风险的决策时能够从更全面的观点加以考虑。第三，CBRA 应当从患者被转介到姑息治疗服务的时间点就开始，一直延续到患者死亡以后。我们认为提前主动的评估相对于出现复杂性哀伤后再反应性地进行评估更为有效（Aranda 和 Milne，2000）。将患者的死亡作为居丧时间线中的一个阶段可能会有助于临床工作者实施该指南。第四，CRBA 需要结构化的文件，在团队会议的时候可以审阅这些文件，也可以使用对家庭的评估。记录清楚的文件，包括核查单和风险评估表，能够帮助多学科团队管理可以预期的风险，做出决策。这些指南中并没有推荐具体的筛查工具，但是在附件中提供了死亡前后具体的重要风险因素核查表（Aranda 和 Milne，2000）。

最后，CBRA 包含四类信息：①疾病、末期照护和死亡的性质（突然、创伤性、病耻感的死亡，缺乏预兆或预期的死亡）；②居丧的特征（少年丧父/母、青年和老年丧偶、单亲妈妈或父母失去孩子，丧亲的历史，同时发生的生活应激源、躯体和精神疾病史，死亡前高度痛苦，对死亡的初始反应差，不能应用普遍有效的应对策略，孤立，内在控制信念水平低）；③人际关系（认为其他人是不支持自己的或敌对的，缺乏亲密关系，在亲人死亡前或死亡后感到自己无法得到支持资源，异常良好而长期的人际关系，凝聚力、沟通力和冲突解决力低）；④死者的特征（儿童、青少年、儿童或青少年的父母，由于遗传病、突发事件或暴力导致的死亡）。正如前面讨论过的，很多因素与不良居丧结局有关，而且有一些是可以预期的风险因素。

姑息治疗中心最近还出版了循证的《居丧期姑息治疗服务专业人员的支持标准》，为了帮助卫生服务专业人员识别那些能够在干预服务中最大获益的个体（Hall，Hudson 和 Boughey，2012）。标准 4 聚焦于在整个姑息治疗的过程中筛查和评估复杂性哀伤的风险因素，当病人开始接受姑息治疗的时候就开始启动，在患者死亡后立即进行再评估，并且在患者死后 6 个月再次进行评估（Hall 等，2012）。在所有的评估中，需要评价个人的自杀和自伤行为。

尤其是，在中心出版了姑息治疗指南十年后，《居丧期姑息治疗服务专业人员的支持标准》的作者们称：由于实证的缺点，我们现在还没有能够推荐的、在患者死亡之前就能系统化应用的，对复杂性居丧风险进行筛查的标准化测量工具。（Hall 等，2012）。他们注意到一些工具，例如痛苦温度计（Zwahlen，Hagenbuch，Carley，Recklitis 和 Buchi，2008）和一般健康问卷 -12（Goldberg 和 Williams，1988），可能被作为一般心理痛苦测量工具使用，能够与结构性访谈相结合用于复杂性居丧的筛查。作者还评论说对于丧失后至少 6 个月的人群，PG-13 可能是一个有用的工具（Prigerson 和 Maciejewski，2012）。修正版的 PG-13（排除了哀伤持续时间的标准）在丧失前施测有临床实用价值，因为在一项对居丧期照顾者的研究中，那些在丧失前 PG-13 得分高的人更容易在丧失后 6 个月时达到 PGD 的标准（Lichtenthal 等，2011）。Guldin, O'Connor、Sokolowski、Jensen 和 Vedsted（2011）的一项研究提示，应用贝克抑郁量表加一个额外的条目（即使是在我的亲人死亡的时候，我仍然感受到自己的生活目标）能够成为一个有效的筛查工具，如果在丧失后 8 周的时候，该工具得分升高能够预测受试者在丧失后 6 个月有发展为 PGD 的风险。

丧亲的意义和它对整个家庭的影响

不可避免的，当某个家庭成员去世时，家庭中的角色必然会发生转变，这可能会给家庭单元带来暂时的扰动。功能良好的家庭有办法重新认定他们的角色，接替死者的责任，使家庭再次达到平衡（Rando，1991）。但是，即使是在功能良好的家庭，家庭角色的改变也意味着其他社会角色的丧失；例如，假定一个年长的孩子要承担起在放学后照顾她年幼的兄弟姐妹的任务，而她必须牺牲参加她所喜爱的校园戏剧的时间。因为角色、身份和意义之间有着难解难分的联系，这样的家庭转变可能会威胁到个人的意义和目的感。

除此之外，家庭成员也会努力为丧失本身寻找意义。一些研究指出，为丧失本身赋予意义的挑战与包括 PGD 在内的哀伤并发情况有关（Currier，Holland 和 Neimeyer，2006；Keesee，Currier 和 Neimeyer，2008；Lichtenthal，Currier，Neimeyer，和 Keesee，2010）。特别是，对丧失赋予意义（意义建构）有困难或是在丧失的经历中识别积极作用有困难（发现获益）与最不好的哀伤结局有关（Holland，Currier，和 Neimeyer，2006）。死亡的复杂情形，例如暴力丧失会增加赋予意义的挑战（Currier 等，2006；Lichtenthal，Neimeyer，Currier，Roberts 和 Jordan，2013）。突发丧失（死亡原因信息缺乏）也会导致家庭对丧失赋予意义困难（Walters 和 Tupin，1991）。

Nadeau（2008）曾经参考过将每个个体家庭成员对死亡如何、为何发生的理解编织在一起作为家庭意义赋予。这被视为一个互动的过程，家庭在叙事发展的过程中重新构建意义（Gudmundsdottir 和 Chesla，2006）。事实上，对哀伤的个体来说，在家庭中赋予意义是一个自适应的过程。但是，当家庭成员发展出负面的意义时，特别是当对死亡发生的归因涉及自责或责备他人时，有可能会发展为复杂性居丧（Nadeau，2008）。基于她对33个家庭所做的定性研究，Nadeau（1998，2008）注意到，负面意义（例如，死亡是不公平、不公正的）可以被视为风险因素。当家庭的子系统之间持有存在分歧的意义时，挑战也会出现，会进一步加深家庭的分裂（Nadeau，2008）。

正如个人可能会纠结于寻找丧失的意义，同样的家庭可能也会表示意义不是那么简单就能找得到的。Nadeau（1998，2008）的研究识别了可能会阻碍意义建构的特殊因素，包括家庭中有禁止讨论敏感话题的规则，家人之间身体和情感上的疏远，缺少家庭仪式和保护主义（定义为，努力通过不讨论死亡来保护家人）。不能找到意义或找到负面意义都会干扰家庭的调节，因此研究表明，当家庭对他们的丧失赋予意义出现困难的时候，干预能够促进家庭赋予意义的过程。

利用家庭的参与

在姑息治疗的人群中，当患者还活着的时候就让整个家庭参与进来可能会减少家庭发展为适应不良的哀伤反应的可能性。姑息治疗中心的指南描述了家庭会议起到的关键性作用，突出了这一方法如何会特别有效地使那些困难风险最大的家庭获益，因为它避免让任何一位家庭成员受到指责和污蔑（Aranda 和 Milne，2000）。在家庭会议中应用家谱图能进一步对家庭应对模式和丧失历史的讨论，因此有助于临床工作人员创造性地实施和解释那些结构性的家庭评估（Aranda 和 Milne，2000）。

家庭会议潜在的效用还没有被充分理解。它提供了关于家庭应对的优点和缺点的重要信息和家庭成员各自心理问题的历史。为家庭成员提供了一个机会去表达自己，让专业人员与他们建立工作联盟，这对于那些最有风险发展为复杂性居丧结局的家庭特别重要。将这些个体家庭成员与居丧期他们能得到资源联系起来。我们的研究显示，事实上，如果晚期癌症患者的照顾者能在患者还活着的时候与专业人士讨论他们的情绪问题，那么他们获得居丧期精神卫生服务的可能性就增加接近5倍（Lichtenthal 等，2011）。

当一个家庭参与进来，临床干预可能会处理长期存在的家庭紧张、应对风格的差异、劳动分工和精神疾病。关注这些问题可能会减少家庭冲突，防止发展为复杂性的居丧（Lichtenthal 和 Kissane，2008）。一个利用功能较为不良的家庭参与的模型是聚焦家庭的哀伤治疗（Family Focused Grief Therapy，FFGT）模型，由 Kissane 和他的同事（Kissane 和 Bloch，2002；Kissane 等，2006）开发的，在6～9章中有完整描述。FFGT 是一个精心调查的家庭干预，在患者生病接受姑息治疗时就开始，一直持续到居丧期，干预目的是通过改善家庭的沟通力、凝聚力和冲突管理的能力来预防复杂性居丧结局的发生（Kissane 和 Bloch，2002；Kissane 等，2006；Kissane 和 Lichtenthal，2008；Kissane，Lichtenthal 和 Zaider，2007）。因为干预的目标是功能较低，凝聚力较低的家庭，通常，让家庭成员参与治疗确实有挑战性。应用积极策略，例如亲自给每个家庭成员打电话邀请他们参加治疗，可能会增加家庭的参与（Kissane 和 Lichtenthal，2008）。

当我们的服务对象是姑息治疗中的家庭时，在时间和资源条件允许的情况下，我们可以实行这些"最好的实践"。但是，突然的、意外的和（或）暴力的家庭丧失通常不允许我们做这样的准备工作。在这些情况下，特别考虑到这些家庭复杂性居丧的风险会升高，通过医疗系统或社区机构在死亡发生时召开家庭会议是更为关键的。

结论

精神卫生专业人员常常把复杂性居丧定义为影响丧亲者个人的负性结局，尽管对于整个家庭都有显著影响。对于家庭系统来说，复杂性哀伤的概念涉及一个家庭在分享感受和整合丧失、梳理自身和再次投入生活的过程，简言之，在利用有复原性的家庭中存在的适应性的应对技巧中可能会被"卡住"或变得失控（Walsh 和 McGoldrick，2004）。在本章，我们仔细梳理了关于复杂性居丧风险因素的经验性文献，回顾了那些对整个家庭特征描绘的风险因素，例如家庭功能类型（Kissane，Bloch，Dowe 等，1996；Kissane，Bloch，Onghena 等，1996），以及那些源自个体家庭成员但不可避免地会影响到家庭系统的因素。

很多关于居丧相关心理病理问题风险研究的文献关注与 PGD 有关的因素（在最近的文献中也被称为复杂性哀伤），因此我们的综述关注于寻找这一具体居丧相关综合征的预测因素。但是，丧失有数个病理性的反应，包括抑郁、创伤后应激障碍和物质滥用，某个特定的家庭成员可能会经历到。因此家庭评估应当考虑到鉴别诊断和遗传易感性，以及个体家庭成员可能会体验到的所有结局范围。

我们讨论发现有些意图检验风险因素的研究却实际上发现了 PGD 相关因素或是结果，这些研究使得风险因素的证据基础变得复杂难懂（Burke 和 Neimeyer，2012；Kraemer 等，2001）。鉴于此，我们应用了 Burke 和 Neimeyer（2012）的系统将那些有更强证据支持的 PGD 相关的预测性风险因素与那些非确定性的证据区分开。根据对 CBRA 的重要性，Burke 和 Neimeyer（2012）详细定义和分类了确凿的和潜在的风险因素（Aranda 和 Milne，2000）。我们还描述了标准化调查方式的潜在使用，例如 FRI 和一个包含可能风险因素的核查表在临床实践中的潜在应用（Hall 等，2012）。

为什么识别有复杂性居丧风险的家庭如此重要？主要因为认识到哪些家庭是易感人群可以进行早期干预，合理调配资源。此外，风险因素的研究指出了怎样才能最好地干预这些家庭。旨在改变风险因素的干预可能是特别有效的。例如，在前面描述过，第 1 章中有详细说明 FFGT 根据前面描述的家庭功能类型来确定干预的目标家庭，特别关注中间型、沉闷型和敌意型的家庭。已有研究显示 FFGT 能够显著降低居丧期的并发症，沉闷型的家庭最为获益（Kissane 等，2006）。另一项以风险因素为目标，且已显示有效的家庭干预是家庭居丧项目（Family Bereavement Program，FBP），该项目是针对 8 ~ 16 岁的居丧期儿童、他们活着的父母或主要照顾者进行的预防性干预，具体细节会在第 15 章详述。除了聚焦于可以改变的风险因素，FBP 还起到强化保护性因素的作用，从而预防儿童在失去父亲 / 母亲后出现问题性哀伤（Sandler 等，1992，2008）。FBP 实施的理论基础是：在处理很多风险因素的同时减少整体的精神卫生问题的发生（Sandler 等，2008）。

首先应该对风险进行识别，因此，对居丧家庭进行常规筛查应成为一项照顾标准。但是还需要更多的研究，不仅仅局限于开发有良好、信效度的筛查工具，还应当检验怎样更好地确定和改变那些目标风险因素，以预防或降低家庭在丧失所爱的人之后出现问题。

参考文献

Alam, R., Barrera, M., D'Agostino, N., Nicholas, D., & Schneiderman, G. (2012). Bereavement experiences of mothers and fathers over time after the death of a child due to cancer. *Death Studies, 36*(1), 1–22.

Aranda, S., & Milne, D. (2000). *Guidelines for the assessment of complicated bereavement risk in family members of people receiving palliative care*. Melbourne, Australia: Centre for Palliative Care.

Arnold, J., & Gemma, P. (2008). The continuing process of parental grief. *Death Studies, 32*(7), 658–673.

Barry, L. C., Kasl, S. V., & Prigerson, H. G. (2002). Psychiatric disorders among bereaved persons: The role of perceived circumstances of death and preparedness for death. *American Journal of Geriatric Psychiatry, 10*(4), 447–457.

Boelen, P. A. (2006). Cognitive-behavioral therapy for complicated grief: Theoretical underpinnings and case descriptions. *Journal of Loss & Trauma, 11*(1), 1–30.

Bonanno, G. A., Wortman, C. B., Lehman, D. R., Tweed, R. G., Haring, M., Sonnega, J.,... Nesse, R. M. (2002). Resilience to loss and chronic grief: A prospective study from preloss to 18-months postloss. *Journal of Personality and Social Psychology, 83*(5), 1150–1164.

Bonanno, G. A., Wortman, C. B., & Nesse, R. M. (2004). Prospective patterns of resilience and maladjustment during widowhood. *Psychology and Aging, 19*(2), 260–271.

Burke, L. A., & Neimeyer, R. A. (2012). Prospective risk factors for complicated grief. In M. Stroebe, H. Schut, & J. van den Bout (Eds.), *Complicated grief: Scientific foundations for health care professionals* (pp. 145–161). New York: Routledge.

Callahan, J. (2000). Predictors and correlates of bereavement in suicide support group participants. *Suicide and Life-Threatening Behavior, 30*(2), 104–124.

Carr, D. S. (2004). African American/Caucasian differences in psychological adjustment to spousal loss among older adults. *Research on Aging, 26*, 591–622.

Cleiren, M. P. H. D. (1993). *Bereavement and adaptation: A comparative study of the aftermath of death.* Washington, DC: Hemisphere.

The Compassionate Friends. (2006). *When a child dies: A survey of bereaved parents.* Retrieved from https://www.compassionatefriends.org/pdf/When_a_Child_Dies-2006_Final.pdf

Currier, J. M., Holland, J. M., & Neimeyer, R. A. (2006). Sense-making, grief, and the experience of violent loss: Toward a mediational model. *Death Studies, 30,* 403–428.

Currier, J. M., Neimeyer, R. A., & Berman, J. S. (2008). The effectiveness of psychotherapeutic interventions for bereaved persons: A comprehensive quantitative review. *Psychological Bulletin, 134*(5), 648–661.

Davies, R. (2004). New understandings of parental grief: Literature review. *Journal of Advanced Nursing, 46*(5), 506–513.

De Groot, M., De Keijser, J., & Neeleman, J. (2006). Grief shortly after suicide and natural death: A comparative study among spouses and first degree relatives. *Suicide and Life-Threatening Behavior, 36*(4), 418–431.

Edwards, B., & Clarke, V. (2005). The validity of the family relationships index as a screening tool for psychological risk in families of cancer patients. *Psycho-Oncology, 14*(7), 546–554.

Eilegard, A., & Kreicbergs, U. C. (2010). Risk of parental dissolution of partnership following the loss of a child to cancer: A population-based long-term follow-up. *Archives of Pediatric Adolescent Medicine, 164*(1), 100–101.

Gerhardt, C. A., Fairclough, D. L., Grossenbacher, J. C., Barrera, M., Gilmer, M. J., Foster, T. L., . . . Vannatta, K. (2012). Peer relationships of bereaved siblings and comparison classmates after a child's death from cancer. *Journal of Pediatric Psychology, 37*(2), 209–219.

Goldberg, D., & Williams, P. (1988). *A user's guide to the General Health Questionnaire.* Slough, UK: NFER-Nelson.

Goldsmith, B., Morrison, R., Vanderwerker, L., & Prigerson, H. (2008). Elevated rates of prolonged grief disorder in African Americans. *Death Studies, 32*(4), 352–365.

Gudmundsdottir, M., & Chesla, C. A. (2006). Building a new world: Habits and practices of healing following the death of a child. *Journal of Family Nursing, 12*(2), 143–164.

Guldin, M., O'Connor, M., Sokolowski, I., Jensen, A., & Vedsted, P. (2011). Identifying bereaved subjects at risk of complicated grief: Predictive value of questionnaire items in a cohort study. *BMC Palliative Care, 10*(9), 1–7.

Hall, C., Hudson, P., & Boughey, A. (2012). *Bereavement support standard for specialist palliative care services.* Melbourne, Australia: Department of Health, State Government of Victoria.

Hibberd, R., Elwood, L. S., & Galovski, T. E. (2010). Risk and protective factors for post-traumatic stress disorder, prolonged grief, and depression in survivors of violent death of a loved one. *Journal of Loss and Trauma, 15,* 426–447.

Holland, J. M., Currier, J. M., & Neimeyer, R. A. (2006). Meaning reconstruction in the first two years of bereavement: The role of sense-making and benefit-finding. *OMEGA—Journal of Death and Dying, 53*(3), 175–191.

Johannesson, K. B., Lundin, T., Hultman, C. M., Lindam, A., Dyster-Aas, J., Arneberg, P., & Michel, P. O. (2009). The effect of traumatic bereavement on tsunami-exposed survivors. *Journal of Traumatic Stress, 22,* 497–504.

Johnson, J. G., Zhang, B., Greer, J. A., & Prigerson, H. G. (2007). Parental control, partner dependency, and complicated grief among widowed adults in the community. *Journal of Nervous and Mental Disease, 195*(1), 26–30.

Jordan, J. R., & Neimeyer, R. A. (2003). Does grief counseling work? *Death Studies, 27*(9), 765–786.

Keesee, N. J., Currier, J. M., & Neimeyer, R. A. (2008). Predictors of grief following the death of one's child: The contribution of finding meaning. *Journal of Clinical Psychology, 64*(10), 1145–1163.

Kissane, D., Lichtenthal, W. G., & Zaider, T. (2007). Family care before and after bereavement. *OMEGA—Journal of Death and Dying, 56*(1), 21–32.

Kissane, D. W., & Bloch, S. (1994). Family grief. *British Journal of Psychiatry, 164*(6), 728–740.

Kissane, D. W., & Bloch, S. (2002). *Family focused grief therapy: A model of family-centered care during palliative care and bereavement.* Buckingham, UK: Open University Press.

Kissane, D. W., Bloch, S., Dowe, D. L., Snyder, R. D., Onghena, P., McKenzie, D. P., & Wallace, C. S. (1996). The Melbourne Family Grief Study, I: Perceptions of family functioning in bereavement. *American Journal of Psychiatry, 153*(5), 650–658.

Kissane, D. W., Bloch, S., Onghena, P., McKenzie, D. P., Snyder, R. D., & Dowe, D. L. (1996). The Melbourne Family Grief Study, II: Psychosocial morbidity and grief in bereaved families. *American Journal of Psychiatry, 153*(5), 659–666.

Kissane, D. W., & Lichtenthal, W. G. (2008). Family focused grief therapy: From palliative care into bereavement. In M. Stroebe, R. Hansson, H. Schut, & W. Stroebe (Eds.), *Handbook of bereavement research and practice: Advances in theory and intervention* (pp. 485–510). Washington, DC: American Psychological Association Press.

Kissane, D. W., McKenzie, D. P., & Bloch, S. (1997). Family coping and bereavement outcome. *Palliative Medicine, 11*(3), 191–201.

Kissane, D. W., McKenzie, M., Bloch, S., Moskowitz, C., McKenzie, D. P., & O'Neill, I. (2006). Family focused grief therapy: A randomized, controlled trial in palliative care and bereavement. *American Journal of Psychiatry, 163*(7), 1208–1218.

Kissane, D. W., McKenzie, M., McKenzie, D. P., Forbes, A., O'Neill, I., & Bloch, S. (2003). Psychosocial morbidity associated with patterns of family functioning in palliative care: Baseline data from the family focused grief therapy controlled trial. *Palliative Medicine, 17*(6), 527–537.

Kraemer, H. C., Kazdin, A. E., Offord, D. R., Kessler, R. C., Jensen, P. S., & Kupfer, D. J. (1997). Coming to terms with the terms of risk. *Archives of General Psychiatry, 54*(4), 337–343.

Kraemer, H. C., Stice, E., Kazdin, A., Offord, D., & Kupfer, D. (2001). How do risk factors work together? Mediators, moderators, and independent, overlapping, and proxy risk factors. *American Journal of Psychiatry, 158*(6), 848–856.

Kristensen, P., Weisæth, L., & Heir, T. (2010). Predictors of complicated grief after a natural disaster: A population study 2 years after the 2004 South East Asian tsunami. *Death Studies, 37,* 134–150.

Laurie, A., & Neimeyer, R. A. (2008). African Americans in bereavement: Grief as a function of ethnicity. *OMEGA—Journal of Death and Dying, 57,* 173–193.

Lichtenthal, W. G., Cruess, D. G., & Prigerson, H. G. (2004). A case for establishing complicated grief as a distinct mental disorder in *DSM-V. Clinical Psychology Review, 24*(6), 637–662.

Lichtenthal, W. G., Currier, J. M., Neimeyer, R. A., & Keesee, N. J. (2010). Sense and significance: A mixed methods examination of meaning-making following the loss of one's child. *Journal of Clinical Psychology, 66*(7), 791–812.

Lichtenthal, W. G., & Kissane, D. (2008). The management of family conflict in palliative care. *Progress in Palliative Care, 16*(1), 1–7.

Lichtenthal, W. G., Neimeyer, R. A., Currier, J. M., Roberts, K., & Jordan, N. (2013). Cause of death and the quest for meaning after the loss of a child. *Death Studies, 37*(4), 311–342.

Lichtenthal, W. G., Nilsson, M., Kissane, D. W., Breitbart, W., Kacel, E., Jones, E. C., & Prigerson, H. G. (2011). Underutilization of mental health services among bereaved caregivers with prolonged grief disorder. *Psychiatric Services, 62*(10), 1225–1229.

Lobb, E. A., Kristjanson, L. J., Aoun, S. M., Monterosso, L., Halkett, G. K. B., & Davies, A. (2009). Predictors of complicated grief: A systematic review of empirical studies. *Death Studies, 34*(8), 673–698.

McCarthy, M., Clarke, N., Lin Ting, C., Conroy, R., Anderson, V., & Heath, J. (2010). Prevalence and predictors of parental grief and depression after the death of a child from cancer. *Journal of Palliative Medicine, 13*(11), 1321–1326.

McCown, D., & Davies, B. (1995). Patterns of grief in young children following the death of a sibling. *Death Studies, 19*, 41–53.

Meert, K. L., Donaldson, A. E., Newth, C. J., Harrison, R., Berger, J., Zimmerman, J., . . . Eunice Kennedy Shriver National Institute of Child Health and Human Development Collaborative Pediatric Critical Care Research Network. (2010). Complicated grief and associated risk factors among parents following a child's death in the pediatric intensive care unit. *Archives of Pediatrics & Adolescent Medicine, 164*(11), 1045–1051.

Mitchell, A., Kim, Y., Prigerson, H. G., & Mortimer-Stephens, M. (2004). Complicated grief in survivors of suicide. *Crisis, 25*(1), 12–18.

Moos, R. H., & Moos, B. (1981). *Family Environment Scale manual.* Stanford, CA: Consulting Psychologists Press.

Nadeau, J. W. (1998). *Families making sense of death.* Thousand Oaks, CA: Sage.

Nadeau, J. W. (2008). Meaning-making in bereaved families: Assessment, intervention, and future research. In J. W. Nadeau (Ed.), *Handbook of bereavement research and practice: Advances in theory and intervention* (pp. 511–530). Washington, DC: American Psychological Association.

Pettle Michael, S. A., & Lansdown, R. G. (1986). Adjustment to the death of a sibling. *Archives of Disease in Childhood, 61*, 278–283.

Prigerson, H., & Maciejewski, P. (2012). *Prolonged grief disorder (PG-13).* Boston: Dana-Farber Cancer Institute Center for Psychooncology & Palliative Care Research.

Prigerson, H. G., Horowitz, M. J., Jacobs, S. C., Parkes, C. M., Aslan, M., Goodkin, K., . . . Maciejewski, P. K. (2009). Prolonged grief disorder: Psychometric validation of criteria proposed for *DSM-V* and *ICD-11. PLoS Medicine, 6*(8), e1000121.

Prigerson, H. G., & Jacobs, S. C. (2001). Traumatic grief as a distinct disorder: A rationale, consensus criteria, and a preliminary empirical test. In M. S. Stroebe, R. O. Hansson, W. Stroebe, & H. Schut (Eds.), *Handbook of bereavement research: Consequences, coping, and care* (pp. 613–645). Washington, DC: American Psychological Association.

Rando, T. A. (1991). *How to go on living when someone you love dies.* New York: Bantam Books.

Sandler, I. N., West, S. G., Baca, L., Pillow, D. R., Gersten, J. C., Rogosch, F., . . . Ramirez, R. (1992). Linking empirically based theory and evaluation: The Family Bereavement Program. *American Journal of Community Psychology, 20*(4), 491–521.

Sandler, I. N., Wolchik, S. A., Ayers, T. S., Tein, J., Coxe, S., & Chow, W. (2008). Linking theory and intervention to promote resilience in parentally bereaved children. In M. S. Stroebe, R. O. Hansson, H. Schut, & W. Stroebe (Eds.), *Handbook of bereavement research and practice: Advances in theory and intervention.* Washington, DC: American Psychological Association.

Schwab, R. (1998). A child's death and divorce: Dispelling the myth. *Death Studies, 22*, 445–468.

Shear, K., & Shair, H. (2005). Attachment, loss, and complicated grief. *Developmental Psychobiology, 47*(3), 253–267.

Shear, M. K., Simon, N., Wall, M., Zisook, S., Neimeyer, R., Duan, N., . . . Keshaviah, A. (2011). Complicated grief and related bereavement issues for *DSM-5. Depression and Anxiety, 28*(2), 103–117.

van der Houwen, K., Stroebe, M., Stroebe, W., Schut, H., van den Bout, J., & Wijngaards-De Meij, L. (2009). Risk factors for bereavement outcome: A multivariate approach. *Death Studies, 34*(3), 195–220.

Vanderwerker, L. C., & Prigerson, H. G. (2004). Social support and technological connectedness as protective factors in bereavement. *Journal of Loss and Trauma, 9*(1), 45–57.

van Doorn, C., Kasl, S. V., Beery, L. C., Jacobs, S. C., & Prigerson, H. G. (1998). The influence of marital quality and attachment styles on traumatic grief and depressive symptoms. *Journal of Nervous and Mental Disease, 186*(9), 566–573.

Walsh, F., & McGoldrick, M. (2004). Loss and the family: A systemic perspective. In F. Walsh & M. McGoldrick (Eds.), *Living beyond loss: Death in the family* (pp. 3–26). New York: W. W. Norton.

Walters, D. T., & Tupin, J. P. (1991). Family grief in the emergency department. *Emergency Medicine Clinics of North America, 9*(1), 189–206.

Wilsey, S. A., & Shear, M. K. (2007). Descriptions of social support in treatment narratives of complicated grievers. *Death Studies, 31*(9), 801–819.

Winjgaards-de Meij, L., Stroebe, M., Schut, H., Stroebe, W., van den Bout, J., van der Heijden, P., & Dijkstra, I. (2007). Neuroticism and attachment insecurity as predictors of bereavement outcome. *Journal of Research in Personality, 41*(2),498–505.

Worden, J. W. (2009). *Grief counseling and grief therapy: A handbook for the mental health practitioner* (4th ed.). New York: Springer.

Zwahlen, D., Hagenbuch, N., Carley, M. I., Recklitis, C. J., & Buchi, S. (2008). Screening cancer patients' families with the distress thermometer (DT): A validation study. *Psycho-Oncology, 17*(10), 959–966.

18 家庭的社会经济和文化问题

Sarah Gehlert，*Teresa T. Moro*，*Lailea Noel*

人们生活的社会环境可定义为直接的物理环境、社会关系和文化环境（Barnett 和 Casper，2001），它能影响人们一生的健康。这些社会环境会出现在多个层面——从家庭层面到邻居和社区层面再到作为一个整体的社会层面（Warnecke 等，2008）——它们以复杂的方式相互作用来影响健康。强大的互相支持的家庭能够在缺乏资源和社会关注的贫穷社区生活。这些社区往往脱离主流社会，限制了居民获取健康信息（Browne，2011；Fullilove，2004）。相反，极其自由的家庭可能生活在社会和物质资源丰富的社区，并能获取个人的健康信息。

尽管一些个体的社会环境可能保持不变，但其他人的社会环境会在他们的生命历程中随着时间发生变化。某个人可能从童年到成年一直能够得到丰富的支持和资源。然而其他人则可能在一生中获得或失去支持和资源。

越来越多的美国人（作为全球的一个例子）一辈子都生活在逆境中，不同社会群体之间会产生显著的健康差异。大量证据表明癌症、心血管疾病、糖尿病和其他慢性疾病在不同社会群体存在差异。一个惊人的例子是美国的亚裔男性比城市的非裔美国男性的预期寿命要长约 15.4 岁（Murray 等，2006）。这些种族和民族的健康差异与创伤和疾病、早期死亡以及伴随的社会资源和经济来源枯竭有关。出于这个原因，有理由推断在美国的某些种族和民族群体在生命周期中比美国白人会更早地接触到悲伤。

越来越多的证据表明在儿童和青少年时期的不良事件会影响心理功能、健康行为和健康状况。例如，众所周知，尽管大多数癌症更容易发生在成年以后，但早期家庭关系的特点会增加癌症发生的风险（Biro 和 Deardorff，2012；Ellis，Shirtcliff，Boyce，Deardorff 和 Essex，2011）。在儿童和青少年时期发生的事件至少通过两种方式，影响一生的健康。首先，社会环境可以通过许多途径改变生活规律从而影响健康。Gehlert 和同事（2008）得出结论，高犯罪和不安全的居住环境使得非裔美国女性易患侵袭性更强的乳腺癌，且比大多数的乳腺癌患者发病年龄要早。第二，个人的健康行为可能受所处环境的影响。人们可能会继续维持他们在生命早期所学的健康行为。健康行为也受到经济条件和地方、州和联邦政府的政策的影响，这些政策决定谁有资格获得健康保险和获取医疗服务。

在这一章，我们讨论社会环境因素如何影响个人和家庭的健康状况和健康行为，尤其关注家庭的哀伤行为。因为社会环境是一个非常广泛的概念，我们主要讨论社会环境的三个重要组成部分即种族和民族、社会经济地位（socioeconomic status，SES）和职业，以及身份（移民身份）的影响。我们先概述社会环境如何塑造健康，然后逐个讨论三个组成部分，因为这些组成部分既影响健康行为也影响健康状况。在某些案例中，社会环境组成与家庭哀伤行为联系起来的证据很容易得到。但是当没有这样的证据时，我们基于可用的证据得出试验性的结论。最后，我们提出临床实践建议以帮助正经历哀伤的弱势个人和家庭。

社会环境和健康的概述

目前已经提出了几种机制来描述社会环境与健康状况和健康差异的关系。最近在心理学年鉴（Annual Review of Psychology）杂志上发表的综述（Matthews 和 Gallo，2011） 提出从社会环境到疾病有两条途径。一条途径是缺乏心理社会资源从而影响生物行为导致疾病，例如，缺乏医疗保险会使治疗受到限制，物理或建筑环境会限制社会交往；另一条途径是社会环境产生压力和逆境，这会导致心理痛苦，负面地影响生物行为路径。

尽管被广泛认可的健康差异决定因素模型还有待发展，但是 McGinnis、Williams-Russo 和 Knickman（2002）提供了一个有用的组织框架。在这个框架中，从数百篇关于美国早期死亡实证文章的综述得出，导致早期死亡的因素中，行为模式约占 40%，遗传倾向占 30%，社会环境占 15%，物理环境暴露占 10%，医疗服务不足占 5%。我们也在别的杂志上提出，与其他决定因素相比，社会环境得到的关注太少（Gehlert 和 Colditz，2011）。

公共卫生研究人员和其他学者越来越多地鼓励在理解人口健康及种族与民族健康差异时要考虑社会环境。健康的社会决定因素中最常被验证的因素包括：①种族和民族地位，②社会阶层或 SES 及其影响。每个因素在维持健康差异上起着关键作用，两者之间复杂的相互作用体现在种族和少数民族群体成员和家庭的日常生活中。

跨学科健康差异研究中心

芝加哥大学的跨学科健康差异研究中心（CIHDR）是由本章的作者之一（S. G.）建立，成立于 2003 年，是美国人口健康和健康差异八大中心之一。CIHDR 调查人员开发了一种新的模式识别非裔美国人与白人女性在乳腺癌死亡率持续差异与社会环境之间的关系。对于非裔美国女性，虽然乳腺癌发病率比较低，但这一疾病的死亡率却在 37% 以上。中心的四个研究项目，其中两个研究社区妇女，另外两个研究动物模型，每个项目从社会层面到分子水平以迭代的方式向下建立因果关系链的联系（Gehlert 等，2008）。这样的链条是纵向的，顶端是健康的种族决定因素如形成经济隔离的政策；然后是诸多问题如集中贫困、社区分裂和社区犯罪；接下来是隔离、后天获得的警觉和抑郁；最后是应激激素动力学、细胞存活和肿瘤发展。

社会隔离

废弃的建筑物、空地、垃圾和过度的交通干扰居民建立和维护社会关系的能力（Taylor，2001）。社区人造环境的质量和内容，被定义为人创造的建筑、空间和物品，会对健康结局产生深远影响（见 http：//www.ncbi.nlm.nih.gov/pubmed/9252316）。周围空间占用率越低、围栏越少和车辆限速速度越高的社区比其他社区更有可能被盗窃（Sampson，Raudenbush 和 Earls，1997）。这些问题可能会导致居民出于安全撤退回家里，因此增加了社会隔离。此外，居民应对威胁的尝试可能会随着时间耗尽他们的生理或心理资源。

来自 CIHDR 动物实验的证据支持这样的看法，即社会隔离影响社会关系和生物学。

两个 CIHDR 项目使用啮齿动物模型模拟人类乳腺癌，用来识别社会环境通过哪种途径影响啮齿动物乳腺的癌症。在生命周期的不同阶段，Sprague-Dawley 大鼠和 SV40 标记的转基因小鼠的社会条件是可以被调控的，生物效应可以被检测到。Hermes 等（2009）发现，通常从断奶时就被社会隔离的高度社会化的大鼠变得对环境中新奇的刺激高度警惕，比未被隔离的同龄大鼠在更早的年龄患上更大、恶性度更高的自发的乳腺肿瘤。小鼠和大鼠对急性应激源都会产生反应，使应激激素水平升高（Hermes 等，2009；Williams 等，2009）。调查人员发现，被隔离的、无法得到互相关心和支持的大鼠，尤其是在面对应激源时，更有可能在较早的年龄死于乳腺肿瘤（Yee，Cavigelli，Delgado 和 McClintock，2008）。这可能反映了人类的歧视和社会融入会影响健康结局。

人们应对环境挑战的能力不同，受遗传、发育和经验因素的影响，包括早期生活应激源的长期影响可能使他们生理和行为易于反应过度。CIHDR 的工作帮助我们理解这种情况如何能导致非裔美国女性乳腺癌死亡率增高。调查组人员和他们的社区合作伙伴在他们的研究中发现，新诊断乳腺癌的非裔美国女性所在社区的变量和她们的应激激素反应之间有关联（Gehlert，Mininger 和 Cipriano-Steffen，2011）。

种族和民族、家庭功能与健康

个体认定自己是某个种族或民族成员的程度会影响他们对丧失和疾病的反应。例如，Salant 和 Gehlert（2008）发现，当非裔美国女性被问及患癌的风险时，她们描述了种族歧视和被欺侮的集体记忆。对癌症风险的解释和操作已嵌入到她们非裔美国人的集体身份中。

在杰克逊心脏研究中，Sims 等（2012）发现与歧视报告率低的同龄人相比，日常歧视和终身歧视报告率较高的非裔美国人高血压的患病率更高。在非裔美国人育龄妇女进行的焦点小组访谈中，Nuru-Jeter 等（2008）发现，儿童期经历种族主义的女性表示，①这些记忆直到成年后仍保持生动，②他们担心自己的孩子会有类似的经历。

集体种族歧视及其对健康的影响也已确定存在于其他种族和民族群体中。Gee、Spencer、Chen 和 Takeuchi（2007）发现在自我报告的日常歧视和慢性疾病之间存在显著的关联，如在亚裔美国人群体中的心脏病和呼吸系统疾病。研究人员认为生理应激可能是歧视和慢性疾病之间的联系。此外，Walters 等（2011）表明，美洲印第安人历史创伤的体验可能有累积效应，逐渐破坏了他们整个群体的身体、精神和心理上的健康和幸福。

少数种族和民族对卫生保健系统的不信任，已经成为美国健康差距的决定因素（Masi 和 Gehlert，2008）。在对 49 个焦点小组超过 445 名非裔美国成年人进行访谈后，Masi 和 Gehlert（2008）报告说，几乎每一个焦点小组都提到了对医疗机构的不信任，大多数参与者说，他们觉得他们不太可能和白人一样获得高质量的治疗。作者认为这种不信任会导致他们不愿遵守规定的治疗。

生活在市中心的少数种族和民族经历的社会隔离也与国家的健康差异有关联。Boden-Albala、Litwak、Elkind、Rundek 和 Sacco（2005）发现，来自少数种族和民族群体的报告被社会隔离的个体比未报告社会隔离的同龄人在缺血性脑卒中后有更差的结局。他们将这种差异归因于治疗依从性差，以及缺乏社会支持导致的抑郁。

主要挑战／治疗策略

遵循西方医学模式的传统临床方法可能被证明无效（Berg，Meegan 和 Deviney，1998）。在评估少数种族和民族成员的治疗方法时，重要的是要承认对主流专业人士不信任的潜在描述，以及文化和宗教信仰可能会阻止个人寻求心理健康帮助。这可能需要花时间探索治疗的信念和态度。根据 Lum 的观点（2005），处理少数种族和民族群体最成功的临床医生是那些愿意去识别影响治疗进程的文化差异的医生。

当处理少数种族和民族群体成员的问题时，循证的、具有适应不同文化能力的实践模型是更可取的。在适应不同文化上有潜力的沟通涉及通过倾听他们的故事，了解来访者的历史和在他们允许的界限内工作。其他技术包括鼓励来访者讨论家庭史、聚焦于家庭的优势，并把家人作为治疗的合作伙伴（Lum，2005）。

这些技术可能是必要的，因为对很多人来说，大家庭或者其他亲属关系网络可能对个人决策有决定性作用。因此重要的是要考虑社交网络（如家庭、社区或部落）如何有助于应对丧失和参与治疗（Berg 等，1998）。

临床医生也应考虑对于每个种族和民族具有特异性的因素。例如，在一些非裔美国人社区中，邻里关系可能被视为家庭的延伸（Hurd 和 Zimmerman，2010）。年轻人可能会住在他们大家庭的附近，同大家庭保持密切联系。此外，教会在历史上一直是非裔美国人社区成员的支持来源。

许多拉美裔人在美国实践跨国主义，与主流文化相互作用的同时保持与原属国紧密的联系（Lum，2005）。他们可能采用民间传统医学，作为西医的补充或代替，这就形成了他们的医疗保健模式。许多拉丁美洲人可能穿梭于母国和美国之间，在某些情况下，某个家庭成员可能会移民，将配偶或子女留在母国（Drachman 和 Paulino，2004）。这些文化决定的家庭生活变量显著影响着他们的健康、疾病、死亡和居丧（见第 8 章）。

社会经济和就业状况、家庭功能和健康

如前所述，贫困的社区里犯罪率高，安全的公共空间更少，可能会影响居民的身心健康。Hudson（2005）提出较低的 SES 会影响心理健康，如通过增加伤害、创伤和社会隔离。随着时间的推移，反复接触社会和其他环境的应激源会给个人和家庭带来伤害（Geronimus，Hicken，Keene 和 Bound，2006）。人类生理上具备处理片段压力的能力，但暴露在持续应激源中可能会增加癌症和心脏病等慢性疾病的易感性。

尽管贫穷和失业并不总是密切相关，1 250 万人在美国失业（美国劳工部劳工统计局，2012），其中多数人的 SES 可能较低。因此，许多与贫困相关的身心健康问题也影响着家庭应对失业的问题。此外，少数种族和民族群体的雇佣率低于白人。尽管 2012 年全球成年男性（7.5%）和女性（7.4%）的失业率是相似的，非裔美国人的失业率最高，为 13%；拉美裔失业率第二高，为 10.3%；而白人失业率为 7.4%。失业率发生的原因有多种，每一种都可能对家庭产生深远的影响。虽然有些人自愿失业，如家长选择在家陪孩子，最近的经济形式已经迎来了越来越高的非自愿性失业率，一种公认的导致悲伤的丧失形式（Westman，Etzion 和 Horovitz，2004）。失业率与几个个体因素如健康状况不佳、抑郁（Burgard，Brand 和 House，2007；Price，Choi 和 Vinokur，2002）、焦虑（Paul 和 Moser，2009；Westman 等，2004）和悲伤（Brewington，Nassar-McMillan，Flowers 和 Furr，2004）有关。非自愿性失业可能会导致出现一条从失业到健康状况不佳的"逆境链"，抑郁和个人控制作为两者之间的介质（Price，Choi 和 Vinokur，2002，pp. 309）。

基于情绪健康和失业的 meta 分析，Paul 和 Moser（2009）认为，失业的人比就业者表现出更多的心理痛苦。下列精神健康变量被发现存在显著差异：抑郁、焦虑、心身症状、主观幸福感和自尊。平均有 34% 的失业者报告有心理问题，而就业者只有 16% 有心理问题。几个变量被发现可以减缓心理问题的发展。对比失业后的痛苦程度，之前从事蓝领工作的男性和女性比之前从事白领工作的人更痛苦。此外，在经济发展较弱、有不平等收入分配、失业保障制度有限的国家的人民，要比没有这些特点的国家的人民经历的痛苦要更大（Paul 和 Moser，2009）。

Burgard 等（2007）使用的数据来自两个大规模纵向队列（美国人改变生活的

研究和威斯康辛州的纵向研究）探索非自愿失业对健康的影响。他们发现，非自愿失业与更差的自评健康和更多的抑郁症状有关。这些影响在因健康问题失业的人群中更加明显。

虽然失业对个人的影响是深远的，失业也有连锁反应，会以独特的方式影响每一位家庭成员（Strom，2003）。失业带来的经济困难影响焦虑的水平（Westman 等，2004）和配偶的幸福（Strom，2003）。它似乎也影响离婚率，尽管对其中的发生机制了解甚少（Strom，2003）。

父母的失业会影响整个家庭（Strom，2003）并且可能直接影响孩子的健康（Clarke 等，2011；Strom，2003）和教育经历（Kalil 和 Wightman，2011；Strom，2003）。Clarke 和他的同事（2011）利用来自 1997—2008 年全国健康访问调查的未婚单身母亲的数据，发现在综合研究样本中的 21 842 名母亲，19% 处于失业中。失业的母亲中的 40% 是非裔美国人，28% 是白人，29% 是拉美裔。没有保险或保额不足的单身母亲的孩子更有可能比有医疗保险母亲的孩子经历医疗上的延误（Clarke 等，2011）。

父母失业也与儿童获得高等教育的减少有关。中产阶级的非裔美国人，这一趋势是白人儿童的 3 倍，反过来，缺乏高等教育影响儿童寻求和保持就业的能力（Kalil 和 Wightman，2011）。非裔美国家庭也比白人家庭经历更长时间的失业（Kalil 和 Wightman，2011）。

主要挑战 / 治疗策略

在没有全民卫生保健系统的国家，低 SES 和失业引起的直接而深远的影响造成这部分人群缺乏医疗保险和精神卫生覆盖。因此，对临床医生来说，要么为这些家庭提供服务并降低收费标准，要么帮助他们找到可以为无保险和（或）低收入家庭提供家庭治疗的地方。此外，对于丧失收入的人，可能还需要临床医生帮助家庭找到能提供住处和食物等服务的地方。

虽然哀伤是一种伴随所爱之人去世的常见体验，但对于贫困的社区，这个过程因居民深陷社会和经济条件的紧急情况而变得复杂。对于那些长期生活在慢性贫困中而过往又遭遇过多种丧失的家庭，医生可以在治疗中通过认可和公开讨论这些累积的事件来帮助这些家庭。认可这些复杂的历史丧失可能会增加治疗的有效性。以家庭为中心的治疗干预是有用的，因为他们提供了一个框架来应对贫困和失业的影响。例如，当配偶或伴侣失业，通常会有"交叉"效应，一方的压力和焦虑会对另一方产生压力和焦虑（Westman 等，2004）。对临床医生来说，引出家人悲伤和丧失的感觉以及他们赋予失业的意义也很重要（Harris 和 Isenor，2011）。为了更好地理解失业的意义，临床医生应该收集其他因素相关的信息，如失业前后的 SES、性别、处在生命周期中的哪个阶段、未独立的家庭成员，以及家庭结构（Strom，2003）。

Harris 和 Isenor（2011）认为临床医生常常被要求既要帮助个人寻找工作又要帮助他们处理悲伤和丧失。这两位作者为处理失业问题提供了几点建议，包括将丧失情境化、现实地评估自己的技能、认识到不稳定状态中存在的困难、相信自己、采取现实的态度控制局面。处理失业问题的临床医生也应该熟悉当地社区的失业资源和高质量的在线资源。

住所（移民）、家庭功能和健康

移民会对移民者的身心健康产生深远的影响。移民到一个新的国家会对家庭的文化价值观和家庭叙事有持久的影响（McGoldrick，Giordano 和 Garcia-Preto，2005）。家庭必须应对一系列新的社会规范、期望和价值观，这些可能和原籍国有很大的不同（Segal 和 Mayadas，2005）。移民家庭有很多移民的原因。在许多情况下，这些家庭在原籍国受到贫困、艰难的生活条件和有限的工作机会等不利条件的影响。影响移民家庭的因素包括语言障碍、法律地位、离开原籍国的原因、移民经历和在新国家受到的对待（Pine 和 Drachman，2005）。

拉丁美洲人移民美国后经常经历较低的 SES，但与白人和非拉丁美洲人相比，移民后的第一代拉丁美洲人死亡率较低（Markides 和 Eschbach，2005；Palloni 和 Arias，2004）。这种现象被称为"拉丁裔移民健康悖论（Hispanic paradox）"，因为低 SES 通常与更差的健康有关，而不是较好的健康（Markides 和 Eschbach，2005）。

针对这一悖论通常有三种解释（Palloni 和 Arias，2004）。第一种解释是悖论不存在，悖论被视为数据失真的结果（如拉美裔死亡证明的漏报、谎报年龄或死亡率构成不同）。第二种解释与移民效应有关。两个流行的移民假说被称为"健康移民（healthy-migrant）效应"和"三文鱼偏倚（salmon-bias）效应"（Palloni 和 Arias，2004）。"健康移民效应"的支持者认为，这样的悖论是由于健康的人从原籍国移民。这些人比那些没有移民的人更健康，并且比东道国人口个体的平均水平更健康。或者，"三文鱼偏倚效应"源于发现一些移民群体在经历失业和（或）疾病后倾向于回到原籍国（Abraido-Lanza，Dohrenwend，Ng-Mak 和 Turner，1999；Palloni 和 Arias，2004）。第三种解释是原籍国的文化可能影响死亡率，主要是由于原籍国的主要健康和生活方式行为导致的。

文化适应的程度也与拉丁裔移民的健康效应有关。文化适应是指采用一个人所处的主流文化的元素，例如，来自拉丁美洲的某个人被美国主流文化同化（Lara，Gamboa，Kahramanian，Morales 和 Bautista，2005）。在最近的一篇文献综述中，Lara 等（2005）发现文化适应可能对拉美裔美国人的健康产生正面和负面的影响。但是，什么造成这种区分并不完全清楚。一些研究表明，文化适应产生负面影响，因为高度适应的人发生物质滥用、不良饮食行为、低出生体重儿和早产儿的可能性增加。另一方面，高度适应的个体更有可能使用预防性的医疗保健服务、有更好的自感健康、有医疗保险，并且使用医疗保健的障碍更少。

显然，非法移民有被驱逐出境的危险，从而对他们的整个家庭有很多影响，例如父母与子女分离或收入的损失（Drachman 和 Paulino，2004）。在某些情况下，家庭可能处于混合状态，这意味着一些成员在这个国家是合法的，而其他人并不合法（Pine 和 Drachman，2005）。Arbona 等（2010）采访了 416 名从墨西哥和中美洲的非法和合法移民，发现非法移民担心被驱逐出境，害怕和他们的家人分离，同时也承担更多的家庭外的压力，英语熟练程度更低。

主要挑战 / 治疗策略

处理移民问题的临床医生可能被要求解决移民者移民的原因、资源问题以及在新国家受到的对待等问题（Pine 和 Drachman，2005；Segal 和 Mayadas，2005）。移民者可能会出现在各种各样的环境中，包括社区机构、学校和精神卫生服务机构（Drachman 和 Paulino，2004）。类似于处理来自少数种族和民族群体背景的家庭问题，临床医生需要意识到传统社会工作（Segal 和 Mayadas，2005）或心理学（Gozdziak，2004）技术和临床方法可能对难民和新移民是无效的。治疗的目标并不是要帮助个体适应新的文化习俗，而且要促进来自母国文化的积极的健康行为，同时减轻东道国对健康的负面影响（Lara 等，2005）。例如，像缺乏语言技能或医疗保险这样的因素正在影响医疗服务吗（Lara 等，2005）？

一些学者主张使用生态模型处理难民和移民家庭问题（Fazel，Reed，Panter-Brick 和 Stein，2012；Goodkind 和 Foster-Fishman，2002；Segal 和 Mayadas，2005；Williams，2010）。

这个概念框架与健康差异多层下行模型是一致的，侧重于解决社会、社区和家庭层面的影响因素。临床医生在规划社区项目和服务时应该考虑到个体所在社区成员的需求，而不是假设他们需要或者想要什么（Goodkind 和 Foster-Fishman，2002）。此外，临床医生必须记住，非法入境人员的家庭或混合法律状态的家庭寻求并获取医疗保健和其他服务的能力非常弱（Pine 和 Drachman，2005）。

主要的治疗挑战是创建一个文化上敏感的安全空间，家庭在这里可以描述自己的经历。临床医生要做到这点，需要研究他们所帮助的群体（Drachman 和 Paulino，2004；Gozdziak，2004）。这可能需要查阅跨学科的文献，如人类学（Gozdziak，2004）、历史和社会学（Drachman 和 Paulino，2004），可以更好地理解家庭造成他们所受痛苦的意义。民族志是另一个有用的框架，来理解心理健康实践和探索个人和家庭讲述自己的疾病，因为他们可能会从不同的文化解释他们的经历，不同于临床医生的解释（Gozdziak，2004）。在与家庭的有效工作中，临床医生需要收集尽可能多的信息，包括移民前后的经历、他们的价值观和文化规范（Fazel，Reed，Panter-Brick 和 Stein，2012；Williams，2010）。对于移民和难民，还要包括移民的原因、重新安置的经历，以及在这个新国家的感受（Pine 和 Drachman，2005）。文化意识的增强或他们体验到的任何压迫，都可以让临床医生帮助患者克服，或者至少明白患者和他们的家人对政府部门的不信任或对泄露个人信息的恐惧（Segal 和 Mayadas，2005）。

总结

在这一章，我们概述了 SES、就业和文化因素如何影响家庭功能和他们应对丧失的反应。显然，统一的方法并不能对所有家庭都起效。为了确保服务能达到想要的效果，重要的是要意识到少数种族和民族群体和更低的 SES 状态、失业和移民对家庭、他们的健康和健康行为产生的影响。我们提供了一个广泛的概述。临床医生可以通过查阅特定群体卓越的在文化上的实践的循证文献让自身做好准备，以帮助来自特定背景的家庭。临床医生也可以通过花时间在社区和向家庭本身学习来增强实践。

参考文献

Abraido-Lanza, A. F., Dohrenwend, B. P., Ng-Mak, D. S., & Turner, J. B. (1999). The Latino mortality paradox: A test of the "salmon bias" and healthy migrant hypotheses. *American Journal of Public Health, 89*(10), 1543–1548.

Arbona, C., Olvera, N., Rodriguez, N., Hagan, J., Linares, A., & Wiesner, M. (2010). Acculturative stress among documented and undocumented Latino immigrants in the United States. *Hispanic Journal of Behavioral Sciences, 32*(3), 362–384.

Barnett, E., & Casper, M. (2001). Definition of "social environment." *American Journal of Public Health, 91*(3), 465.

Berg, C. A., Meegan, S. P., & Deviney, F. P. (1998). A social-contextual model of coping with everyday problems across the lifespan. *International Journal of Behavioral Development, 22*(2), 239–261.

Biro, F. M., & Deardorff, J. (2012). Identifying opportunities for cancer prevention during pre-adolescence and adolescence: Puberty as a window of susceptibility. *Journal of Adolescent Health, 52*(5), S15–20.

Boden-Albala, B., Litwak, E., Elkind, M. S., Rundek, T., & Sacco, R. L. (2005). Social isolation and outcomes post stroke. *Neurology, 64*(11), 1888–1892.

Brewington, J. O., Nassar-McMillan, S., Flowers, C. P., & Furr, S. R. (2004). A preliminary investigation of factors associated with job loss grief. *Career Development Quarterly, 53*(1), 78–83.

Browne, T. (2011). The relationship between social networks and pathways to kidney transplant parity: Experience form black Americans in Chicago. *Social Science & Medicine, 73*(5), 663–667.

Bureau of Labor Statistics, U.S. Department of Labor. (2012). The employment situation—April 2012 (USDL-12–0816). Retrieved from http://www.bls.gov/news.release/pdf/empsit.pdf

Burgard, S. A., Brand, J. E., & House, J. S. (2007). Toward a better estimation of the effect of job loss on health. *Journal of Health and Social Behavior, 48*(4), 369–384.

Clarke, T. C., Arheart, K. L., Muennig, P., Fleming, L. E., Caban-Martinez, A. J., Dietz, N., & Lee, D. J. (2011). Health care access and utilization among children of single working and nonworking mothers in the United States. *International Journal of Health Services: Planning, Administration, Evaluation, 41*(1), 11–26.

Drachman, D., & Paulino, A. (2004). Introduction: Thinking beyond United States' boarder. *Journal of Immigrant & Refugee Services, 22*, 1–9.

Ellis, B. J., Shirtcliff, E. A., Boyce, W. T., Deardorff, J., & Essex, M. J. (2011). Quality of early family relationships and the timing and temp of puberty: Effects depend on biological sensitivity to context. *Development and Psychopathology, 23*, 85–99.

Fazel, M., Reed, R. V., Panter-Brick, C., & Stein, A. (2012). Mental health of displaced and refugee children resettled in high-income countries: Risk and protective factors. *Lancet, 379*(9812), 266–282.

Fullilove, M. (2004). *Root shock: How tearing up city neighborhoods hurts America and what we can do about it.* New York: Random House.

Gee, G. C., Spencer, M. S., Chen, J., & Takeuchi, D. (2007). A nationwide study of discrimination and chronic health conditions among Asian Americans. *American Journal of Public Health, 97*, 1275–1282.

Gehlert, S., & Colditz, G. A. (2011). Cancer disparities: Unmet challenges in the elimination of disparities. *Cancer Epidemiology, Biomarkers & Prevention, 20*(9), 1809–1814.

Gehlert, S., Mininger, C., & Cipriano-Steffen, T. M. (2011). Placing biology in breast cancer disparities research. In L. M. Burton, S. P. Kemp, M. Leung, S. A. Matthews, & D. T. Takeuchi (Eds.), *Communities, neighborhoods, and health: Expanding the boundaries of place* (pp. 57–72). New York: Springer.

Gehlert, S., Sohmer, D., Sacks, T., Mininger, C., McClintock, M., & Olopade, O. (2008). Targeting health disparities: A model linking upstream determinants to downstream interventions. *Health Affairs, 27*(2), 339–349.

Geronimus, A. T., Hicken, M., Keene, D., & Bound, J. (2006). "Weathering" and age patterns of allostatic load scores among blacks and whites in the United States. *American Journal of Public Health, 96*(5), 826–833.

Goodkind, J. R., & Foster-Fishman, P. (2002). Integrating diversity and fostering interdependence: Ecological lessons learned about refugee participation in multiethnic communities. *Journal of Community Psychology, 30*(4), 389–409.

Gozdziak, E. M. (2004). Training refugee mental health providers: Ethnography as a bridge to multicultural practice. *Human Organization, 63*(2), 203–210.

Harris, D. L., & Isenor, J. (2011). Loss of unemployment. In D. L. Harris (Ed.), *Counting our losses: Reflecting on change, loss, and transition in everyday life* (pp. 163–170). New York: Routledge.

Hermes, G. L., Delgado, B., Tretiakova, M., Cavigelli, S. A., Krausz, T., Conzen, S. D., & McClintock, M. K. (2009). Social isolation dysregulates endocrine and behavioral stress while increasing malignant burden of spontaneous mammary tumors. *Proceedings of the National Academy of Sciences of the United States of America, 106*(52), 22393–22398.

Hudson, C. W. (2005). Socioeconomic status and mental illness: Tests of the social causation and selection hypotheses. *American Journal of Orthopsychiatry, 75*(1), 3–18.

Hurd, N., & Zimmerman, M. A. (2010). Natural mentors, mental health, and risk behaviors: A longitudinal analysis of African American adolescents transitioning into adulthood. American *Journal of Community Psychology, 46*, 36–48.

Kalil, A., & Wightman, P. (2011). Parental job loss and children's educational attainment in black and white middle-class families. *Social Science Quarterly, 92*(1), 57–78.

Lara, M., Gamboa, C., Kahramanian, M. I., Morales, L. S., & Bautista, D. E. H. (2005). Acculturation and Latino health in the United States: A review of the literature and its sociopolitical context. *Annual Review of Public Health, 26*, 367–397.

Lum, D. (2005). *Cultural competence, practice stages, and client systems: A case study approach.* Belmont, CA: Thomson Brooks/Cole.

Markides, K. S., & Eschbach, K. (2005). Aging, migration, and mortality: Current status of research on the Hispanic paradox. *Journal of Gerontology: Series B, Psychological Sciences and Social Sciences, 60,* 68–75.

Masi, C. M., & Gehlert, S. (2008). Perceptions of breast cancer treatment among African-American women and men: Implications for interventions. *Journal of General Internal Medicine, 24*(3), 408–414.

Matthews, K. A., & Gallo, L. G. (2011). Psychological perspectives on pathways linking socioeconomic status and physical health. *Annual Review of Psychology, 62,* 501–530.

McGinnis, J. M., Williams-Russo, P., & Knickman, J. R. (2002). The case for more active policy attention to health promotion. *Health Affairs, 21*(2), 78–93.

McGoldrick, M., Giordano, J., & Garcia-Preto, N. (2005). Overview: Ethnicity and family therapy. In M. McGoldrick, J. Giordano, & N. Garcia-Preto (Eds.), *Ethnicity & family therapy* (pp. 1–40). New York: Guilford Press.

Murray, C. J. L., Kulkarni, S. C., Michaud, C., Tomijima, N., Bulzacchelli, M. T., Iandiorio T. J., & Ezzati, M. (2006). Eight Americas: Investigating mortality disparities across races, counties, and race-counties in the United States. *PLoS Medicine, 3*(9), e260.

Nuru-Jeter, A., Dominguez, T. P, Hammond, W. P, Leu, J., Skaff, M., Egerter, S., . . . Braveman, P. (2008). "It's the skin you're in": African-American women talk about their experiences of racism. *Maternal and Child Health Journal, 13*(1), 29–39.

Palloni, A., & Arias, E. (2004). Paradox lost: Explaining the Hispanic adult mortality advantage. *Demography, 41*(3), 385–415.

Paul, K. I., & Moser, K. (2009). Unemployment impairs mental health: Meta-analyses. *Journal of Vocational Behavior, 74*(3), 264–282.

Pine, B. A., & Drachman, D. (2005). Effective child welfare practice with immigrant and refugee children and their families. *Child Welfare, 84*(5), 537–562.

Price, R. H., Choi, J. N., & Vinokur, A. D. (2002). Links in the chain of adversity following job loss: How financial strain and loss of personal control lead to depression, impaired functioning, and poor health. *Journal of Occupational Health Psychology, 7*(4), 302–312.

Salant, T., & Gehlert, S. (2008). Collective memory, candidacy, and victimization: Community epidemiologies of breast cancer risk. *Sociology of Health and Illness, 30*(4), 599–614.

Sampson, R. J., Raudenbush, S. W., & Earls, F. (1997). Neighborhoods and violent crime: A multilevel study of collective efficacy. *Science, 277*(5328), 918–924.

Segal, U. A., & Mayadas, N. S. (2005). Assessment of issues facing immigrant and refugee families. *Child Welfare, 84*(5), 563–583.

Sims, M., Diez-Roux, A. V., Dudley, A., Gebreab, S., Wyatt, S. B., Bruce, M. A., . . . Taylor, H. A. (2012). Perceived discrimination and hypertension among African Americans in the Jackson Heart Study. *American Journal of Public Health, 102*(S2), S258–S265.

Strom, S. (2003). Unemployment and families: A review of research. *Social Service Review, 77*(3), 399–430.

Taylor, R. B. (2001). *Breaking away from broken windows: Baltimore evidence and implications from the nationwide fight against crime, grime, fear and decline.* New York: Westview Press.

Walters, K. L., Mohammed, S. A., Evans-Campbell, T., Beltran, R. E., Chae, D. H., & Duran, B. (2011). Bodies don't just tell stories, they tell histories: Embodiment of historical trauma among American Indians and Alaska Natives. *Du Bois Review, 8,* 179–191.

Warnecke, R. B., Oh, A., Breen, N., Gehlert, S., Paskett, E., Tucker, K. L., . . . Hiatt, R. A. (2008). Approaching health disparities from a population perspective: The NIH Centers for Population

Health and Health Disparities. *American Journal of Public Health, 98*(9), 1608–1615.

Westman, M., Etzion, D., & Horovitz, S. (2004). The toll of unemployment does not stop with the unemployed. *Human Relations, 57*(7), 823–844.

Williams, J. B., Pang, D., Delgado, B., Kocherginsky, M., Tretiakova, M., Krausz, T., . . . Conzen, S. D. (2009). A model of gene-environment interaction reveals altered mammary gland gene expression and increased tumor growth following social isolation. *Cancer Prevention Research, 2*(10), 850–861.

Williams, N. (2010). Establishing the boundaries and building bridges. *Journal of Child Health Care, 14*(1), 35–51.

Yee, J. R., Cavigelli, S. A., Delgado, B., & McClintock, M. K. (2008). Reciprocal affiliation among adolescent rats during a mild group stressor predicts mammary tumors and lifespan. *Psychosomatic Medicine, 70*, 1050–1059.

19 家庭居丧期关怀模式的
未来发展与传播

David W. Kissane, *Talia I. Zaider*

在最后一章中，相信读者们已经明白以家庭为中心的居丧期关怀的价值与重要性。我们通常可以在家庭圈子中找到最适宜且最重要的支持来源。为了优化家庭支持与悲伤分享，治疗师将会把居丧的家人引导到"双重路径"上，周期进行有效的悲伤工作和激励其继续生活的恢复护理（Stroebe 和 Schut，2001）。

进一步发展和传播这种以家庭为中心的居丧期关怀模式至关重要。在本章中，我们将探讨这一模式的尚在进行的研究，以巩固和扩展这种关怀模式。我们也将提出对治疗师进行培训和督导的方法；人员配置问题，以确保有足够的工作人员来满足居丧者的需要；最后，我们还会提到如何将以家庭为中心的关怀与其他居丧工作的模式融合到一起。

家庭悲伤治疗的发展问题

首先，让我们考虑一下家庭居丧期关怀的研究议程：成人、儿童和青少年家庭成员状况的检查评估，哪些方法有效，治疗的局限性在哪。

目前为止聚焦成人的家庭关怀模式

迄今为止，大多数研究集中于成人居丧家庭的预防性筛查，识别哪些家庭存在风险（Kissane，Bloch，Dowe 等，1996；Kissane，Bloch，Onghena 等，1996；Kissane 等，2006；Kissane，Zaider，Li 和 Del Gaudio，2013）。这种模式的绝妙之处在于缓和医疗期间家庭支持关怀的连续性，可以延续到居丧阶段。治疗师与家人建立相互信任的关系、与临终患者的家庭会谈，在之后的工作中，可以毫无困难地将逝者"带回治疗室"。许多时候，在缓和医疗中采用这种模式是最理想的。

而且，即使患者未接受缓和医疗，家庭成员也可以在第一次见到治疗师时就参与到居丧治疗过程中，回应总是必要的，因为许多死亡都是突发的。当个体病人被转介来接受居丧支持时，治疗师可以邀请他在一开始就带亲属一起参与治疗（Kissane 和 Hooghe，2011）。事实上，转介时患者的精神障碍越严重，家属陪伴下治疗获益越大。

成人家庭居丧期关怀进一步研究包括：识别"有风险"的家庭以加强预防保健、预测这些家庭所需的治疗强度、检测治疗过程以强化最有效的部分，并将以意义为中心的部分纳入干预。

家庭选择

墨尔本的家庭哀伤治疗随机对照试验（Kissane 等，2006）中开发的家庭模型与纽约正进行的更为详细的"干预剂量"的研究都是针对有风险或正面临不幸的家庭。这种疗法适用于功能良好且有足够资金的家庭，且哀伤并没有给家庭带来不利的结果。为了让资源经济有效地集中在有需要的家庭身上，使用家庭关系指数（Family Relationship Index）（Moos 和 Moos，1981）进行筛选，以确定该家庭的功能性质符合缓和医疗的要求，但作为衡量标准，家庭关系指数的筛查在一开始并不总是很方便或很可行。

识别有需要的家庭也可以通过公认的病理性哀伤预测指标量表完成（表 19.1）。量表涵盖了逝者死亡过程的本质、居丧者的优点和弱点、居丧者与逝者关系的质量、生存者的支持基础和家庭功能方面等风险因素的测定。只要存在这些风险因素中的任何一种，通过居丧咨询进行预防性干预是明智的，这可以避免发展成为更严重的精神障碍。因此，对于刚搬迁到新社区的遗孀来说，参与当地社区的居丧小组是有价值的。家庭会议可以拓展支持面——包括住在附近的家庭成员，这一点值得称赞。将个人、团体和家庭干预结合到居丧期关怀的工作中可以优化照护计划。因此，鼓励居丧咨询师在每一个案例中问自己："这一次家庭支持提供了怎样的帮助？"

表 19.1 居丧者的风险因素，以识别对家庭居丧照护的需求

风险因素	具体情况
1．死亡的经验过程	1a．生命周期（如过早死亡）
	1b．突发意外（如心脏或交通创伤）
	1c．创伤（如自然灾害）
	1d．污名化（如自杀或被杀）
2．居丧者的优点和弱点	2a．既往精神病史（如抑郁）
	2b．性格（如低自尊）
	2c．积累的丧失经历
3．与逝者的关系质量	3a．过度依赖（如非常亲近、依恋焦虑）
	3b．矛盾（如酗酒、不忠、赌博）
4．家庭支持网络的质量	4a．功能失调型家庭（如缺乏家庭凝聚力、沟通少、冲突多）
	4b．孤立型家庭（如新移民、新邻居）
	4c．疏远型家庭（如离开先前的支持基础）

家庭治疗的剂量

很多时候，单独一次家庭会议就可以为因话题敏感而难以进行的讨论打开沟通渠道。一旦谈话开始，家庭成员们会持续这种支持并提供获益。

一般来说，家庭在维持其成员之间的关系质量方面越困难，他们需要的家庭治疗强度越大。该强度的另一影响因素是家庭会议的频率。对于某些精神疾病，如神经性厌食症，需要通过每周一次的密集家庭治疗来管理。在居丧照护中，初始会话可以每周一次，然后每两周一次。一旦沟通使团队合作和家庭支持明显提升，会话可以减少到每月一次，继而每六周一次，每两个月一次和每三个月一次。这使得家庭成员能够持续进步并有时间在处理其问题对思考和受益。对于功能障碍较重的家庭，我们需要在两年内进行 12 ～ 16 次家庭会议；而功能障碍较轻的家庭，12 ～ 15个月内进行 6 ～ 8 次家庭会议就足够了。一般来说，适当的延长治疗时间——超过一年是较为明智的选择（Kissane 和 Zaider，2011）。

随着时间的推移，临床经验指导着家庭工作的次数及频率的选择。几乎没有关于治疗次数及频率的研究来为指南的编写提供量化证据，未来几十年的临床研究较为明确的议程便是要解决这些问题。

通过研究来强化发挥最大效用的治疗

是什么促进了治疗室中成员们发生的心理变化，我们还需要进一步学术研究。第一次家庭聚焦哀伤治疗试验显示居丧者抑郁情绪得以预防和减轻，但并没有全面改善家庭功能（Kissane 等，2006）。尚不清楚家庭功能未得到改善是否因治疗剂量不足所致，也可能是由于对亲属关系测量所捕捉到的是"特点"而不是"状态"的现象。换句话说，虽然家庭成员间的相互支持得到了一些改善，但各成员仍保留着原有亲属关系的记忆，所以通过自评量表进行观察时，可以发现他们对这些关系抱有长久不变的看法。我们在纽约开展了重复性的研究，Talia Zaider 一共进行了四次连续会话，在每个会话之后对"家庭沟通"进行测量。报告结果表明会话后家庭成员在沟通方面的能力有显著增强，且具有统计学意义，这说明家庭功能确实得到了改善（Zaider 和 Kissane，2010）。随着治疗的不断进行，家庭成员们觉得他们逐渐向整个家庭"表露"更多，反过来，家庭作为一个整体也逐渐"表露"更多。此外，通过这种方式使沟通得以改善的家庭能够更加深切地理解临终亲属生命的完整性（Zaider 和 Kissane，2010）。这一研究结果反映了家庭治疗带来的生活质量的改善。

可以询问家庭，哪些治疗有帮助并给家庭带来了获益，哪些治疗无利也无弊，哪些治疗在家庭获益方面有争议，还有哪些治疗使家庭问题更加恶化。我们通过对205 次治疗会谈的调查发现，29% 的治疗被家庭认为有帮助，38% 的治疗无利无弊，8% 的治疗存在争议，还有 25% 的治疗似乎恶化了家庭问题（Zaider 和 Kissane，

2012）。有助于家庭提高功能的治疗师能够做到：①与家庭接触；②在情感上建立联系；③创造共同的目的感；④保持环境安全。糟糕的或有争议的治疗会使家庭的安全感评级降低，即使治疗师与家庭成员们在一起，与他们情感相连。有趣的是，在那些无利无弊的治疗中，治疗师活动率最低，当家庭成员们大量交谈和讲故事时，治疗师未能理解这些会话所代表的深刻意义。

在未来的几十年里，需要对这一过程进行更多的研究，来告诉我们怎样做是有效的，如何最好地训练治疗师来优化家庭治疗的结果。维护家庭安全感对家庭治疗工作来说显然是一个至关重要的因素。一旦产生任何误解，治疗师需进行干预，以澄清并保护整个家庭的和谐。面对有冲突的家庭时，治疗的智慧和艺术在于知道应暴露多少意见分歧，何时提醒"到时间了"，以及何时将会话题转向提出建设性意见和遏制非常情绪化的观点上去。

聚焦意义中心

作为一种应对理论，聚焦意义中心的理论渐趋成熟，可以从基于情感和问题的应对中识别出基于意义的应对（Folkman，1997），这种治疗模型更加强调了意义建构的作用。关系是生命深层意义的一个来源。帮助家庭定义这种"意义"，使其存在更加明确和被重视，让家庭中的爱和慷慨显得非常有价值。然而，当死亡介入到一个家庭，例如失去孩子或配偶，在生活中寻找意义往往较为棘手，需要循序渐进地追寻，以免过程中仅是在理智上接受，却没有在情感上真正接受生活的意义。因此我们需要进行大量研究，以便更好地确立有助于家庭生活产生意义和目的的家庭治疗因素。

儿童与青少年家庭治疗模式的改进

由于我们的工作主要集中在成年家庭，显然我们需要进行研究来确立还需要增加哪些内容以改善年轻家庭成员的治疗模式。如什么时候应该邀请孩子们画出他们的家庭，谈论他们的画的含义，进而将艺术和游戏带入治疗室？再如亲属间互相帮对方搬椅子，或是与痛苦的孩子进行直接的身体接触式的安慰，再或者让家庭成员们用玩偶互相交谈，这些方法能提供何种程度的帮助？儿童心理治疗有多种方法可以促进理解并改善与年幼儿童的沟通。很高兴能够看到，儿童心理治疗的内容更加系统地融入到了居丧治疗的家庭工作中。

同样，对于青少年，在回归家庭和保持个性之间可能存在一些矛盾。在父母过世以及随之而来的居丧过程中，由于家庭需求得不到满足，青少年的分离 - 个性化过程可能会被中断。进一步地研究表明有些干预措施可以帮助青少年维持对家庭内向支持的需要与探索更广阔世界的自由之间的平衡。本书中提到的家庭聚焦哀伤治疗模式一般适用于青少年家庭。进一步调整便可以最大程度上满足居丧青少年与父母的需求。

家庭优势 vs. 家庭功能障碍

本书中的几位作者提出了在定义家庭的优势时运用临床智慧，而不是单一地评估家庭的不足。事实上，对许多家庭来说，探索积极途径这一点就已经可以改善家庭生活早期阶段遇到的挑战，进而产生建设性的结果。当家庭保护阻碍了更开放的沟通，当生活经历不能使一个家庭有机会接触缓和医疗，或是家庭功能在本质上出现轻度障碍时，以家庭优势为基础的治疗方法则会呈现出更大的优越性。

那么，这种模式的局限性是什么？是否有研究充分证实了某种特定治疗模型与另一种模型相比更加适宜的适应证？

在家庭聚焦的悲伤治疗模式中，我们一直小心避免任何对家庭有批判性的立场。我们避免使用像"问题"这样的术语，而更喜欢询问家庭成员们的"关注点"是什么（Kissane 和 Bloch，2002）。通过帮助家庭定义这些话题，寻找不同的关联方式，让家庭开始对如何进行改变进行开放的思考。所有系统治疗的共同矛盾是治疗师追求"改变"或"接受"策略的程度。两种策略都可以产生相同的有益结果。这些结果都会涉及家庭的洞察力、反思功能的开放性、对批评的敏感性，以及对尝试新方法的准备。当研究人员检查到使关系生活得到改善的中间变量时，这些治疗尝试的小细节将会引发将来更加有趣的问题。

约定

心理治疗研究已经在优化建立治疗关系和强大联盟上取得了极大共识和改善。这种进展的大部分发生在以个人为中心的个体治疗模型中，其中共情促进了这种治疗联盟的形成。系统治疗过程中治疗师和其他人之间也必须建立这种联盟，需要治疗师的温暖、真诚的兴趣和存有好奇心、富有同情心的关注，以及理解和帮助别人的意愿。然而当治疗师同时面对多个家庭成员时，任务的复杂性要大得多。对每个人的中立原则和将家庭作为整体加以关注，迫使治疗师采取不同的方式对待。家庭治疗研究为加深我们对这些方法的理解再次做了很多工作。但鉴于治疗师与家庭成员之间的情感联系的核心重要性，以及许多治疗师在个人、夫妻和家庭照护之间的连续处境，进行更多的研究是值得的。心理治疗研究早已表明，10% 的治疗可能对家庭造成伤害（Gurman 和 Kniskern，1978，1991）。我们的数据表明，在举办家庭会议时，这个数字或许更高，因此在临床中开展这项工作更应该强调安全性和技术能力。

家庭的拒绝和退出

许多家庭拒绝参与团体会议。原因通常有几个，安全和潜在利益问题常常是解决这一问题的核心。对于一些家庭成员，维持距离感的解决方案已经证明是有帮助的，因为关系已经断裂，而且时间已经过去很久。亲属们已经检验了他们之间关系的价值，并选择了他们认为最好的处理方式。此时，在治疗师的头脑中，不能再有万能的想法，不能以为自己可以拯救每个人并创造奇迹！此时能做的就是尊重家庭已确立的选择和解决方案。

另一方面，为了更好地理解那些最初愿意寻求帮助但中途又放弃的家庭，我们还需要做很多工作。为丰富我们的干预模式并改善临床结局，我们需要更全面地描述治疗失误，更明确地讨论临床医生如何疏忽或是忽视安全性保护、推动改变的节奏太快、为何批评多于肯定的声音，或者无法在治疗方向及随之而来的益处上为家庭提供希望和竖立信心。此时，督导和培训具有核心重要的作用，对知识和技能保持终身追求，开放面对同行的审查过程，这是传播家庭为中心的照护模式不可或缺的组成部分。

家庭悲痛治疗模式的传播要点

为了推动这一领域向前发展，需要在培训、课程开发、治疗师督导和充足的劳动力调度方面做出重大努力。

培训

医院和社区机构内的家庭支持服务通常旨在满足照顾者的信息需求，但这并不能满足在缓和医疗和居丧过程中出现的家庭关心的更广泛的需求。大多数机构中，是对患者和担任照顾角色的家庭成员进行单独的评估并提供支持（例如，"照顾者组"与"患者组"分开安排）。怎样做才能在缓和医疗和居丧服务中更广泛地采用家庭照护模式？这种模式的有效性和价值的基础在于临床医生具备提供这种干预的实际能力。在这里，我们面临一个重要的问题：为了制定一种适合所有人的治疗计划，临床心理治疗师、精神科医生、社会工作者或全科医生谁最适合接受培训来促进家庭会议的进行，定义担忧的水平和家庭功能的性质？

答案主要取决于家庭需要的程度或功能障碍的程度。与所有疾病、残疾或损伤一样，功能障碍的水平决定了家庭对专家意见的需求程度。如果一个家庭正在努力适应应激源，而这些应激源只是暂时中断了或使家庭应对困境的能力面临挑战，临床医生可通过促进家庭发挥优势、开放沟通渠道、促进团队合作、帮助家庭成员建设性地反思并寻找最好的解决方法。

在这些情况下，与临床医生的学科技能相比，如何合理使用开展家庭会议的通用技能显得更为重要。由于临床上对比的需要，领导家庭会议对所有人都是宝贵的经历。

开展家庭会议的通用技能开发

对家庭需要来说关键的一点是，要从一个更加广泛的学科角度引导例行家庭会议的更广泛的胜任力。这将弥补目前照护过程中存在的重大缺陷。为培养具有这样广泛胜任力的临床医生，需要开展一系列研究会进行示范并促进临床医生习的技能发展。与家庭成员们一起角色扮演或技能练习，帮助定义他们的关注点，询问困扰他们的问题，并提供总结性话语以整合和促进他们的理解，这些都是培训实施的具体步骤。这种指导家庭会议的通用能力应当纳入医学和相关卫生专业的基本技能，在医学院校、临床心理学培训和社会工作培训中应该开设这样的课程。支持这种技能发展的指南应该得到广泛应用。

专业家庭治疗技能的发展

极端的情况是，一些家庭所呈现出的慢性功能障碍和相关模式已经一代接一代根深蒂固地留传下来，破裂、分离和冲突随处可见，家庭不和谐导致家庭成员中出现了更严重的精神障碍。这就需要转诊到具有专业水平的临床医生那里，如果接受过更广泛的关于家庭治疗的培训，临床医生在此基础上可以更好地理解和回应这些家庭遇到的困难。

这里的临床医生不是工作在初级医疗机构，而是工作在三甲医院或是专业诊所，具备多年的临床经验、专业知识和处理家庭复杂情况的能力。据估计，不到10%的家庭需转介到专业级别的医疗服务，而超过90%的家庭则可以在地方医疗层面上进行管理。为实现这一目标，需要大幅度地拓展家庭会议技能。

胜任力

临床医生需要达到什么样的能力才能在缓和医疗和居丧中优化家庭水平上提供的支持？如前所述，为了不遗余力地培训不同学科的临床医生，将"学会与家庭一起工作"（McDaniel，Hepworth和Doherty，1992）与"学会提供规范的家庭治疗"加以区分是较为重要的。

Doherty和Baird（1986）针对这种区分提出了一个实用的模型，称之为家庭参与水平（Levels of Family Involvement，LFI）模型。LFI模型描述了以家庭为中心的照护中不同级别的胜任力，从最低家庭的重视（1级）、信息提供（2级）、情感支持（3级）、帮助弱势家庭（4级）到高度专业的家庭治疗（5级）。每个级别都有不同的技能，需要不同的知识理论为基础。

为照顾者提供心理社会支持的主导模式在第3级进行了最好的描述（"感受和支持"）。在这一层面，干预者意识到家庭成员会受到某个成员所患疾病或死亡的影响。因此，除了提供患者情况相关的信息之外，干预者一般也会询问其他家庭成员的感受和需求。这里所需的理论基础包括理解家庭对压力的反应，这样可以对家庭的经历予以正常化。这一层面上，干预者需要提供共情支持、鼓励每个人表达自己的担忧，并对家庭应对方式进行初步评估。干预者使用共情支持这一技能足以面对适应能力强、功能良好的家庭，但还难以应对高度忧虑型、封闭型或冲突型的家庭。

最好的是，心理社会干预者将会在第 4 级水平提供照护，密切关注家庭内部脆弱和灵活多变的关系。在这一水平的理论要求干预者肯定家庭成员之间的关系，并且使负性事件正常化，如丧失不仅仅影响了患病的亲属或指定的照顾者，也影响了家庭中的其他成员以及家庭内部的关系。第 4 级水平的照护也有别于专业家庭治疗，其干预措施有更多限制且聚焦于干预的本质。第 4 级水平照护中提供家庭支持需要的技能包括以下内容：①提问技巧，以了解家庭动力如何促进或恶化照护过程；②运用聚焦家谱图来确定一个家庭对疾病或丧失的反应的历史原因；③让家庭成员参与进来并相互协作，即使成员是勉强的，持有不同的观点，或沟通受限；④如果需要，安排转诊至专业家庭治疗；⑤与家庭成员合作商议出可替代的应对方式。

最终，所有培训模式都不仅是要鼓励技能的使用，而且还鼓励采取"以家庭为中心的立场"，当我们①关注他们的优势和资源，而不是缺陷；②人性化的反应；③协助他们抵抗无助或耗竭感；④强化关系上的优势（相互支持、沟通），帮助他们处理因亲人突然患病或丧失而出现的痛苦，这样才能保证我们以最有效地方式为家庭提供支持。

如 Berman 等所记录的（2008），当现实情况是整个家庭把患者的个体需求和内心感受放在首位，而不重视人际关系风险时，要保持这种立场是很困难的。他们提出了一种培训模式，干预者可以在自己的特定工作环境中对家庭进行评估和应答，不需要考虑这个家庭本身是否已明确可作为"家庭治疗案例"。Rait 和 Glick（2008）描述了"图形 - 背景"转换理论，在我们当前要处理的问题中需要将家庭问题置于显著的位置。Butler、Degner、Baile 和 Landry（2005）总结了两项关于住院医师在医院开展家庭会议的研究结果。住院医师面临的挑战包括：①安排会议和征得家庭成员的合作；②管理强烈的情绪；③当家庭成员观点不同时，协助问题解决。

为住院肿瘤患者提供服务的干预者如何帮助照顾者？相关指南已经出版，指南内容更多着眼于多学科形式的家庭会议，以辨识出照顾者的需求，并帮助他们做出疾病相关的转变（Hudson，Thomas，Quinn 和 Aranda，2009）。然而，现有的关于家庭会议的文献主要是安宁疗护方面的；它强调信息需求，而不是评估和回应家庭作为一个整体出现的关系方面的担忧或者痛苦。而且，在出现文化差异、语言交流障碍和（或）家庭变动性较大等这些挑战时，很少有内容指导临床医生如何与家庭进行合作并给予他们支持。为提高肿瘤科干预者的沟通能力，已经对培训课程的开发和评估进行了实证研究（Butler 等，2005）。现有的培训计划侧重于提高干预者与患者本人的互动，例如告知坏消息和讨论病情预后。但在提高与陪伴患者的家人之间的互动的培训力度较少，仍需进一步探索（Doherty 和 Baird，1986）。

改善家庭功能质量的研究显示出微小的且不一致的结果（Delvaux 等，2005；Glimelius，Birgegård，Hoffman，Kvale 和 Sjödén，1995）。所用到的沟通技巧不能完全适用到与家庭成员的互动中。在最近比利时的一项沟通技能培训研究中，获取的技能既没有转化应用到实际的家庭互动中，也没有影响到家庭成员与临床医生互动的满意度（Delvaux 等，2005）。该团体的结论是：①临床医生需要在更早的职业生涯中发展与不同家庭成员进行访谈的技能；②在训练之外，在实践中巩固新学到的技能至关重要。

2007—2008 学年期间我们团队制定了一个一节课沟通技能培训的模型（Gueguen，Bylund，Brown，Levin 和 Kissane，2009 年），培训 40 名医疗专业人员如何举行家庭会议。参与者称在自信心方面有所提升，且结果具有统计学意义：超过 90% 的人表示角色扮演练习、大组成员引导和同行反馈对于提高技能是有帮助的，并且所学到的技能也是实用的，这将帮助他们为患者提供更好的照护。初步研究表明，这样的课程既易被接受，又可有效地提高干预者提供以家庭为中心照护的信心。

课程

我们团队正在进行的另一个项目中，正在测试拓展培训课程，其目的是加强以家庭为中心的照护（例如，管理家庭冲突和有幼儿的家庭）各个领域的技能。表 19.2 列出了本培训课程的内容。它已经发展为一个六步教学和体验课程，用 6 个月的时间对医院社会工作者、护士和临床心理师进行培训，以帮助他们在住院环境中能够定期举办家庭会议。本培训的一个重要特征就是通过同伴团体督导来巩固技能。

表 19.2　在医疗中心为心理社会临床工作者提高技能开设的课程

教学课程	能力
1. 成为家庭的联盟：更庞大系统中的家庭成员	（1）一种是以家庭为中心的、以复原力为基础的模式，一种是生物医学的、个体为基础的模式。要了解在医院机构中家庭的上述两种不同行为模式的区别。 （2）确定哪些因素促进或破坏家庭参与到医疗系统中。 （3）区分并练习互动方式，在高应激状态下促进家庭成员间的协作，防止冲突。
2. 家庭功能评估：确定哪些家庭面临风险	（1）运用家庭会议来评估家庭功能。 （2）总结并综合那些会在照顾病人过程中起到影响作用和受到影响的适应性和破坏性的关系模式。 （3）使家庭功能中的关系和家庭现在应对特定疾病时的关系正常化，并提供这方面的心理教育。
3. 解决对疾病出现的文化性和历史性的反应	（1）绘制一个集中的家谱图，清晰呈现家庭历史中关于疾病和之前出现丧失的历史情况；识别其中会对照护患者带来严重影响的因素。 （2）询问文化信仰系统与价值观给家庭照顾患者的反应带来的影响。
4. 使有抵触情绪的家庭参与进来，促进其沟通和团队合作	（1）使有抵触情绪或矛盾心理的家庭成员参与进来。 （2）在治疗过程中，采用家庭访谈和提问技巧促进家庭团队合作。 （3）当处理存在已久的问题时，建立现实的支持目标。

教学课程	能力
5. 应对波动型/冲突型家庭，必要时转诊	（1）引出家庭中不同的观点并作出回应。 （2）管理波动性和情感（如愤怒、沮丧、悲伤、冲突），同时保持中立性原则。 （3）使用家庭访谈或技巧提问的方式增进家庭成员间关于疾病的沟通。 （4）必要时合理地转诊。
6. 与有儿童的家庭一起工作	（1）制定策略，帮助儿童及青少年在父母住院期间达到适应水平。 （2）促进儿童与父母之间的有意义交流，并逐渐地让其对疾病产生正确的回应方式。

督导

为了使通用技能得到提高，所有培训项目都需要设置督导过程。这是医疗领域不同部门都应该重点发展的领域，在接下来的几十年中开展培训临床医生技巧的项目，由接受过家庭治疗培训的人担当督导的角色。医学院校、心理学和社会工作学院，以及初级保健和专业学科的培训中都需要提高这种通用的技能，以便学习如何举办家庭会议。督导是巩固必要通用技能的重要组成部分。医学继续教育项目中应该持续纳入这些培训，直至掌握了这些通用技能。

在过去的二十年中，我们一直在进行肿瘤和缓和医疗方面的以家庭为焦点的哀伤治疗随机对照试验，其中包括在同行督导下所进行的家庭会议。这是非常宝贵的机会。小组同行督导是一种奇妙的督导手段，通过让更有经验的家庭治疗师与早期的职业治疗师一起工作，共同推测和思考策略去帮助家庭成员，从而更好地明确他们的需求。长达 1 ～ 2 年的小组同行督导将成为一种宝贵的治疗经验，这种形式值得被推广应用。

人员问题

这种培训所致的必然结果是：临床服务迫切需求招聘足够数量的接受过培训并有能力引导这些培训项目的临床医生。精神科、心理科和社会工作部门有太多危机干预相关的培训，却没有要求临床医生接受家庭治疗培训或获得这方面的经验。结果是，这些部门未能为早期的执业临床医生提供足够的这方面的督导培训，也忽视了让临床医生不断参与到家庭为中心的照护过程中。他们的诊疗计划以一般个体照护模式为主导，大多数情况都会避免家庭会议。

为不夸大其词，在我们的临床项目中真正提供以家庭为中心的照护，部门领导需要明白聘用接受过相关培训的合适的临床医生的重要性。老员工辞职通常由新应征者填补，这是通过薪酬最低、招聘途径最简单、最快的方式获得临床输出！ 这种领导方式缺乏对患者及其家属的真正需求的理解，眼界低，显示出临床智慧的贫乏；而我们团队的要求比上述要多。需要有一个地方可以提供全面的、精心制订的管理计划，识别家庭相关的因素——也可能与遗传和家族疾病风险相关——通常情况下与为患者提供支持、安慰和照护的社会环境有关，无论所患疾病是急性、慢性，还是危及生命。

将个人、集体和家庭治疗模式整合入居丧期关怀中

本书观点认为以家庭为中心的照护在为患者提供照护过程中是非常关键的模式。这点在生命开始并贯穿整个治疗过程中都非常明显，同样在生命终末期以及居丧过程中也非常重要。然而，我们并不是主张用家庭照护来取代个人照护模式；当然，总要有一个地方为那些正在悲伤的人同时提供个人和团体支持。在这本书中，我们还是强调了家庭治疗在哀伤照护中的补充作用。虽然居丧关怀中的家庭治疗一直是被忽视的一类方法，但我们希望能够让您相信，在照护过程中这是一个值得的、可获益的，且重要的组成成分。我们期待看到将来有更多的研究从成本效益上来支持这种关怀模式。

参考文献

Berman, E., Heru, A., Grunebaum, H., Rolland, J., Sargent, J., Wamboldt, M., & McDaniel, S. (2008). Family-oriented patient care through the residency training cycle. *Academic Psychiatry, 32*(2), 111–118.

Butler, L., Degner, L., Baile, W., & Landry, M. (2005). Developing communication competency in the context of cancer: A critical interpretive analysis of provider training programs. *Psycho-Oncology, 14*(10), 861–872.

Delvaux, N., Merckaert, I., Marchal, S., Libert, Y., Conradt, S., Boniver, J., & Klastersky, J. (2005). Physicians' communication with a cancer patient and a relative. *Cancer, 103*(11), 2397–2411.

Doherty, W. J., & Baird, M. A. (1986). Developmental levels in family-centered medical care. *Family Medicine, 18*(3), 153–156.

Folkman, S. (1997). Positive psychological states and coping with severe stress. *Social Science & Medicine, 45*(8), 1207–1221.

Glimelius, B., Birgegård, G., Hoffman, K., Kvale, G., & Sjödén, P.-O. (1995). Information to and communication with cancer patients: Improvements and psychosocial correlates in a comprehensive care program for patients and their relatives. *Patient Education and Counseling, 25*(2), 171–182.

Gueguen, J. A., Bylund, C. L., Brown, R. F., Levin, T. T., & Kissane, D. W. (2009). Conducting family meetings in palliative care: Themes, techniques, and preliminary evaluation of a communication skills module. *Palliative and Supportive Care, 7*(2), 171–179.

Gurman, A. S., & Kniskern, D. P. (1978). Deterioration in marital and family therapy: Empirical, clinical and conceptual issues. *Family Process, 17*, 3–20.

Gurman, A. S., & Kniskern, D. P. (Eds.). (1991). *Handbook of family therapy* (2nd ed.). New York: Brunner/Mazel.

Hudson, P., Thomas, T., Quinn, K., & Aranda, S. (2009). Family meetings in palliative care: Are they effective? *Palliative Medicine, 23*(2), 150–157.

Kissane, D., & Hooghe, A. (2011). Family therapy for the bereaved. In R. A. Neimeyer, D. L. Harris, H. R. Winokuer, & G. F. Thornton (Eds.), *Grief and bereavement in contemporary society: Bridging research and practice* (pp. 287–302). New York: Routledge.

Kissane, D. W., & Bloch, S. (2002). *Family focused grief therapy. A model of family-centred care during palliative care and bereavement.* Buckingham, UK: Open University Press.

Kissane, D. W., Bloch, S., Dowe, D. L, Snyder, R. D., Onghena, P., McKenzie, D. P, & Wallace, C. S. (1996). The Melbourne Family Grief Study, I: Perceptions of family functioning in bereavement. *American Journal of Psychiatry, 153,* 650–658.

Kissane, D. W., Bloch, S., McKenzie, M., O'Neill, I., Chan, E., Moskowitz, C., & McKenzie, D. (2006). Family focused grief therapy: A randomized controlled trial in palliative care and bereavement. *American Journal of Psychiatry, 163,* 1208–1218.

Kissane, D. W., Bloch, S., Onghena, P., McKenzie, D. P, Snyder, R. D., & Dowe, D. L. (1996). The Melbourne Family Grief Study II: Psychosocial morbidity and grief in bereaved families. *American Journal of Psychiatry, 153,* 659–666.

Kissane, D. W., Zaider, T., Li, Y., & Del Gaudio, F. (2013). Family therapy for complicated grief. In M. Stroebe, H. Schut, & J. van den Bout (Eds.), *Complicated grief: Scientific foundations for health care professionals* (pp. 248–262). New York: Routledge.

Kissane, D. W., & Zaider, T. I. (2011). Focused family therapy in palliative care and bereavement. In M. Watson & D. Kissane (Eds.), *Handbook of psychotherapy in cancer care* (pp. 185–197). Chichester, West Sussex, UK: Wiley-Blackwell.

McDaniel, S., Hepworth, J., & Doherty, W. (1992). *Medical family therapy: A biopsychosocial approach to families with health problems.* New York: Basic Books.

Moos, R. H., & Moos, B. S. (1981). *Family Environment Scale manual.* Stanford, CA: Consulting Psychologists Press.

Rait, D., & Glick, I. (2008). A model for reintegrating couples and family therapy training in psychiatric residency programs. *Academic Psychiatry, 32*(2), 81–86.

Stroebe, M., & Schut, H. (2001). Model of coping with bereavement: A review. In M. Stroebe, R. Hansson, W. Strobe, & H. Schut (Eds.), *Handbook of bereavement research: Consequences, coping, and care* (pp. 375–403). Washington, DC: American Psychological Association.

Zaider, T. I., & Kissane, D. W. (2010). The association between family relationships and caregivers' end of life experiences. *Psycho-Oncology, 19* (Supplement 2 May, S1816–5), 9.

Zaider, T. I., & Kissane, D. W. (2012). Therapeutic pathways to improved family communication in palliative care. *Asia Pacific Journal of Clinical Oncology, 8*(Supplement S3), 183.